心臓病

狭心症・心筋梗塞・不整脈ほか

患者のための最新医学

監修　三田村秀雄
国家公務員共済組合連合会
立川病院院長

高橋書店

はじめに

日本人の死因のうち、心臓病は、悪性腫瘍（がん）に次いで第2位となっており、いまなお増えつづけています。２０１７年の心疾患死亡者数は年間約20万人で、全死亡者数の約15％を占めています。心臓病というと高齢者の病気と思われがちですが、決してそうではなく、30代、40代の働き盛りの人にも襲いかかります。しかも、そのまま死に至る例も少なくありません。

心臓病は、ある日突然、何の前ぶれもなく起こるように見えますが、詳しく調べると、たいていは、何らかの前兆があり、それに本人が気づいていないことが多いのです。早く気づいて適切な治療を受ければ一命をとりとめることもできますし、また、その原因となる生活習慣を改善すれば、予防することも十分に可能です。

本書では、心臓病の予防や、早期発見のための検査法、あるいは治療法やリハビリなどについて、患者さんが知りたいことをできるだけわかりやすくまとめました。特に、心臓病の治療法は、近年いちじるしい進歩をとげています。その代表的なものが、患者さんの体への負担が少ない「カテーテル治療」です。この治療法は約40年ほど前に海外で開発されたものですが、最近は技術も器具もかなり進み、適応の病変も増え、これまでの外科治療にかわって広く行われるようになってきました。この最新のカテーテル治療についても概要を説明しました。

心臓病の場合も、そのほかの生活習慣病と同様に、生活習慣の見直しが欠かせません。食事や運動などの生活習慣の具体的な改善の仕方についても書いていますので、ぜひ参考にしてください。

本書が、心臓病についての理解を深め、また現在治療中の方の療養生活を支えるよき「ガイド」となれば幸いです。

国家公務員共済組合連合会　立川病院院長　三田村　秀雄

患者のための最新医学　心臓病…狭心症・心筋梗塞・不整脈ほか　目次

第2章　心臓病を調べるための検査と診断　29

第3章　主な心臓病と最新治療　39

第4章　心臓リハビリと再発を防ぐ日常生活　135

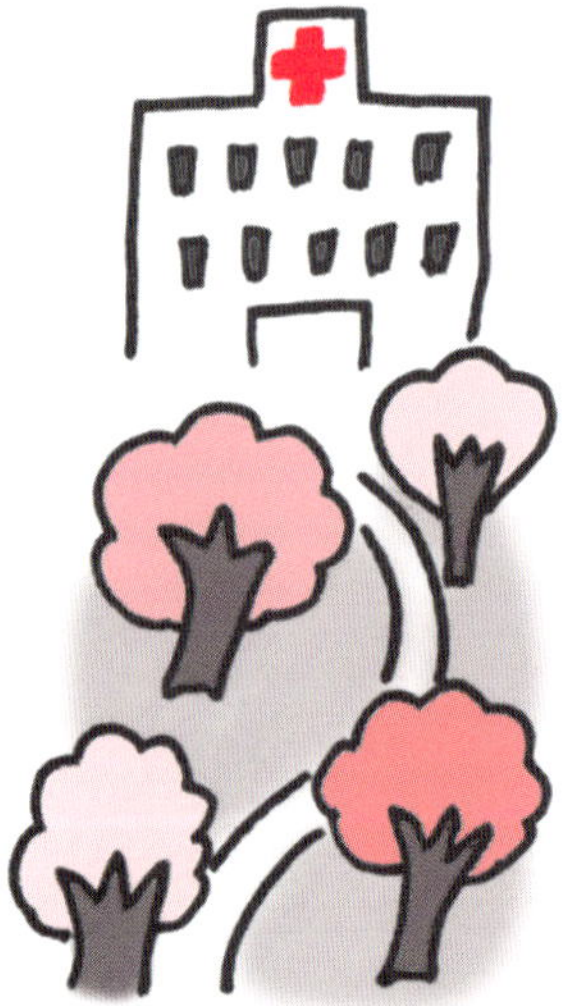

企画・編集／海琳社
カバーデザイン／尾崎利佳（フレーズ）
カバーイラスト／てづかあけみ
本文デザイン／あおく企画
本文イラスト／堀込和佳
プロデュース／高橋インターナショナル

※本書の情報は基本的に２０１９年1月現在のものです。

第1章

心臓病を正しく理解する

心臓病が増加している理由

Point

- 心臓病は悪性腫瘍（がん）に次いで日本人の死亡原因の第2位
- 心臓病の発症や進行には生活習慣も大きくかかわっている
- 心臓病は適切な治療を行えば改善するケースが多い

日本では死亡原因の第2位。米国では第1位

心臓病と聞くと、死に至るこわい病気と思う反面、自分とは無関係と思っている人もいるかもしれません。

しかし、米国では死亡原因の第1位が心臓病です。日本でも、心臓病は、1985年に脳血管疾患を抜き、第1位の悪性腫瘍（がん）に次いで死亡原因の第2位となりました。そして、その数は年々増加傾向にあります。**2017年の心疾患《しんしっかん》死亡者数は年間約20万人で、全死亡者数の約15%**を占めています。

若いからと安心は禁物 心臓病は突然死をまねく

直前まで元気だった人が突然倒れ、そのまま亡くなってしまうことも多いのが心臓病の特徴です。発症から亡くなるまでが24時間以内の死を「**突然死**」といいますが、その60%が心臓病によるものです。心臓病では、発症してから1時間以内という短い時間で亡くなってしまうことも少なくありません。

心臓病の中でも、突然死を起こしやすいのが、狭心症や心筋梗塞など「**虚血《きょけつ》性心疾患**」です。年齢が高くなるほど危険は高くなりますが、30代、40代で発症することもあります。若いからといって安心はできません。

虚血性心疾患は生活習慣が大きな原因

虚血性心疾患は、心臓に栄養を運ぶ冠《かん》動脈が狭くなったり、詰まったりして、心臓に十分な酸素や栄養が運ばれなくなることで起こる病気です。心臓病の中でも多く見られ、増

加をつづけているこの病気は、**糖尿病や高血圧などと同じ生活習慣病の一つ**です。

病気の発症や進行に生活習慣が大きくかかわっているのが生活習慣病ですが、もともと日本では少なかった虚血性心疾患が増加している一番の要因は、**食生活の変化**と考えられています。つまり、動物性脂肪や加工食品のとりすぎ、高カロリー、高コレステロールの食事、さらに**ストレスや運動不足**などの要因が加わって、心臓に負担をかけ、トラブルをまねくのです。

■ 主な死因別死亡数の割合（2017年）

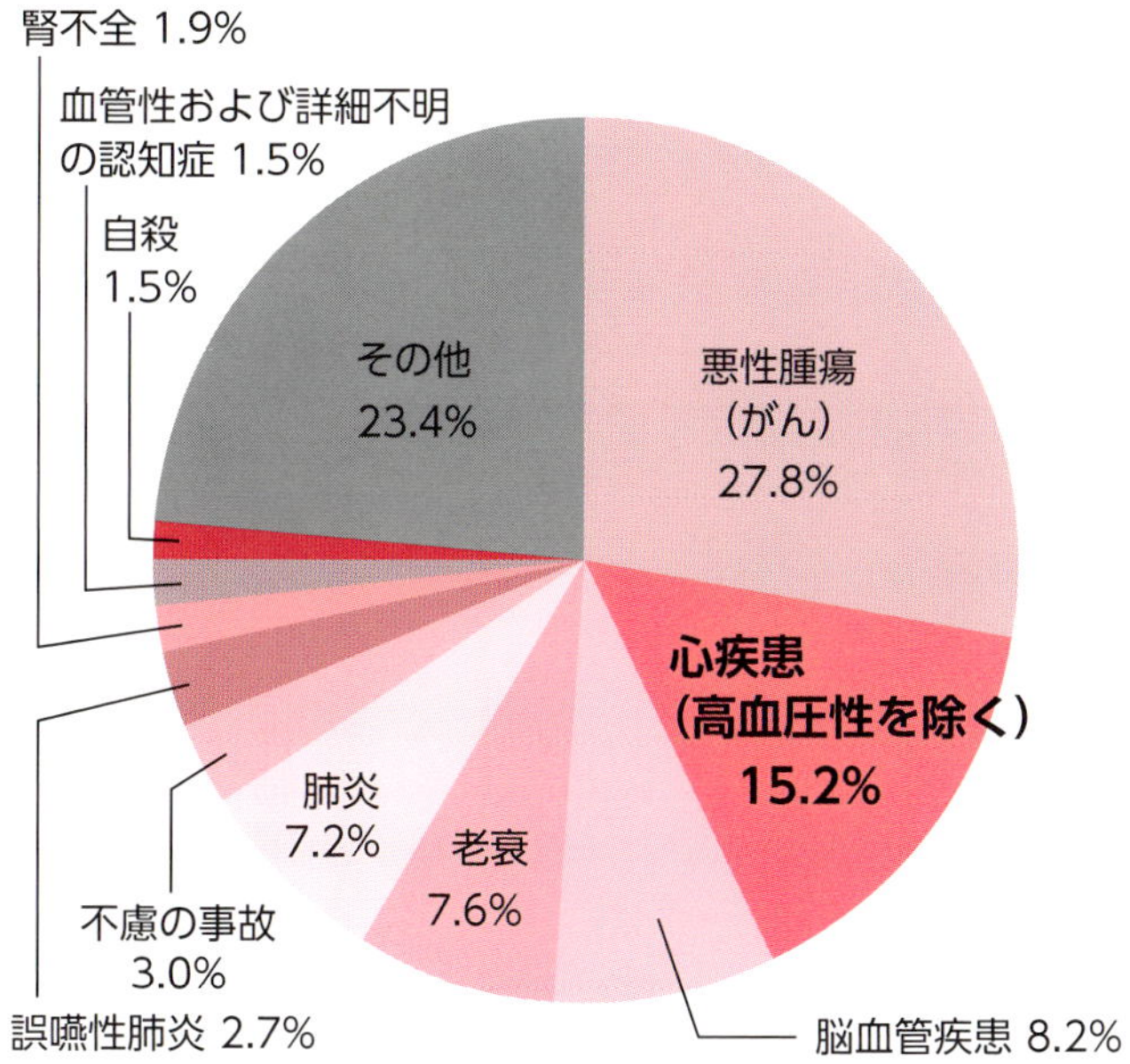

主な死因の年次推移を見ると、悪性新生物（がん）は一貫して増加しており、1981 年以降死因順位第 1 位となっている。心疾患（高血圧性を除く）は、1985 年に脳血管疾患にかわり第 2 位となり、その後も死亡数・死亡率ともに増加傾向がつづいている。脳血管疾患は、1970 年をピークに減少しはじめ、その後は死亡数・死亡率ともに減少と増加をくり返しながら、減少傾向がつづいている。

（厚生労働省「人口動態統計」より一部改変）

予防を心がけ 異常を早く見つける

心臓の病気は、適切な治療をすれば、劇的によくなるケースがほとんどです。それにもかかわらず多くの人が亡くなっているのは、自分の体の異常に気づかなかったり、気づいていても、それが心臓のトラブルからきているものだとは思わずに、そのまま過ごしてしまっていたりするためです。

増加している心臓病から身を守るには、まずは日ごろの生活に注意を払って予防すること、そして少しでも気になる症状があったら、放置せずに早めに医療機関を受診することが大切です。

こんな症状があったら心臓病の疑いが

Point

- ●心臓病の自覚症状は胸の痛みだけではない
- ●症状のあらわれ方は人それぞれ。常に体調の変化に注意することが大切
- ●心臓病の原因となる危険因子を持っている人は定期的に検診を

胸の痛みだけではない心臓病の自覚症状

心臓病の自覚症状は、必ずしも動《どう》悸《き》や息切れ、胸の痛みだけではありません。心臓の異常が原因で、**肩や背中、あごや奥歯、みぞおちなどが痛くなったり**（放散痛《ほうさんつう》。42ページ参照）、あるいは**足がむくんだりする**こともあります。

次ページにあげたのは、心臓に異常がある場合に見られる主な症状です。ほかの病気が原因でこうした症状が起こることもありますが、心臓以外の部位を調べて異常がない場合は、心臓病を疑ってみる必要があります。

早い段階で異常を見つけて治療を開始すれば、それだけ早い回復が期待できます。

あらわれ方はさまざま症状がない場合も

症状はいくつか組み合わさって起こることも多く、症状のあらわれ方は人それぞれです。同じ症状でも、つらいと感じたり、このくらいはふつうと感じたり、感じ方には差があります。あまり神経質になってもいけませんが、自分自身で常に体調の変化をチェックしていることが大切です。

中には、心臓にトラブルが起きていても、何も症状が見られない場合もあります。

糖尿病や高血圧、脂質異常症、肥満など、**心臓病を起こす危険因子**（22ページ参照）を持っている人は、運動や食事などの生活習慣を改善するとともに、定期的に検診を受けるなど、自分の体調に注意を払いましょう。

心臓病の主な自覚症状

虚血性心疾患などが疑われる症状
（狭心症・心筋梗塞）

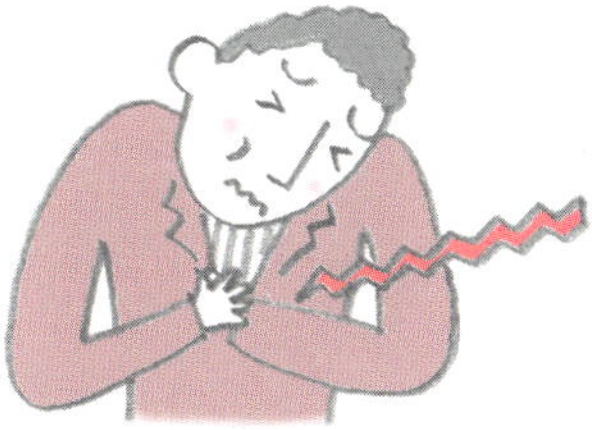

- 胸が痛い
- 胸が締めつけられる
- 胸に圧迫感がある
- 左肩が痛い
- 腕が痛い（しびれる）
- 背中が痛い
- みぞおちが痛い
- あごや奥歯が痛い

心不全などが疑われる症状

- 息苦しい
- 階段や坂道で息切れがする
- 夜間就寝中に呼吸が苦しくなる
- カゼもひいていないのに、夜中にせきが出る
- 苦しくて水平に寝られない
- だるい、疲れやすい
- 足がむくむ
- 急に体重が増えた（目安として２～３日で２kg以上）

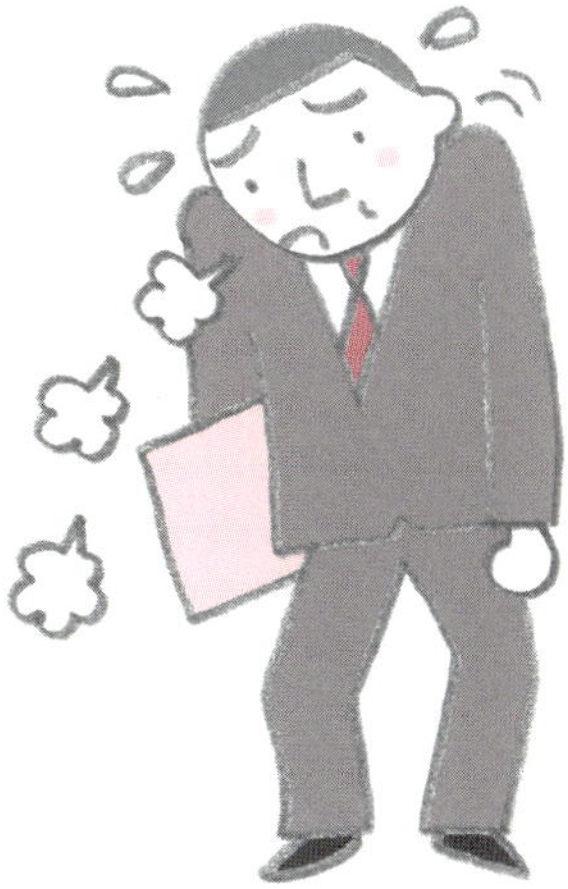

不整脈などが疑われる症状

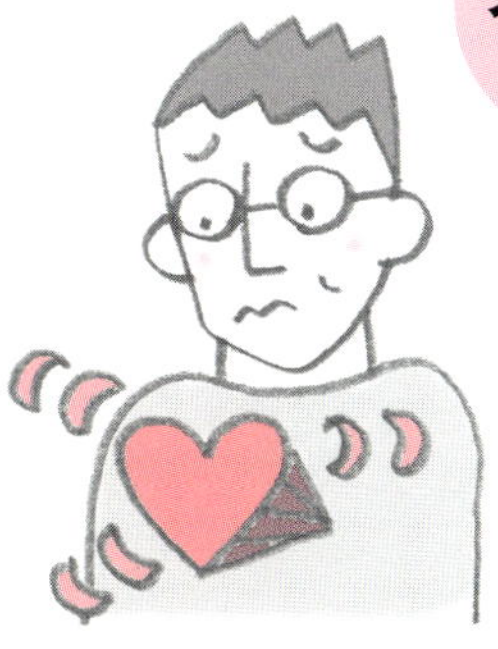

- 動悸がする
- 脈が乱れる、脈が速くなる
- ときどき胸がドキンとし、いやな感じがする
- めまいがする
- 目の前が暗くなる
- 気が遠くなる、意識を失って倒れる

心臓病の3大自覚症状…胸痛・息切れ・動悸

Point
- 虚血性心疾患の痛みは、締めつけられるような、圧迫されるような痛み
- 運動していないのに息切れや動悸が起こる場合は心臓病の疑いが
- むくみ、めまい、失神も心臓病の重要なサイン

胸の痛みを放っておかない。重大な病気が原因の場合も

心臓病ではさまざまな症状が見られますが、代表的な症状としては、胸痛《きょうつう》、息切れ、動悸があげられます。

中でも**胸痛は、虚血性心疾患や急性大動脈解離《かいり》など、重篤な病気が原因となっていることも多い危険な症状**です。

虚血性心疾患からくる痛みは、締めつけられるような、圧迫されるような痛みが、胸だけでなく、あごや奥歯、左肩、左腕、背中、みぞおち（上腹部）などにも見られます。

肋間《ろっかん》神経痛、帯状疱疹《たいじょうほうしん》、肋膜《ろくまく》炎、気胸《ききょう》など、心臓のトラブル以外にも胸の痛みをともなう病気はありますが、**突然、強い胸の痛みが起こったときは注意が必要**です。すぐに病院を受診しましょう。

たかが息切れと思わずどんなときに起こるかチェック

息切れは、呼吸器の疾患や貧血などからも起こりますが、心臓の機能が低下しているときにも起こります。心臓が血液をうまく送り出せずに肺に血液がたまってしまい（うっ血）、その結果、**十分な酸素が体に回らなくなって息苦しさを感じる**のです。

走ったり階段をのぼったりすると、だれでも息切れしますが、それほど激しく動いていないのに息切れがし、なかなか元に戻らないようなら注意が必要です。症状が進むと、話をするだけでも息切れをするようになり、夜間は息苦しくて眠れなくなったりします。

静かにしていても動悸がするときは要注意

胸がドキドキするのを感じたり、脈が速くなっているのを感じたりする動悸。健康であっても、緊張したり運動したりすれば動悸を感じますが、**思いあたることもないのに動悸がする場合は注意が必要**です。

動悸は、甲状腺機能亢進症（バセドウ病など）やストレス性の病気などでも見られますが、心臓のトラブルでは、**不整脈から動悸が起こる場合が多く**、自分でときどき脈をはかってみると、脈が速くなったり乱れたりするのがわかります。息切れやめまい、胸痛など、ほかの症状をともなうこともよくありますので、症状がいくつか重なって起こっている場合は、できるだけ早く医師にみてもらいましょう。

むくみ、めまい、失神も見逃せない心臓病の症状

胸痛、息切れ、動悸の3大自覚症状のほか、むくみ、めまい、失神《しっしん》も、心臓のトラブルを発見するための重要なサインです。

むくみが足にあらわれた場合は、心不全が疑われます。これは、水分が体内に貯留してくるためです。

むくみは、肝臓や腎臓の病気でも見られる症状ですが、**肝臓病のむくみはおなかから広がり、腎臓病のむくみは顔に出やすいのが特徴**です。

めまいは、心臓のトラブルによって、脳に送られる血液が足りなくなることで起こります。めまいの中でも、くるくる頭が回るようなめまい（回転性のめまい）は、耳鼻科の病気から起こっていることが多いめまいです。

それに対して**心臓病からくるものは、目の前が暗くなるような、意識が遠くなるようなめまいで、ひどくなると失神したりします（失神型のめまい）**。

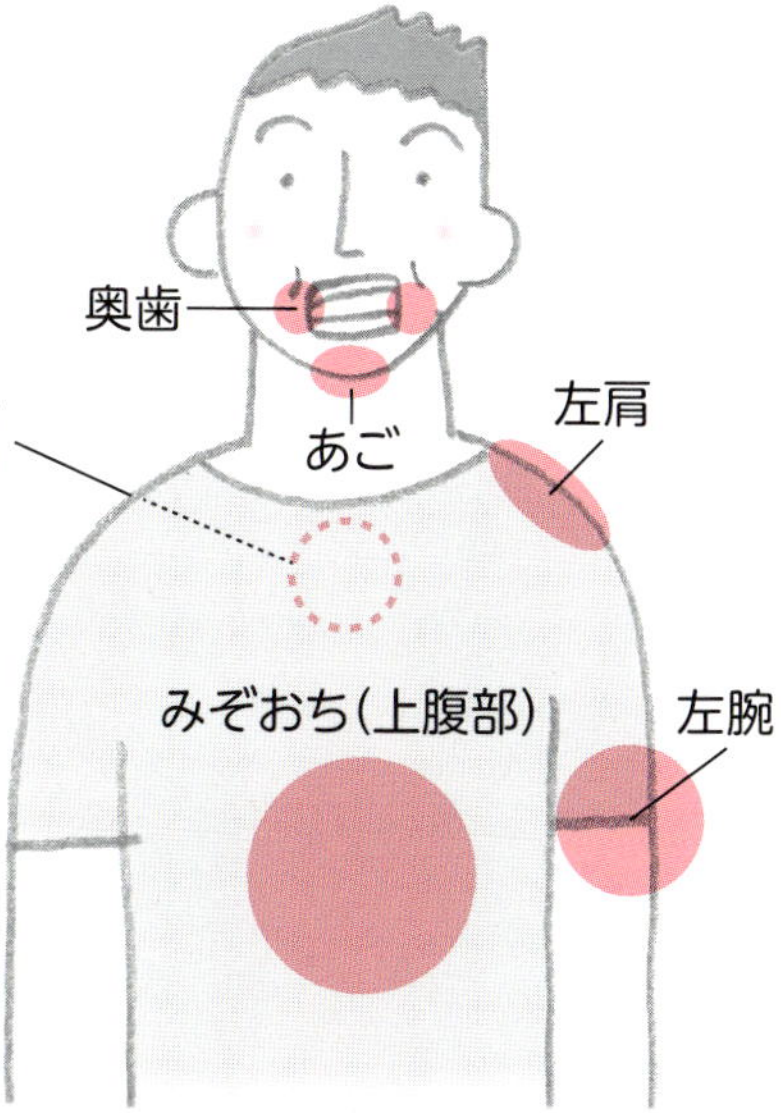

心臓病の痛みは胸だけでなく、あごや奥歯、左肩、背中、みぞおちなどにも起こることがある

心臓は血液を全身に循環させるポンプ

Point
- 心臓には4つの部屋があり、それぞれの出口には弁がついている
- 心臓は毎分約5Lもの血液を全身に送り出している
- 心臓には全身や肺とつながる重要な血管が出入りしている

ほぼ中央にある心臓は4つの部屋からできている

私たちの体を流れる血液は、**全身のすみずみに必要な酸素と栄養を運んでいます。**24時間休みなく働いて血液を送り出している心臓は、私たちが生きていくためになくてはならないものです。心臓の病気を知るためにも、まずそのしくみや働きを理解しましょう。

心臓は、胸のほぼ中央、やや左寄りにあり、握りこぶしを軽く握ったくらいの大きさです。重さは、成人で約250～300gです。

心臓の内部は、右心房《うしんぼう》、左《さ》心房、右心室《しんしつ》、左心室という4つの部屋に分かれています。左右の心房の間は心房中隔《ちゅうかく》、心室の間は心室中隔という壁で仕切られていて、それぞれの部屋の血液がまざらないようになっています。

また、それぞれの心房と心室の出口の4カ所には、とびらの役割をする「弁《べん》」がついていて、血液の逆流を防いでいます。右側にあるのが三《さん》尖《せん》弁と肺動脈弁、左側にあるのが僧《そう》帽《ぼう》弁と大動脈弁です。

縮んで血液を送り出しふくらんで血液を受け取る

心臓はほとんど筋肉（心筋《しんきん》）でできています。この**心筋が収縮して心臓から血液を送り出し、拡張して血液を心臓に受け取ることで、ポンプのように血液を全身に循環させています。**心臓は、1回収縮するごとに70～90mL、1分間に約5Lもの血液を全身に送り出しています。

健康な場合、1分間に60～90回、1日では約10万回も規則的に収縮と拡張をくり返しています。そのため、

心臓の構造

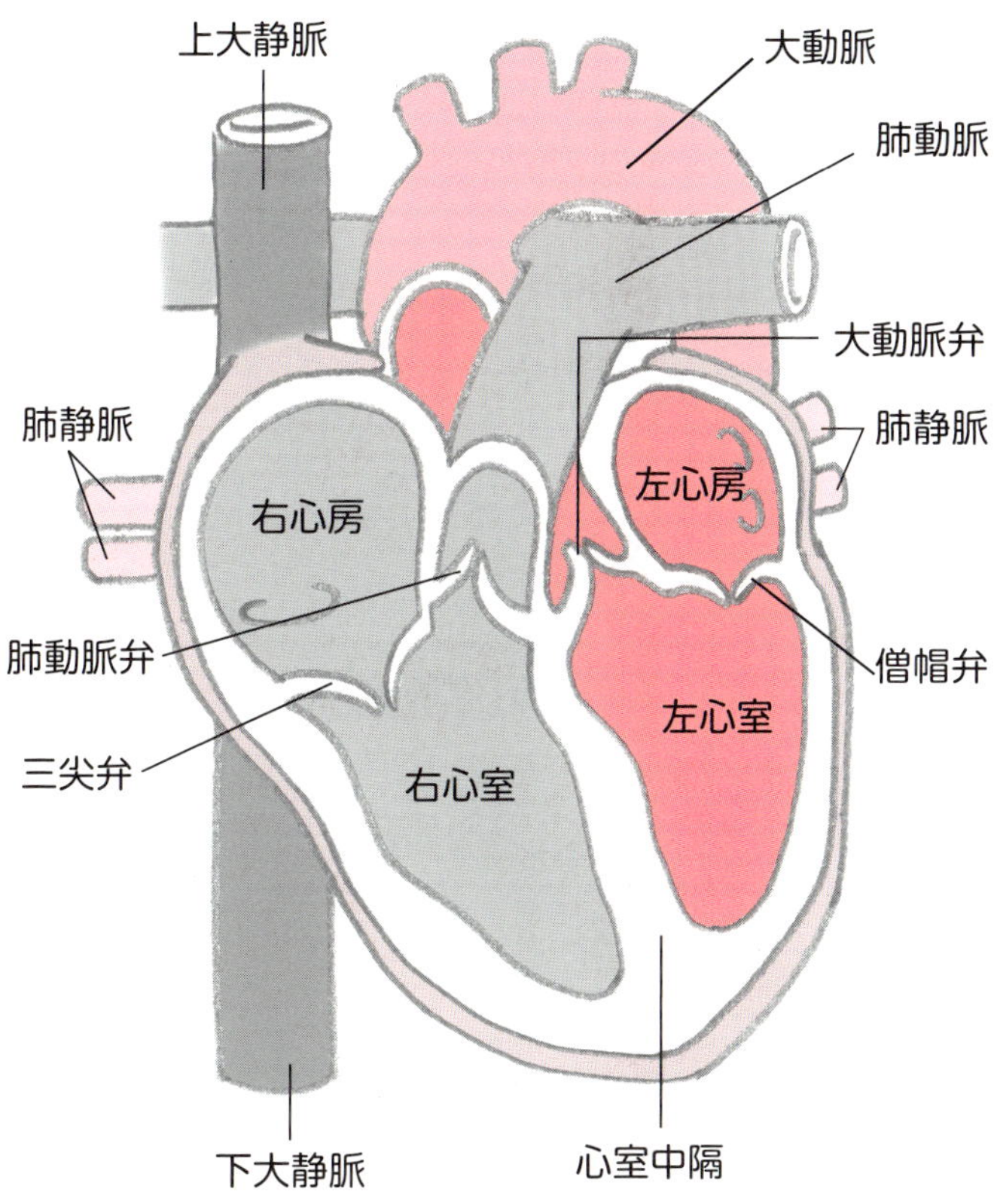

心臓自体もたくさんの酸素と栄養を必要とします。

全身や肺とつながる大事な血管が出入りしている

ポンプから送り出される血液を流しているのが血管です。心臓にはいくつかの重要な血管が出入りしています。心臓と全身とをつなぐ上・下大静脈と大動脈、そして肺とつながる肺動脈と肺静脈です。

心筋の収縮で送り出され、体中をめぐってきた血液は、上下の大静脈を通って右心房に入ります。そして右心房から右心室に入り、肺動脈で肺に送られると、**肺で二酸化炭素と酸素の交換が行われ、酸素をたくさん含む新鮮な血液に生まれ変わります**。生まれ変わった血液は、肺静脈を通って左心房から左心室に入り、そして左心室から大動脈でまた全身へと送り出されるのです。

心臓を動かす冠動脈と洞結節

Point
- 心臓の筋肉（心筋）に必要な酸素や栄養を運んでいるのが「冠動脈」
- 「特殊心筋」は心筋を動かすための電気信号を発し伝えている
- 心臓を収縮させる電気信号を発生させている部分が「洞結節」

心臓の筋肉に栄養を運ぶ冠動脈

心臓は、前にも述べたように、1日に約10万回も収縮と拡張をくり返して全身に血液を送り出しています。それだけの働きをするにはたくさんのエネルギーを消費しますが、**心筋に必要な酸素や栄養を運んでいるのが冠動脈**です。

冠動脈は、心臓の表面を冠《かんむり》のようにおおう血管で、心臓の出口、大動脈の付け根から出ています。心臓から送り出される新鮮な血液を、はじめに流してもらえるようになっているわけです。こうして、心臓は自分で自分を養っているのです。

冠動脈には右《みぎ》冠動脈と左《ひだり》冠動脈があり、左冠動脈はすぐに回旋枝《かいせんし》と前下行枝《ぜんかこうし》に枝分かれします。右冠動脈と回旋枝、前下行枝の3本を**主要冠動脈**といい、この3本から分かれて行く血管が、心臓全体を網の目のようにおおっています。

心筋には作業心筋と特殊心筋がある

心臓の筋肉（心筋）は、手足の筋肉のように自分の意思で動かすことはできません。心筋には、ポンプの働きをしている「作業心筋」と、その作業心筋をコントロールする「特殊心筋」があります。

特殊心筋は、心筋を動かすための電気信号を発したり、その信号を高速で伝える役割をしています。心臓全体に電気信号が流れていくこの特殊心筋の回路は「**刺激伝導系**」と呼ばれています。

洞結節の発する電気信号で規則的な拍動が起こる

●冠動脈

右冠動脈は心臓の右側面を、回旋枝は心臓の後ろの面を、前下行枝は心臓の前面を走っている

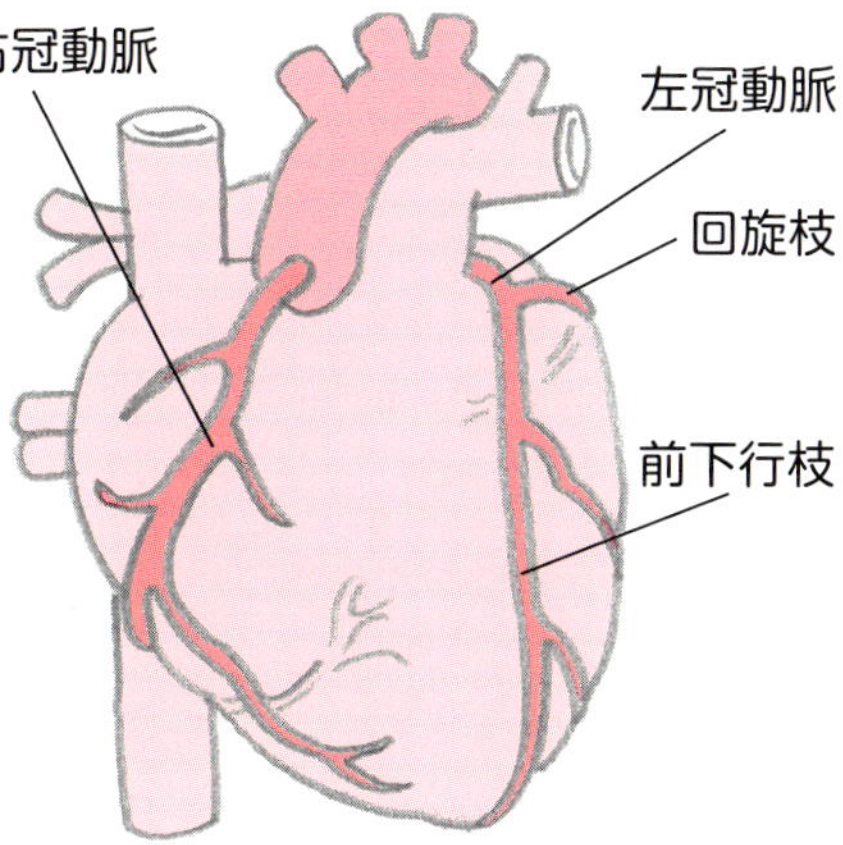

●刺激伝導系

電気信号は洞結節→心房→房室結節→ヒス束→右脚・左脚→プルキンエ線維→心室という流れで伝わる

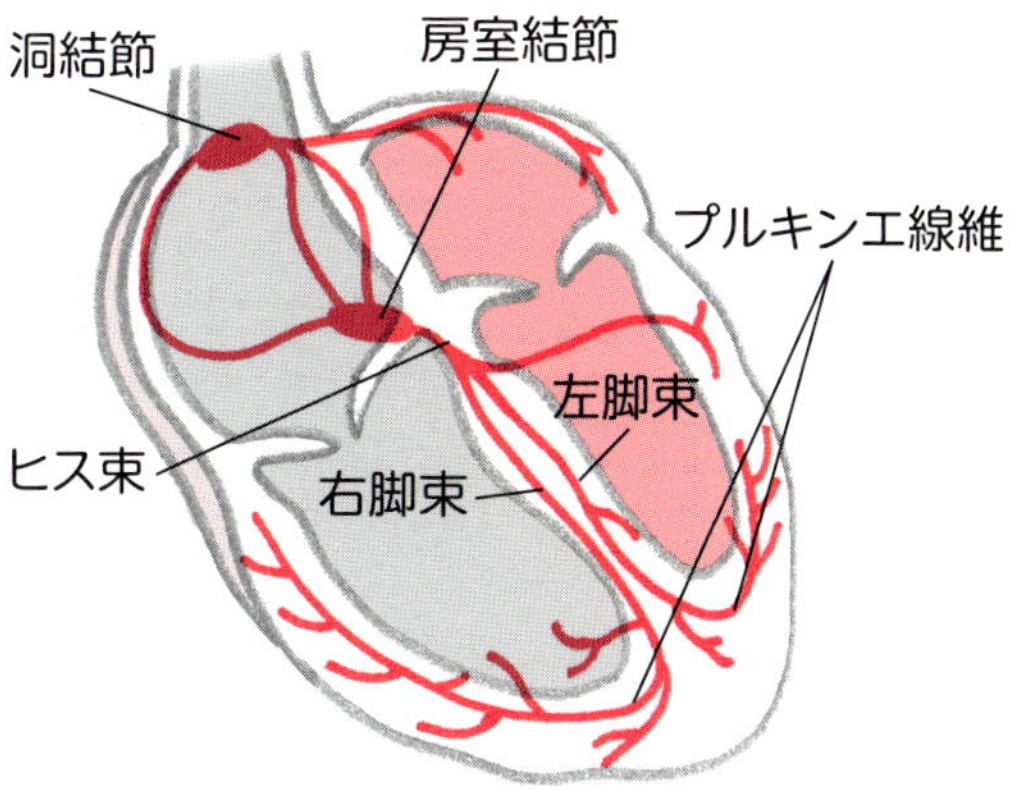

心臓を収縮させる電気信号を発生させているのは「**洞結節《どうけっせつ》**」と呼ばれる部分です。洞結節は右心房の上部にある特殊心筋のかたまりで、ここから規則的に発生する電気信号は、まず心房を刺激し収縮させます。

電気信号は、その後、「房室《ぼうしつ》結節」といわれる部分に集まり、ヒス束《そく》から左右の脚《きゃく》、プルキンエ線維《せんい》と伝わって、心室全体に広がります。こうして心室も洞結節から発生した電気信号の刺激を受け、心房よりわずかに遅れて収縮するのです。

洞結節が故障したり、刺激伝導系が不調になると、電気信号が規則正しく伝わらなくなり、心臓の収縮まで不規則になることがあります。心臓の収縮の乱れは、そのたびに心臓から全身に向かって送り出される血流にも乱れを生じさせることになり、いわゆる「脈」の乱れにつながります。これが「**不整脈**」です。

心臓トラブルの主な原因は動脈硬化

Point

- 虚血性心疾患を引き起こす最大の原因は冠動脈の「動脈硬化」
- 冠動脈に起きやすい動脈硬化は「粥状動脈硬化（アテローム性動脈硬化）」
- 動脈硬化をまねく危険因子をできるだけ減らすことが大切

動脈硬化が血流を悪くし虚血性心疾患を引き起こす

心臓に起こるトラブルにはさまざまなものがありますが、特に多いのが虚血性心疾患です。そして、**虚血性心疾患をまねく一番の原因は冠動脈の動脈硬化**です。

動脈硬化とは、血管の壁がかたくなったり厚くなったりして、血管の弾力性が失われてしまった状態をいいます。

動脈硬化にはいくつかの種類がありますが、冠動脈に起きやすい動脈硬化は、「**粥状《じゅくじょう》動脈硬化**（**アテローム性動脈硬化**）」といわれるものです。粥状動脈硬化は、動脈の内膜《ないまく》の中にコレステロールなどの粥《かゆ》状のものがたまっていくもので、この粥状にたまったものをプラーク（粥《じゅく》腫《しゅ》）といいます（プラークとはコブという意味）。プラークは、大きくなると血管の内側に盛り上がり、血管を狭くするので、血流が悪くなります。血液が少ししか流れなければ、心筋に運ばれる酸素が不足するなどトラブルが起きます。それが胸痛をまねく場合、「**狭心症**」と呼ばれます。

一方、プラークの表面はやわらかく不安定な状態なので（不安定プラーク）、血圧の変動などで破れやすく、破れると、そこを修復しようとして血小板が集まり、血栓《けっせん》ができます。この血栓が冠動脈の内腔《ないくう》をふさぎ、血流がとだえると、やがてその下流領域の心筋細胞が死んでしまいます。この心筋が部分的に壊死《えし》した病態が、「**心筋梗塞**」です。なお、心臓の中に別の原因でできた血栓が、血流にのって脳に至り、脳の血管をふさぐことで起こる病気が、「脳梗塞（心《しん》原《げん》性脳塞栓症《のうそくせんしょう》）」です。

狭心症と心筋梗塞

狭心症は、冠動脈の内腔が狭くなって、血流が低下し、心筋への酸素不足を起こす。一方、心筋梗塞は、冠動脈が完全に詰まり、その先にある心筋が死んでしまう。どちらも胸痛を起こすが、狭心症は数分で元に戻る。

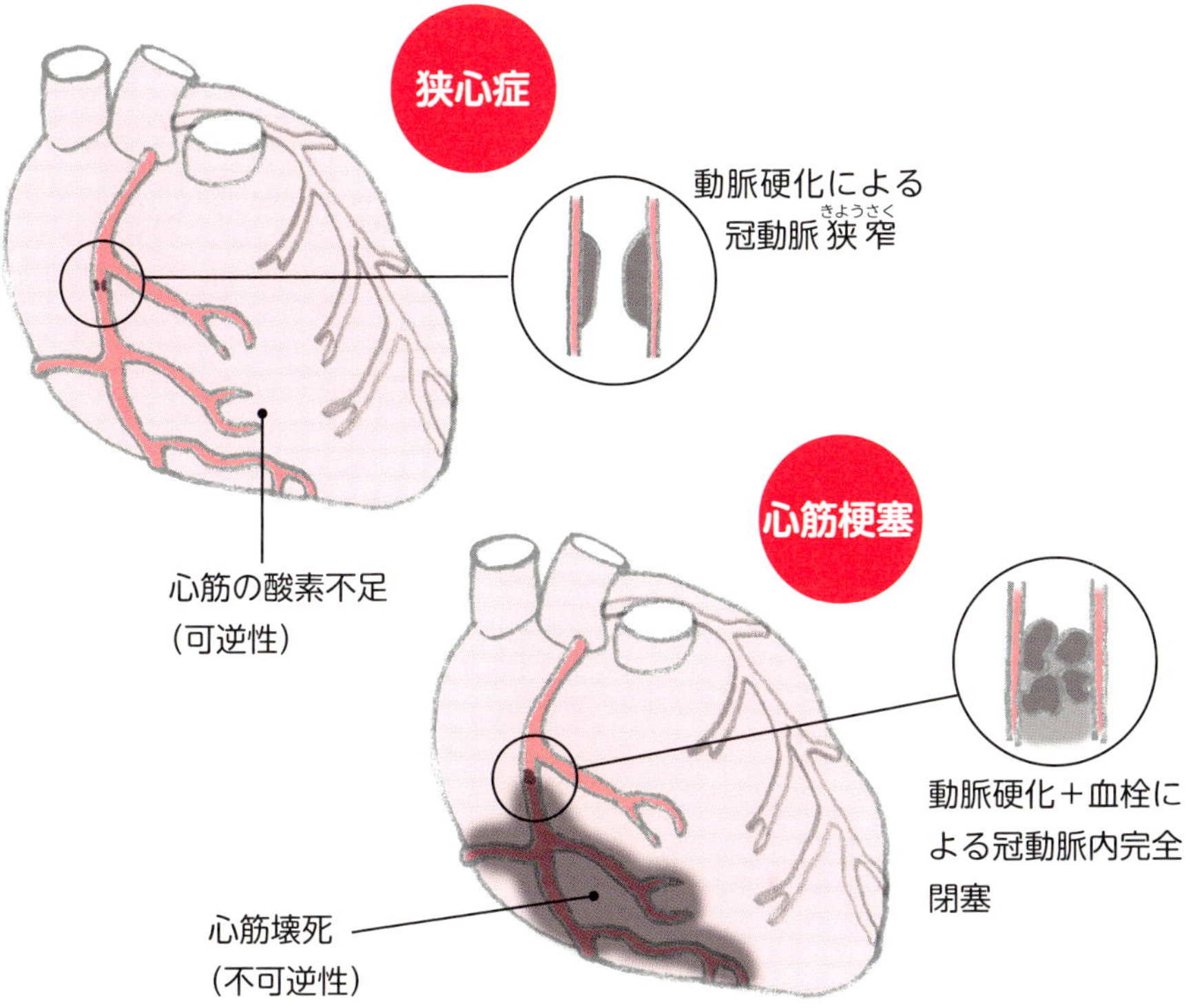

動脈硬化の危険因子をできるだけ減らす

動脈硬化にはたくさんの要因があり、危険因子と呼ばれています。危険因子には、**高血圧**、**脂質異常症**、**喫煙**、**糖尿病**、**肥満**（特に内臓脂肪型肥満）、**運動不足**、**ストレス**などがあり、互いに影響をあたえあっていることから、持っている危険因子の数が多ければ多いほど、動脈硬化の進行が加速度的に速くなることがわかっています。

動脈硬化は20～30代のうちから進行し、進行しているときには何の症状も見られません。**症状が出るのは重症化してから**で、狭心症の発作などとしてあらわれます。

少しでも動脈硬化の進行を遅らせるように、生活習慣を改善し、危険因子をできるだけ減らすことが大切です。

動脈硬化を引き起こしやすい病気

Point
- 高血圧は動脈硬化の原因となり、動脈硬化はさらに高血圧を進行させる
- コレステロールや中性脂肪が血液中に増えると動脈硬化の原因となる
- 血糖が増えすぎるとさまざまな合併症を引き起こし、動脈硬化も進行する

血管や心臓に負担をかけてトラブルを引き起こす

心臓病の多くは、動脈硬化が重要な原因となっていますので、**動脈硬化を進行させるような病気を予防・改善することは、心臓病予防にとって非常に大切**です。

心臓病を予防する上で特に注意が必要な病気を次にあげてみましょう。

●高血圧

慢性的に血圧が高い状態がつづくのが、高血圧です。血圧が高いと、血管壁にそれだけ大きな圧力がかかります。そのような状態が長くつづくと、血管に傷ができ、そこにコレステロールなどが入り込んで、動脈硬化の原因となります。

動脈がかたくなれば、血液を流すためにより強い力が必要となり、高血圧が進みます。そのため、さらに動脈硬化が進む、という悪循環におちいります。

当然のことながら、強い力で血液を送りつづけなければならない心臓にも大きな負担がかかり、心臓の筋肉（心筋）が肥大していきます。これが進むと、心筋が拡張しにくくなって、心不全を起こすこともあります。

●脂質異常症

血液中のコレステロールが増えれば、それだけ血管壁にコレステロールが沈着しやすくなります。

脂質異常症は、血管壁にたまりやすいLDLコレステロール（悪玉コレステロール）や、中性脂肪（トリグリセライド）が血液中に増えた状態、あるいは余分なコレステロールを回収してくれるHDLコレステロール（善玉コレステロール）の値が低い状態がつづく病気で、動脈硬化

■心臓トラブルにかかわるほかの病気

●睡眠時無呼吸症候群

夜間、睡眠中に、大きないびきとともに10秒以上の無呼吸をくり返す病気です。40～50代の肥満の男性に多いという特徴があります。ただし、肥満がなくても睡眠時無呼吸症候群は見られ、成人の数パーセントに認められるといわれます。多くの例で、肥満とともに高血圧も合併し、心筋梗塞や不整脈、脳卒中などの併発も多いとされます。

●甲状腺ホルモンの異常

甲状腺ホルモンは、新陳代謝を促すホルモンです。甲状腺ホルモンの分泌が過剰になる甲状腺機能亢進症（バセドウ病など）や、逆に分泌が少なくなる甲状腺機能低下症（橋本病など）になると、心筋の機能にも影響をあたえ、亢進症では、動悸や頻脈《ひんみゃく》、心房細動などを、低下症では、脈が少なくなる徐脈《じょみゃく》を引き起こします。

●貧血

貧血になると、血液で運ばれる酸素の量が減ってしまうために、心臓が全身に酸素を少しでも多く送ろうとして、心臓に負担がかかります。貧血で心筋への酸素の供給が不足すると、心臓のポンプの働きが不十分になり、心不全を起こすこともあります。また、心筋への酸素の供給不足で狭心症を起こすこともありますが、その多くはもともと冠動脈に動脈硬化がある人に、貧血が加わって起こります。

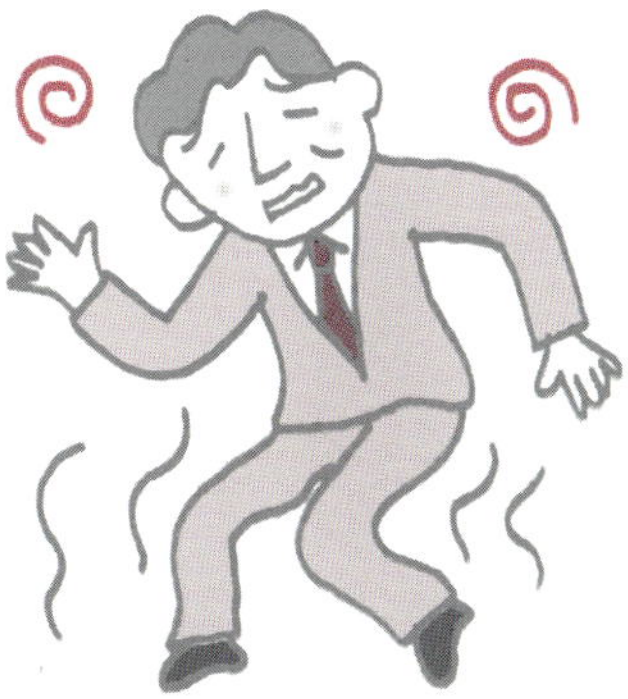

と深く関係していることがわかっています。

脂質異常症の中でも、特に動脈硬化の重大な危険因子とされているのが「高LDLコレステロール血症」です。

●糖尿病

糖尿病とは、血液中のブドウ糖（血糖）の濃度が高い状態が慢性的につづく病気です。

放置すると、全身の血管や神経が傷ついて、さまざまな合併症を引き起こし、動脈硬化も進行していきます。

糖尿病になると、合併症として高血圧や脂質異常症も引き起こしやすいため、ますます動脈硬化を悪化させます。

また、糖尿病と診断される前の「予備軍」の段階でも、動脈硬化が進行する危険性があることがわかっています。

主な心臓病の種類

Point
- 代表的な心臓病は狭心症や心筋梗塞などの「虚血性心疾患」と脈が乱れる「不整脈」
- 先天性の心臓病や、心筋、心膜、弁膜の病気もある
- 心不全は心臓の機能が低下した「状態」のことで、病名ではない

心臓病には、大きく分けて5つの種類がある

心臓病には、虚血性心疾患のほかにもさまざまな病気がありますが、大きくは次の5つに分類されます。

1 虚血性心疾患
狭心症、心筋梗塞など。

2 脈が乱れる病気
不整脈。

3 先天性の心臓病
心房中隔欠損症、肺動脈弁狭窄《きょうさく》症など。

4 心筋や心膜、弁膜の病気
心筋炎、心筋症、心膜炎、心内膜炎、心臓弁膜症など。

5 そのほかの病気
心肥大、心臓神経症など。

心不全は病名ではなく心臓の働きが悪い状態

心不全とは、心臓の機能が低下して、体に十分な血液を送り出せなくなった状態のことで、心不全という病気があるわけではありません。

狭心症や心筋梗塞などの虚血性心疾患や高血圧、拡張型心筋症、心臓弁膜症など、さまざまな原因で心臓の機能が低下すると、呼吸困難、動悸、息切れ、むくみなどの症状があらわれます。

こうした症状が急速に悪化する場合を「**急性心不全**」、症状の程度を問わず、状態がほぼ一定してつづいている場合を「**慢性心不全**」といいます。

心不全は、心臓の機能が何らかの原因で低下したことで起こる状態ですので、治療の原則は、心機能を低下させた原因をはっきりさせ、その原因となっている病気を治療することです（110ページ参照）。

代表的な心臓病

●狭心症

何らかの原因で冠動脈の中（内腔《ないくう》）が狭くなって血液が十分に流れなくなり、心筋が一時的に血液不足（虚血）になる病気です。その結果、数分間の胸痛を自覚します。

●心筋梗塞

冠動脈に血栓《けつせん》が詰まって血流が止まり、心筋が血液不足になることで起こる病気です。心筋梗塞では冠動脈が完全にふさがってしまうので、心筋の細胞が壊死《えし》を起こします。突然死につながるため、発作が起きたら一刻も早く治療しなければなりません。

●不整脈

心臓の収縮を起こす刺激伝導系にトラブルがあって、脈が乱れ、動悸やめまいが起こる病気です。脈が速くなる、遅くなる、リズムがバラバラになるなど、いくつもの種類があり、中には突然死につながる危険なものもあるため、注意が必要です。

●特発性心筋症

心筋に病的な肥大や変性が生じる病気で、内腔が拡大し、そのため心筋が薄くなってしまう「拡張型《かくちょうがた》」と、心筋の一部が分厚くなる「肥大型《ひだい》」の2つがあります。多くの場合、原因は不明で、自覚症状がないまま進行し、やがて動悸や息切れ、むくみ、めまいなどの症状があらわれます。

●心筋炎

心筋に炎症が起こる病気です。主にウイルスに感染することで発症し、発熱、だるさなどの症状がつづいたあと、息切れ、動悸などの症状があらわれます。

●心膜炎

心臓の一番外側にある膜に炎症が起こる病気で、しばしば痛みをともないます。多くはウイルスなどによる急性の感染症ですが、原因不明のものもあります。

●心内膜炎

心臓の筋肉の内側に炎症が起こる病気で、しばしば弁の機能をおかします。多くは血液中に侵入した細菌などによって起こります。発熱、悪寒《おかん》、だるさなど、カゼのような症状があらわれ、弁の破壊が進むと、心不全をきたします。まれですが、危険な病気です。

●心臓弁膜症

心臓の中で血液の逆流を防いでいる弁（弁膜）に異常が起こる病気です。弁膜の開きが悪くなり、血液が十分に流れなくなってしまう「狭窄症《きょうさく》」と、弁の閉じ方（閉鎖）が不完全なために血液の逆流が起こる「閉鎖不全症（逆流症）」があります。症状が進行すると、動悸や息切れ、めまい、むくみなど、心不全の症状があらわれます。

●大動脈瘤

全身に血液を送り出すための大動脈の壁が「瘤《こぶ》」のようにふくらむ病気です。できる場所によって、「胸部大動脈瘤」「腹部大動脈瘤」などと呼びます。ある程度以上大きくなると、破裂の危険があります。

●大動脈解離（解離性大動脈瘤）

動脈は、内膜、中膜、外膜の３層からなっていますが、その一番内側の内膜にできた傷のすき間から血液が中膜に流れ込み、大動脈の壁が内側と外側に「解離《かいり》」して裂《さ》けていく病気です。急激に発症し、死に至ることもある、非常に危険な病気です。症状としては、突然胸に激痛が起こり、背中や肩、腹部へと急速に広がっていきます。

※治療法などの詳しい説明は第３章参照。

心臓病になるとかかりやすい病気（合併症）

Point
●心臓の中にできた血栓が脳の血管に詰まると「心原性脳塞栓症」を起こす
●心機能が低下すると腎臓へ行く血液の量が減り、「腎不全」をまねく
●心臓病で血流が悪くなると肺内の血流も悪くなり、「肺水腫」を起こす

心臓病がほかの臓器に悪影響をおよぼす

心臓は全身に血液を送る重要な働きをしているため、心臓にトラブルが起こると、その影響でほかの臓器の病気を引き起こすことがあります。また、それらの病気が心臓病にも悪い影響をあたえるので、悪循環となります。

●脳梗塞

脳梗塞は、脳の血管が狭くなったり、血栓が詰まったりして、血液の流れがとどこおり、その先の脳の組織が壊死《えし》してしまう病気です。

脳梗塞は、アテローム血栓性脳梗塞、ラクナ梗塞、心原性脳塞栓《そくせん》症の3つに分けられますが、**心原性脳塞栓症**は、主に心臓でできた血栓が脳の血管に詰まることで起こります。

心臓の働きが悪くなると、心臓内の血液の流れがよどみ、血液が固まって血栓ができやすくなります。心臓内でできた血栓は、大きくてとけにくいという特徴があり、その血栓が動脈を通って脳に運ばれ、血管を詰まらせてしまって脳梗塞を起こすのです。中でも、**心房細動**《しんぼうさいどう》という不整脈が、心臓の一部に血栓をつくり、脳梗塞につながりやすいことがわかっています。

●腎不全

腎臓は、血液中の老廃物を取り除き、尿として体外に排出する働きをしています。心臓の働きが悪くなると、腎臓に運ばれる血液の量が減り、老廃物の排出が十分にできなくなって、腎不全という状態になります。腎不全とは病気の名前ではなく、腎臓の状態をあらわす言葉です。つまり、**腎臓が本来なすべき働きができなくなった状態が腎不全**です。

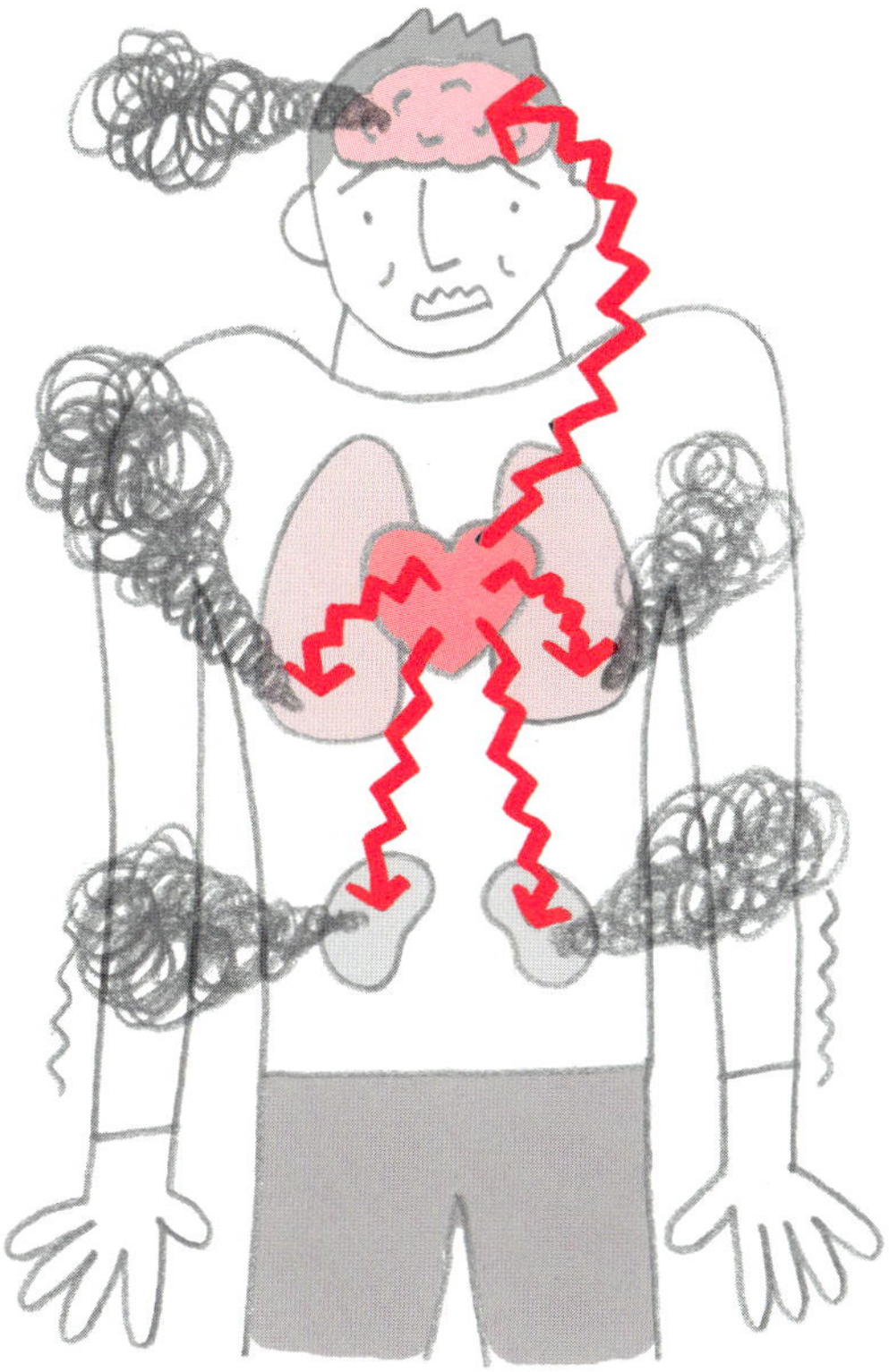

腎臓の働きが悪くなると、だるくなったり、体がむくむなどの症状が出ます。むくみは心臓病にもある症状ですが、腎臓にトラブルがある場合は、顔からむくみはじめることが多く、心臓病のむくみの多くは足からはじまります。ただ、心臓病でもはじめに顔にむくみが出ることがあり、むくみの部位だけで病気を決めることはできません。

腎臓の血液量が減ると、腎臓から**レニン**というホルモンが分泌され、腎動脈の血圧を上げて血液量を増やそうとします。その結果、また心臓に負担をかけることになり、悪循環におちいります。

肺水腫

心臓の機能が衰え、血液の流れが悪くなると、心臓に向かう全身の血流や肺内の血流まで悪くなります。前者はむくみをもたらしますが、肺内で血液がとどこおると、行き場を失った血液から液体部分がもれ出てきて、肺胞の中にまで流れ込みます。この状態が肺水腫《すいしゅ》です（**心原性肺水腫**）。肺水腫は、水平に寝ると苦しくなり、起き上がると楽になるという特徴があります。また、呼吸が苦しくて夜中に目が覚めたり（発作性夜間呼吸困難）、のどの奥でゼーゼーという音がしたり（喘鳴《ぜんめい》）、肩を上下させて苦しそうに息をしたりします。気管支ぜんそくの発作のときと似ているので、「**心臓ぜんそく**」ともいいます。症状が進むと、呼吸不全、チアノーゼ（皮膚などが紫色になること）、ショック状態になることもあります。

細菌と動脈硬化

歯周病菌が動脈硬化を進行させる

歯周病《ししゅうびょう》菌は、歯と歯ぐきの間にすみついて炎症を起こす菌として知られています。歯周病（歯槽膿漏《しそうのうろう》）にかかると、歯ぐきや歯を支える骨が破壊され、歯がグラグラし、最後には抜けてしまいます。

　この歯周病菌が血液に入り込むと、白血球による攻撃などで免疫反応が起こり、炎症を引き起こします。そのとき、さまざまな化学物質が放出されますが、これらの化学物質がLDLコレステロール（悪玉コレステロール）などの沈着を促し、動脈硬化を進行させることがわかってきました。

　動脈硬化を起こした血管からは、歯周病菌が多数見つかり、重い歯周病患者さんはそうでない人とくらべると、心血管疾患になるリスクが2倍も高いという報告もあります。また、歯周病の治療をすることで、糖尿病が改善したという例も見られます。

　歯周病菌はだれでも持っているといわれています。また、菌の増殖を防ぐためには、きちんと歯みがきをするとともに、歯ぐきから血が出るなどの歯周病の特徴があったらすぐに治療することが、歯のためにも、また動脈硬化の進行を遅らせるためにも大切です。

肺炎クラミジアも動脈硬化に関係する

　肺炎を引き起こす「肺炎クラミジア」という細菌も、動脈硬化の進行に深くかかわる菌として知られています。この菌は、感染していてもほとんど症状がないため、感染に気づかないことが多いのですが、成人の半数以上が一度は感染しているといわれています。心筋梗塞などの患者さんを調べたところ、この菌に対する抗体を持っている人（過去に感染したことがある人）が7割にのぼり、健康な人の2割にくらべて明らかに高いというデータが出ました。

　同様に、胃潰瘍を起こすピロリ菌も、心筋梗塞を起こす要因となっているのではないかと疑われています。こうした細菌による感染を抗生物質を使って治療することで、動脈硬化の進行を防ぐ試みも行われていますが、今後の研究が待たれます。

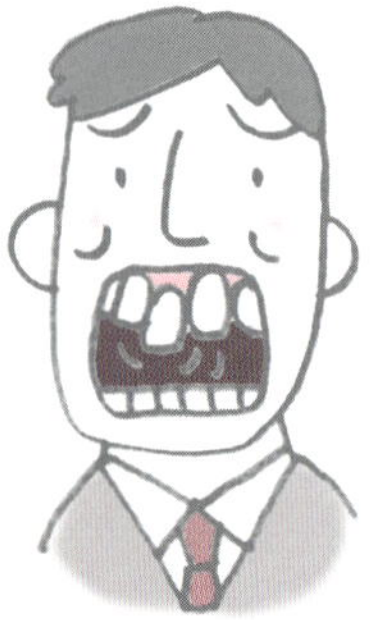

第2章

心臓病を調べるための検査と診断

問診から診断までの流れ

Point
- 心臓の病気を扱う科は「循環器内科」か「心臓血管外科」
- 医師は問診、視診、触診、聴診などである程度病気の見当をつける
- 心臓病の疑いがある場合は、さらに段階的に詳しく調べていく

自覚症状があったら迷わず検査を

心臓の病気は、急激に悪化して生命にかかわる場合があります。胸痛、息切れ、動悸などの自覚症状があったり（14ページ参照）、健康診断で心臓の異常が見つかったような場合は、できるだけ早く医療機関を受診し、検査を受けましょう。

心臓病の治療を専門にしている科は循環器内科と心臓血管外科ですが、検査や診断は、主に循環器内科が行います。

心臓の専門的な検査や治療を行えるのは、「CCU（冠疾患集中治療室）」の設備のある大きな病院です。ただし、紹介状がないと受診できない病院が多いので、まずは循環器内科が診療科目にある病院を受診するとよいでしょう。

問診は重要な心臓病の診断材料

病院では、最初に医師の診察を受けます。診察の内容は、問診《もんしん》、視診《ししん》、触診《しょくしん》、聴診《ちょうしん》、胸部打診《きょうぶだしん》などです。

問診では、医師が患者さんに、症状や生活習慣など、さまざまなことを質問します。問診は心臓病以外の病気でも行われますが、特に心臓病では、発作が起きていない状態で診察を行うので、疑われる心臓病や心臓病のリスクなどを知るために非常に重要な診断材料となります。

問診などの診察で、どんな心臓病かある程度推定可能

顔色や足のむくみなど、医師は患者さんの様子を見ることで病気の情報を得ることができます（**視診**）。さらに、体にふれて動脈の拍動《はくどう》やむ

診断までの主な流れ

※検査の内容や流れは医療機関によって異なります。

診察
問診・視診・触診・聴診・打診

→

- 安静時心電図検査
- 血液検査
- 胸部X線検査
- 心臓超音波検査（心エコー検査）など

→

- 運動負荷心電図
- ホルター心電図
- マルチスライスCT
- 心臓MRI検査
- 心筋シンチグラフィ（心臓核医学検査）

→

- 心臓カテーテル検査（冠動脈造影検査）

→

診断
治療方針の決定

問診で聞かれる主な項目

問診のときにスムーズに答えられるよう、症状など医師に伝えたいことは事前にメモして持参するとよいでしょう。

- どのような自覚症状があるか
- 症状は、いつから、どんなときに出るのか（安静時か、それとも何かをしているときに出るのか、など）
- 症状の持続時間と頻度《ひんど》
- 既往歴《きおうれき》（過去の病歴）、家族歴（家族や親族に心臓病の人はいるかなど）、薬剤歴（服用している薬があれば、薬剤名、量など。また、薬によるアレルギーの有無など）
- 生活習慣（喫煙、飲酒、睡眠、食事など）

くみなどを**触診**したり、聴診器で心臓の音や呼吸音などを聞く**聴診**を行います。その際、胸部を軽くたたいて、心臓が大きくなっていないか、胸水や腹水がたまっていないかなども調べます（**打診**）。

心臓病では、これらの診察によって、どのような病気であるか、ある程度予測することができます。

さらに必要な検査を行って病気を突き止める

診察で心臓病の疑いがあると判断された場合には、さらに詳しく調べる検査が行われます。検査の順番としては、まず体に負担の少ない「非《ひ》侵襲的《しんしゅう》」な検査を行い、それで異常が見つかった場合には、さらに必要に応じて「侵襲的」な検査を行っていくのがふつうです（具体的な検査の内容については32〜37ページ参照）。

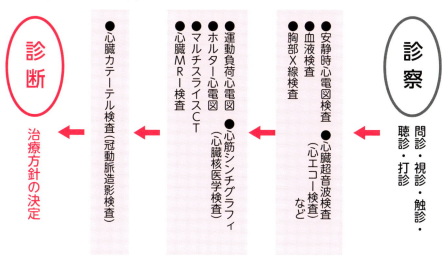

心臓病が疑われる場合の検査

Point
- ●心電図検査は波形の乱れから心臓の異常を読み取る重要な検査
- ●心臓超音波検査（心エコー検査）は心臓の構造的異常を見つけるのに役立つ
- ●病気の目安がついたら、正確な診断を下すためにさらに詳しく調べる

正確な診断を下すためにさらに詳しい検査をする

診察である程度病気の予測がついたら、次にその予測にもとづき、必要な検査を行っていきます。心臓病の場合、次々とたくさんの検査をすればよいというものではありません。できるだけ短い時間で、必要最低限の検査を行い、正確な診断を下すことが重要です。

●心電図検査

心臓病の検査で不可欠なのは心電図検査です。心臓の筋肉が収縮するのは電気信号によって制御されていますが、心電図はこのわずかな電気信号を記録したものです。

心電図の波形はP波《は》、Q波、R波、S波、T波からなり、P波は心房の興奮を、QRS波は心室の興奮を、T波は心室の興奮が元に戻る状態をあらわします。

心電図検査は、通常、両手両足と胸部に合計10個の電極をつけ、そこから心臓が発している弱い電流をとらえて波形《はけい》として記録します。

不整脈、心筋梗塞、心筋肥大などのときは、波形に異常があらわれるので、ある程度の診断がつきます。

ただし、心電図検査は心臓の筋肉の状態、心臓の機能の状態を電気的に示すもので、これだけで心臓の異常のすべてがわかるわけではありません。

特に、狭心症や不整脈などは、発作時でないと異常が認められません。そのため、狭心症や不整脈のおそれがある人は、たとえば運動をしている最中に心電図を記録する「運動負荷心電図」を行います。

運動負荷心電図は、運動の方法によって、2段の踏み台を昇り降りす

心電図の波形

P 波：心房の電気的興奮を示す波
QRS 波：心室の電気的興奮を示す波
T 波：心室の電気的興奮がおさまるときの波

●正常な心電図

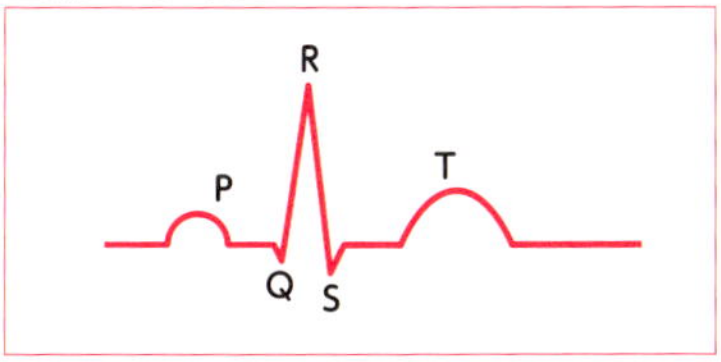

●急性心筋梗塞

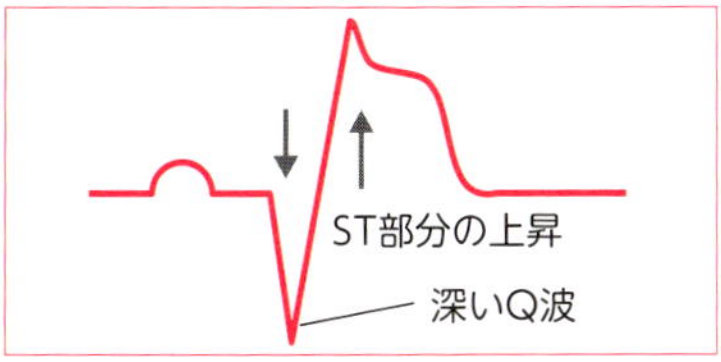

●労作性狭心症の発作時

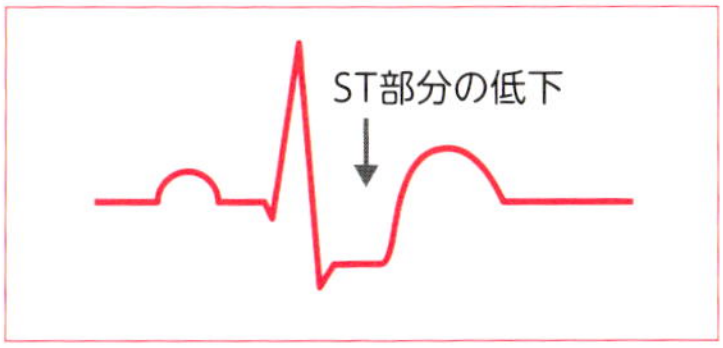

ホルター心電図

電極を胸に貼りつけ、24 時間の心電図をＩＣメモリーに記録する。

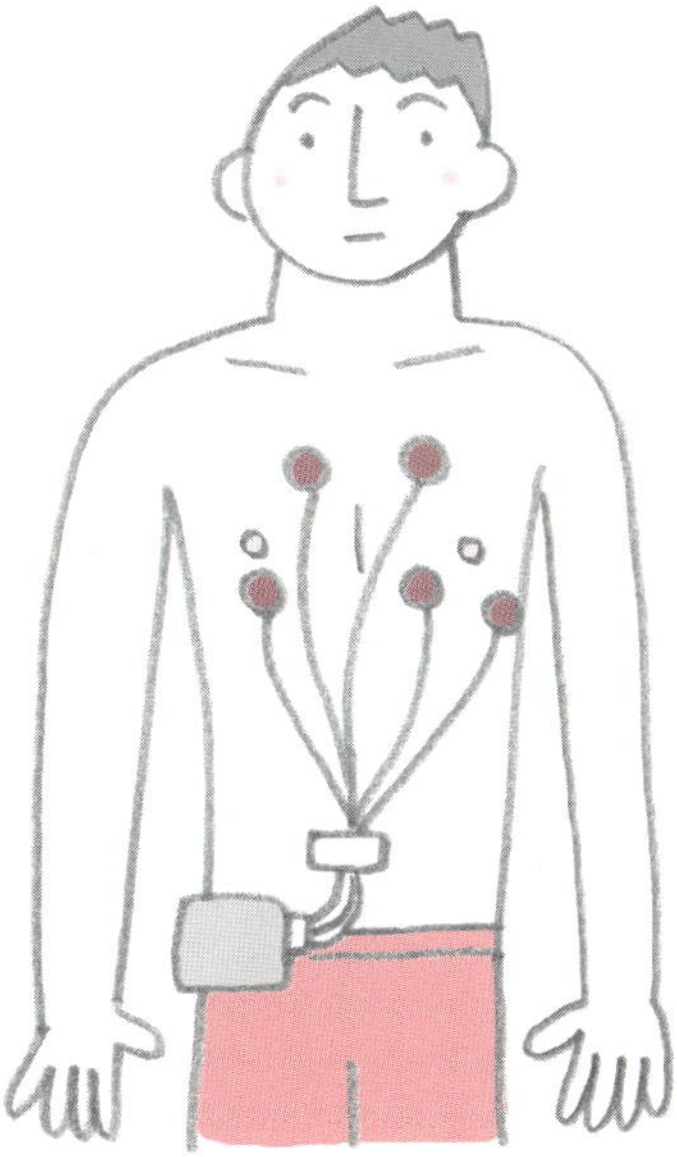

運動負荷心電図

●マスター２階段法

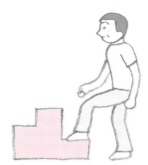

階段を昇り降りし、運動前、運動直後、２分後、３分後の心電図を測定する。

●トレッドミル法

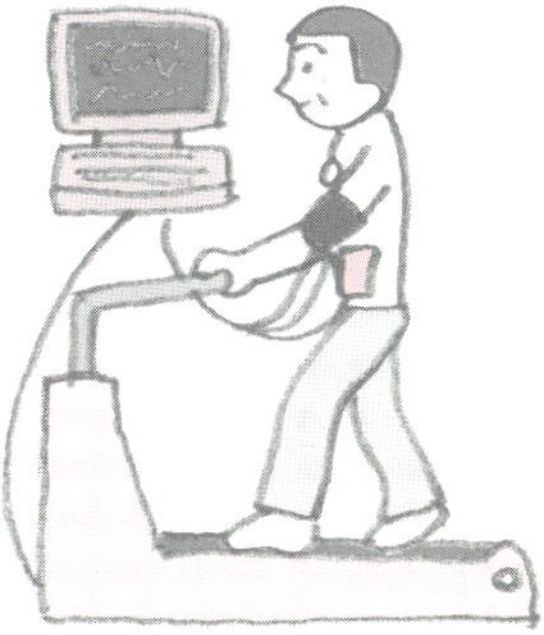

ベルトの上を歩いたり走ったりして心電図の変化を見る。

●自転車エルゴメーター法

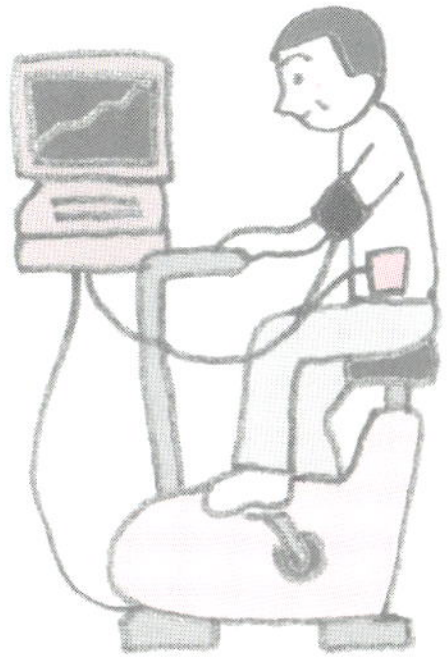

自転車をこぎ、心臓がどの程度の負荷に耐えられるかを見る。

る「マスター2階段法」、ベルトコンベア状に動く装置の上を歩いたり走ったりする「トレッドミル法」、自転車をこぐ「自転車エルゴメーター法」の3種類があります。

また、不整脈が短時間でおさまってしまう人や、夜間や明け方に発作が起きているおそれのある人の場合は、24時間記録できる携帯用のホルター心電図を使って、心臓の拍動の様子に異常があるかどうかを調べます（ホルター心電図検査）。

さらに、通常の診断方法では検出がむずかしい不整脈発作が起きた場合の心電図を自動記録する「植え込み型ループレコーダー」という器械もあります。これは、心臓前面の皮下に埋め込むもので、約3年間の記録をとることができます。原因がわからない失神の原因特定や、脳梗塞の発症の原因が心房細動によるものかどうか診断するのに有効な心電計です。

●血液検査

血液検査（血清生化学検査）は、心筋梗塞や心筋炎、心不全などの診断で重要な意味を持っています。

心筋梗塞は、心筋の細胞が血液不足から壊死《えし》を起こしている状態ですが、心筋細胞が壊れると、心筋逸脱酵素と呼ばれる酵素が血液中に流れ出ます。この酵素には、CPK（クレアチンキナーゼ）やトロポニンTなどいくつかの種類があり、血液中のこれらの酵素量を調べることで、心筋のダメージの程度を知ることができます。

また、心臓への負荷が増えたり、肥大した状態になると、主に心室から分泌されるBNP（脳性ナトリウム利尿ペプチド）というホルモンの血中濃度が上昇します。BNPは、心疾患の状態、特に心不全の状態を調べる血液マーカーとして重要です。

そのほか血液検査は、糖尿病や脂質異常症など、心臓病のリスク因子を持っているかどうかを調べるために行うこともあります。

●胸部X線検査

X線写真では心臓は白く写るため、その映像によって、心臓の大きさや形、位置などを知ることができ、心肥大、心臓弁膜症、胸部大動脈瘤《りゅう》、心室瘤などの発見に役立ちます。

また、肺の状態も見ることができるため、うっ血性心不全の重症度や、肺水腫の有無などを調べる手がかりとなります。

●心臓超音波検査（心エコー検査）

心臓超音波検査（心エコー検査）は、超音波を胸の上から心臓部にあて、はねかえってくるエコー（反射波）を画像としてモニターに映し出す検査方法です。

モニターの画面に心臓の大きさや形、動きなどが映し出されるので、心臓弁の異常、先天異常、心臓壁の肥厚《ひこう》や、心房、または心室の拡大など、心臓の構造的異常を見つけるのに役立ちます。さらに、心臓を包む2層の心膜の間にたまった心膜液や、心膜全体に瘢痕《はんこん》化した組織ができる収縮性心膜炎（121ページ参照）の診断にも有効です。

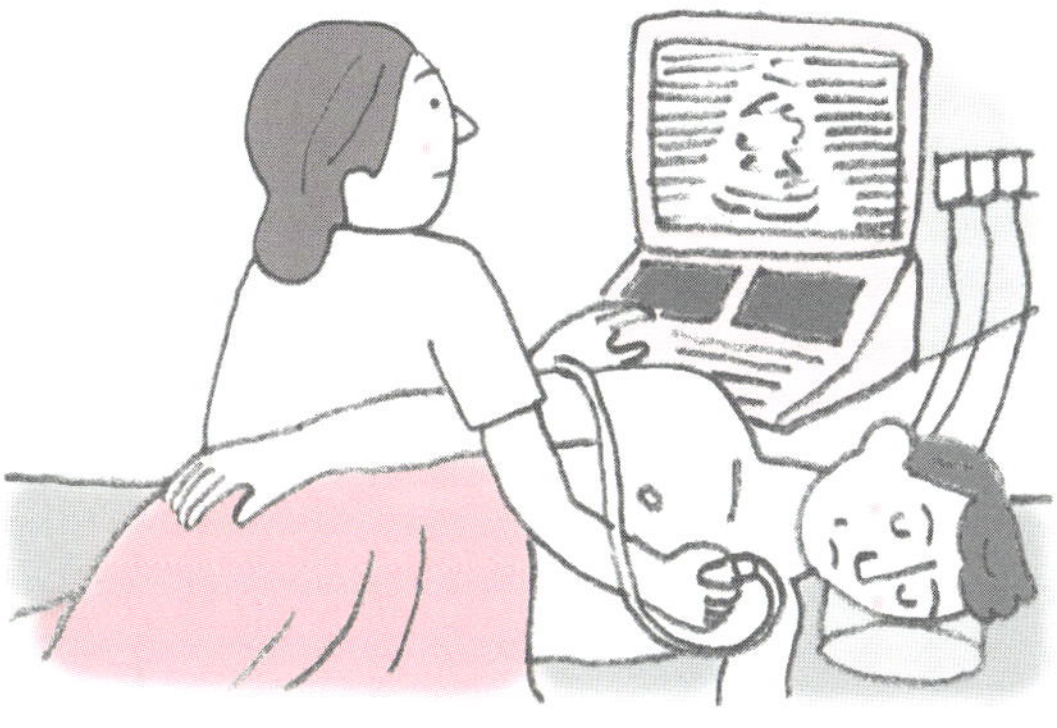

心臓超音波検査は、超音波を発信・受信するプローブ（探触子）を胸部の皮膚にあてるだけなので、苦痛がまったくない検査です。

ほかに、口からプローブを入れて、食道を通じて心臓の裏側を調べる「経食道超音波検査」という方法もあります。検査の要領は胃カメラと同じで、嘔吐の反射をなくすため、のどに麻酔をして行います。心臓の中の血栓の有無を調べたり、心臓手術の完成度を確認するために不可欠な検査です。

●心臓カテーテル検査（冠動脈造影検査）

カテーテル検査は、手首やひじ、太ももの付け根などの動脈から細い管（カテーテル）を挿入し、心臓や冠動脈まで進めて、血管の狭窄の有無を調べたり、心臓の内圧や心拍出量を測定します。また、造影剤を使って心臓内をX線撮影することで、血管や心臓の状態を詳しく調べることができます。

カテーテル検査は、狭心症や心筋梗塞などの虚血性心疾患のほか、心筋症などの心機能障害、弁膜症および先天性心疾患などの構造的心疾患を診断するためにも行われるもので、この検査によって、このあと薬物治療を行うか、そのままカテーテルを使った治療（PCI。66ページ参照）に移行するか、あるいは冠動脈バイパス手術（74ページ参照）などの手術を行うかなどの治療方針が決まっていきます。

検査は局所麻酔で行います。検査にかかる時間は30分から1時間程度ですが、その後カテーテル治療を行う場合には、さらに長い時間がかかることもあります。検査だけの場合は、ふつうは1泊2日で行います。

狭心症や心筋梗塞が疑われる場合

には、カテーテルを冠動脈まで挿入し、造影剤を注入してX線撮影し、狭心症の原因となる動脈硬化の進んでいる箇所などを調べる検査をします（冠動脈造影）。それと同時に、カテーテルを左心室まで挿入し、造影剤を入れて左心室のX線撮影も行って、心臓の動きを見ます（左室造影）。

心筋症が疑われる場合には、特殊なカテーテルを挿入し、心筋の組織をつまんで採取して病理検査を行い、心筋症や心筋炎など、心筋の病気の診断に役立てることがあります（心筋生検）。

不整脈の診断を行うためのカテーテル検査では、電極のついた特殊なカテーテルを挿入し、電気刺激を加えて心電図を記録し、刺激伝導系の働きを調べます（電気生理学的検査）。

カテーテル検査は、動脈に針を刺してカテーテルを挿入するので、検査後の止血がうまくいかないと大出血を起こすことがあります。また、カテーテルを進めていくときに血管を傷つけたり、造影剤の副作用、放射線被曝など、さまざまなリスクをともなう検査です。

そのため、診断だけが目的の場合には、最近では、体への負担が少ないマルチスライスCT（後述）による検査を選択するケースが増えています。

●心筋シンチグラフィ（心臓核医学検査）

心筋シンチグラフィ（心臓核医学検査）は、タリウムなどの放射性同位元素を静脈から注入し、その流れを体外からガンマカメラという特殊な装置でとらえて映像化し、心筋の血流や心筋のダメージの程度を調べる検査です。

放射性物質が心筋に集まる性質を利用したもので、その様子はシンチグラムという画像で観察することができます。この心筋シンチグラフィは、心筋血流、心機能、心筋代謝などの画像診断に使われます。

放射線を出す薬を体内に入れることに抵抗を感じる人もいるかもしれませんが、使われる放射性物質は体内に蓄積されずに排出されます。また、放射能の量も微量なため、ほとんど体に危険はありません。ただし、胎児や乳児への影響の可能性も考え、妊娠中や授乳中の女性はこの検査を受けることができません。

●胸部CT検査

CT（コンピュータ断層撮影）は、X線を360度方向からあてて、体の輪切り画像を作成して観察する検査方法です。

これまで、CTは、心臓のように動くものの撮影には、画像がぶれてしまうので不向きとされていましたが、近年は、超高速撮影ができる「電子ビームCT」や、短時間にたくさんの断面図を撮影できる「マルチスライスCT（MDCT）」などを活用して、心電図と連動させることで冠動脈の明瞭な立体画像が得られるようになりました。

また、これまでは、狭心症や心筋梗塞の正確な診断のためには、カテーテル検査など入院をともなう検査の必要がありましたが、3D《スリーディー》の鮮明な画像が得られるマルチスライスCTの導入により、外来で同程度の診断材料を得ることが可能になりました。ただし、造影剤を使うため、アレルギーのある人や腎機能の低下した人には注意が必要です。

■心筋シンチグラフィ

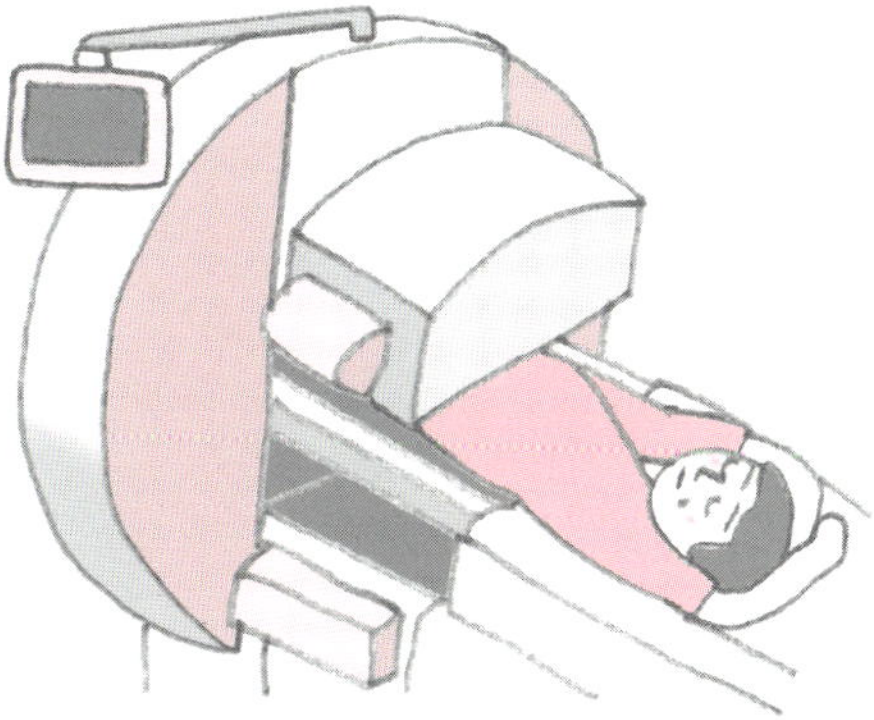

■マルチスライスCT

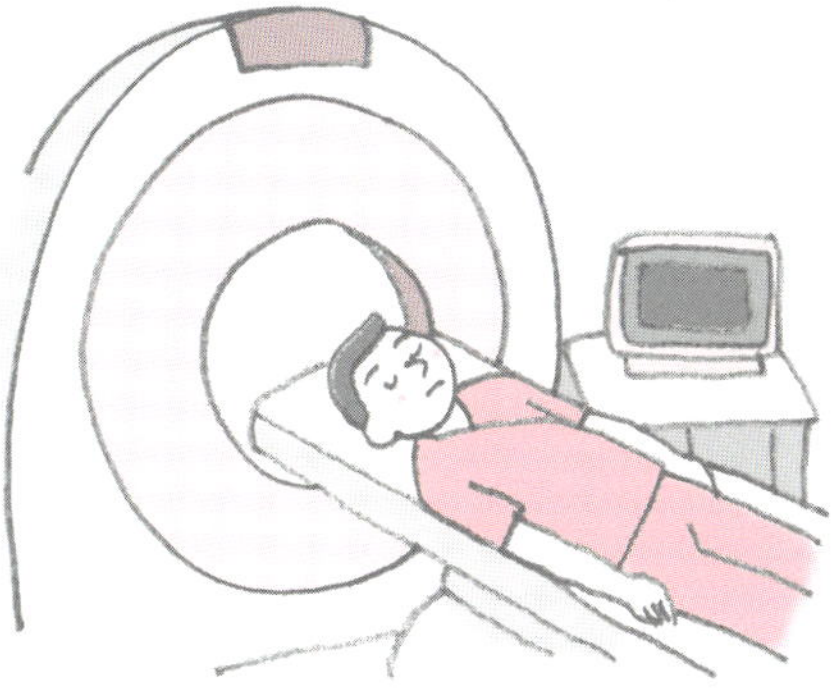

●MRI検査

MRI（磁気共鳴画像検査）は、X線のかわりに強力な電磁波を使って体の断面図を画像化する検査です。あらゆる角度から撮影することができ、見えにくい深部の病変や微細な病変も写し出すことができます。画像の精度が高いことがMRI検査の特徴です。

また、MRIは放射線被曝の心配がないので、CT検査より安全性が高く、体への影響もほとんどありませんが、検査時間がCT検査より若干長く、また、ペースメーカなどの金属類が体に埋め込まれている人は受けられません（最近、MRIに対応したペースメーカが開発されました）。MRI検査も、以前は動きのある臓器の撮影には不向きとされていましたが、近年は技術の進歩により、心臓の平面での動きが観察でき、心臓の収縮率や心室の大きさ、心筋の厚さなども調べることができるようになりました。

心筋バイオマーカー

虚血性心疾患を調べる心筋バイオマーカー

心臓に異常が起きると、血液中の成分に変化が見られます。それを調べることで、心臓に起きている異常をいち早く知ることができるのが心筋バイオマーカーです。

虚血性心疾患は、心電図にあらわれる異常で発見されることが多いのですが、まれに変化がわずかしか見られずに、診断がむずかしいケースがあります。その場合の診断に有効なのが、心筋バイオマーカーです。

心筋梗塞によって心筋の一部に壊死が起こると、血液中に高分子たんぱくが分泌されるため、このたんぱくを調べることで、虚血性心疾患を発見することができます。

虚血性心疾患の診断に有効な心筋バイオマーカーは、ミオグロビンやH－FABP、トロポニンT、CPK（クレアチンキナーゼ）などです。特に、急性冠症候群（49ページ参照）が疑われる場合は、診断・治療方針の決定・リスク評価のために、すみやかに心筋トロポニンを測定します。

心不全の心筋バイオマーカーBNP

BNP（脳性ナトリウム利尿ペプチド）は、主に心室から分泌されるホルモンで、心臓にストレスがかかったり、心臓の肥大が進むと、この値が高くなります。

BNPは、心疾患の状態、特に心不全の状態を調べるマーカーとして重要で、基準値は18・4pg／mLとされています（pg〈ピコグラム〉は1兆分の1g）。この値が40を越えると心疾患の疑いが、100以上になると心不全の疑いがあります。不整脈でも100以上になることがあります。また、慢性的な心臓病の人では、数百という値でも無症状のことがあります。

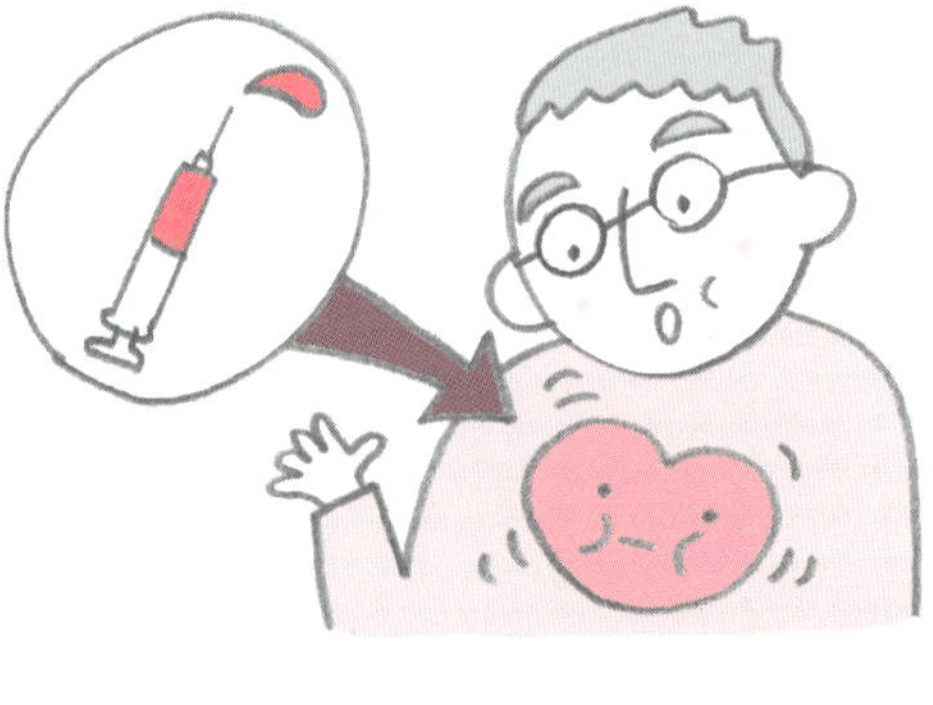

第3章

主な心臓病と最新治療

虚血性心疾患

狭心症1

動脈が狭くなって起こる狭心症

Point

- 狭心症は冠動脈の血流が不足して心筋が一時的に酸欠状態となって起こる
- 狭心症には「労作性狭心症」と「冠攣縮性狭心症（安静狭心症）」がある
- 冠攣縮性狭心症は喫煙や睡眠不足、精神的ストレスなどが要因

心臓の酸欠で一時的に発作が起こる

狭心症は、冠動脈の内腔《ないくう》が狭くなり、血流がさまたげられることによって起こる病気です。必要な量の血液が送られてこないため、心筋が一時的に酸欠状態となり、その結果、胸痛や息切れなどの症状があらわれます。

このように、心筋に十分な血液が供給されないために起こる病気を**虚血性心疾患**といいます。虚血性心疾患には、狭心症のほかに心筋梗塞があります。

動脈硬化が原因となり運動時に症状があらわれる

狭心症の症状は、多くの場合、運動したときや興奮したときにあらわれます。これを**労作《ろうさ》性狭心症**といいます（労作とは体を動かすという意味）。典型的には、朝の通勤時に急ぎ足をしたり駅の階段を昇っているときなどに症状があらわれ、立ち止まると楽になります。

このタイプの狭心症を引き起こす最大の原因は**動脈硬化**です。

運動をすると、体はたくさんの酸素を必要とします。心臓はそれに応えようと働きを高めるため、心筋にはより多くの酸素が必要となり、血液量を増やさなければなりません。ところが、動脈硬化が進んで冠動脈の内腔が狭くなっていると、必要な量の血流を増やすことができず、心筋が酸欠状態となります。その結果、狭心症の発作が起こるのです。

動脈硬化がなくても起こる冠攣縮性狭心症

心臓に負担をかけるような運動を

労作性狭心症と冠攣縮性狭心症の発作のちがい

	労作性狭心症	冠攣縮性狭心症
原因	運動などにより心臓の働きが活発になったとき、心筋の酸素需要が供給量の限界を上回る	冠動脈の攣縮により、心筋への酸素供給量が減る
持続時間	大体５分以内	５分から長いときは10分近く
起きやすいとき	階段を上がる、早く歩くなどの労作時や、気分が興奮したとき	深夜から午前中にかけての睡眠中、安静時。体が急に冷えたとき
対処法	労作をやめて、速効性硝酸薬を使用	速効性硝酸薬を使用
予防薬	β遮断薬や持続性硝酸薬	カルシウム拮抗薬や持続性硝酸薬

していないのに、発作が起こる狭心症もあります。冠動脈が突然けいれんするように極度に縮んで細くなり、血流が悪くなって起こるもので（これを「攣縮《れんしゅく》」あるいは「スパスム」という）、このような狭心症を**冠《かん》攣縮性狭心症**といいます。

冠攣縮性狭心症は、動脈硬化が進行していなくても起こり、**異型狭心症**ともいいます。

また、激しい運動をしても症状が出ないのに、逆に深夜や早朝など、安静にしているときにくり返し起こりやすいため、**安静狭心症**ともいわれます。けいれんが激しい場合は、突然死につながることもあるため、注意が必要です。

冠攣縮性狭心症を起こす要因としては、喫煙が知られていますが、ほかに、睡眠不足、精神的ストレス、アルコールの飲みすぎ、寒冷刺激などがあげられます。

MEMO

微小血管狭心症

微小《びしょう》血管狭心症は、冠動脈の太い部分ではなく、細い血管が攣縮を起こす狭心症で、更年期の女性に多く見られます。

更年期になると、血管を広げる働きをする女性ホルモンの分泌が減少するため、それが影響して攣縮を起こすと考えられています。突然死や心筋梗塞を起こす心配はありませんが、検査をしても診断がつかないことが多く、原因がわからない胸痛がつづくので、ストレスがたまり、精神的に不安定になる場合もあります。

「安静時に起こりやすい」「胸痛が長くつづく場合がある」「ニトログリセリンが効きにくい」といった点が特徴で、痛みを起こす誘因としては、血管攣縮性狭心症と同様に、喫煙、睡眠不足、精神的ストレス、寒冷刺激などがあげられます。

虚血性心疾患　狭心症2

狭心症の症状…「痛み」を見逃さない

Point

- 狭心症の症状は胸が締めつけられるような胸痛が特徴的（狭心痛）
- 痛みは胸だけでなく、左肩やあご、みぞおちなどにも広がることがある
- 狭心症の発作は数十秒から数分、長ければ10分ほどつづく

胸が締めつけられる圧迫されるような痛み

狭心症の発作は、**胸がキューッと締《し》めつけられるような痛み、圧迫されるような痛み**が突然襲ってきます。これが狭心症の典型的な症状で、**狭心痛**といわれるものです。はじめてのときは、表現しがたい不明瞭な痛みで、見逃されることもあります。

痛みの強さはさまざまですが、どこか1カ所の痛みではなく、胸全体が重く感じられるような痛みで、圧迫感から、動いたり声を出したりすることもつらくなり、不安感をともなうこともあります。

キリキリする、チクチクするといった痛みは、肋間《ろっかん》神経痛など、狭心症以外の病気による痛みの可能性があります。

痛みは胸以外にも広がりしばらくつづいておさまる

胸の痛みは、左肩や左腕、あごや奥歯、背中、みぞおちなどに広がることがよくあります。これを**放散痛《ほうさんつう》**といいます。

狭心症の痛みは、胸の表面よりもむしろ深部に感じることが多いようです。

肩こりやのどの詰まり、胸焼け、歯痛といった症状が、胸の痛みより先にあらわれることもあり、心臓のトラブルとは思わずに、内科や歯科などを受診してしまうケースも見られます。

狭心症の発作は、瞬間的なものではなく、ふつう、**数十秒から数分、長いときで10分近くつづきます。**それ以上痛みがつづいたり、吐き気や冷や汗をともなったり、呼吸困難になったりするような場合は、心筋梗

塞が疑われますので、すぐに救急車を呼びましょう。

発作がすぐおさまったとしても、いつもと様子がちがうと感じたら、できるだけ早く循環器内科のある医療機関を受診することが大切です。

狭心症の重症度分類(CCS分類)　(カナダ心臓学会)

狭心症を経験したことがない人も、すでに経験した人も、狭心症の自覚症状とその重症度を知っておくと、今後の健康管理に役立ちます。

Ⅰ度	日常の身体活動（歩行、階段を昇るなど）では狭心症が起こらない。しかし、仕事やレクリエーションなどを、激しく、急に、または長時間行ったときに狭心症発作が起こる。
Ⅱ度	日常の身体活動がわずかに制限される。たとえば、急ぎ足の歩行、急いで階段や坂道を上がる、食後、寒い日、風のある日、感情的にストレスを受けたとき、または起床後２時間以内に歩いたり階段を昇ったりしたときなどに狭心症が起こる。通常の状態とペースで、平地を２ブロック※以上歩くか、階段を２階分以上昇ると発作が起こる。
Ⅲ度	日常の身体活動が著明に制限される。通常の状態とペースで、平地を１～２ブロック歩行するか、階段を２階まで昇るうちに発作が起こる。
Ⅳ度	どんな身体活動も苦痛なしにはできない。安静時にも発作が起こる。

※1ブロックは、道路と道路で区切られた1区画のことで、その長さは都市によって異なるが、大体 100 ～ 200m。

MEMO

症状があらわれない無症候性心筋虚血

通常、虚血性心疾患の発作が起こると、胸などに痛みを感じます。ところが、自覚症状が何もない狭心症や心筋梗塞があります。症状がないことから、「無症候性心筋虚血」と呼ばれています。

この無症候性心筋虚血は、もともと狭心症がある場合や、心筋梗塞の治療後などによく見られます。しかし、いままで発作を起こしたことがない人にも見られ、また糖尿病の人や高齢者に多いことがわかっています。

ホルター心電図検査や、運動負荷心電図検査を受ければ、無症候性心筋虚血の発作で起こる変化を見つけることができます。早期発見のためには、定期的に検診を受けることが大切です。

虚血性心疾患　狭心症3

心筋梗塞に進みやすい危険な狭心症とは?

Point

- 狭心症は危険度によって「安定狭心症」と「不安定狭心症」に分けられる
- 症状が安定している安定狭心症はあまり心配する必要がない
- 不安定狭心症は心筋梗塞に進む可能性があり、危険な狭心症

安定狭心症は決まった動作・運動で起こる

　労作性狭心症や冠攣縮性狭心症（安静狭心症）など、狭心症は発作を起こす原因や状況によって分類されますが、心筋梗塞に進みやすい狭心症かどうかという観点から2つに分けることもあります。

　心筋梗塞に進む危険性が低いと考えられる狭心症を、**安定狭心症**といいます。これは名前の通り、症状が安定している狭心症で、発作が起こるきっかけや回数、痛みの強さ、継続時間などがほとんど一定しているものです。このタイプは、冠動脈の内腔を狭くしているプラーク（粥《じゅく》腫《しゅ》）の状態が安定しており、**症状が急激に変化する可能性はそれほど高くありません。**

　安定狭心症の人は、急に走ったり、重いものを持ったりしないように注意し、また、動脈硬化を進行させないように食事や運動などに配慮すれば、ほぼふつうの生活が送れます。

プラークの膜が破れやすく危険な不安定狭心症

　一方、心筋梗塞に進みやすいと考えられる狭心症を、**不安定狭心症**といいます。冠動脈の中にできたプラークの膜が血圧の変動などで破れやすくなり、破れると、そこを修復しようとして血小板が集まり、血栓ができます。その血栓が血流をさまたげ、その結果、症状が変化するのです。

　放置すれば、冠動脈が詰まってしまう危険があるので、すぐに入院して治療をしなければなりません。

　血栓が血管を完全にふさいでしまえば、心筋梗塞を引き起こします。

はじめての発作や症状の変化に注意する

不安定狭心症は、さらに次の3つに分類されます。

1 新規労作《ろうさ》性狭心症

1～3週間以内にはじめて起こった労作性狭心症、あるいは少なくとも6カ月以上発作のなかったものが再発したもの。

2 増悪《ぞうあく》型労作性狭心症

安定した労作性狭心症であったものが、頻度、強さ、持続時間が増大し、容易に出現しやすくなったり、ニトログリセリン（58ページ参照）の効き目が悪くなったりしたもの。

3 新規安静狭心症

安静時にも胸痛発作が出現するようになったもの。ニトログリセリンに反応しにくいもの。

症状の変化に気づくためには、症状がどんなときに起き、どこがどのように痛むのか、また痛みはどのくらいつづくのかなどを記録しておくとよいでしょう。

はじめて発作を起こしたときや、何度か発作を起こしていて、いつもとちがうと感じたときは、自己判断せずに、循環器内科のある医療機関を受診することをおすすめします。

●不安定狭心症　症状チェックシート

次のような症状が見られたら、できるだけ早く循環器内科のある医療機関を受診しましょう

- □はじめて狭心症と思われる発作を起こした。あるいは久しぶりに発作を起こした。
- □いままでとはちがう強い胸の痛みがある。
- □ひんぱんに発作が起こるようになった。
- □なかなか痛みがおさまらなくなった。
- □いままでより軽い運動で発作が起こるようになった。
- □安静にしているときでも発作が起こるようになった。
- □ニトログリセリンが効きにくくなった。

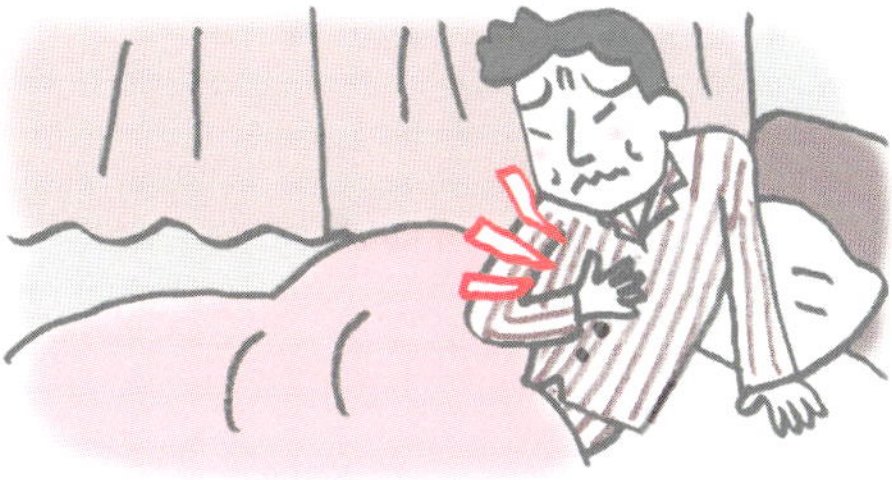

虚血性心疾患　狭心症4

狭窄の程度で変わる狭心症の治療

Point
- 狭心症の治療は「薬物治療」「冠動脈カテーテル治療」「外科治療」の3つ
- 基本は薬物治療だが、心筋梗塞のリスクがあるときなどはカテーテル治療を行う
- カテーテル治療が不適な場合は「冠動脈バイパス手術」などの外科治療を

治療方法は大きく分けて3つ

狭心症の治療は、発作が起きたときにそれを鎮《しず》めること、発作を予防すること、そして冠動脈の血流をよくすることを目的として行われます。

治療法には、**薬物治療**、**冠動脈カテーテル治療**、**外科治療**の3つがあり、狭心症のタイプや冠動脈の狭《きょう》窄《さく》の状態、その人の生活や体力などを考慮して治療方針が決められます（それぞれの治療法の詳細は後述）。

冠動脈の狭窄の程度が軽く安定していれば薬物治療

薬物治療は、狭心症の基本となる治療法です。冠動脈の狭窄に深刻なものがない場合に行います。

発作をコントロールし、日常生活を支障なく送れるように、発作を鎮める薬や予防する薬を使用します。また、心筋梗塞予防のため、血栓の形成や動脈硬化の進展を防ぐ薬なども使われます。

薬を服用していても症状がコントロールできなくなったり、心筋梗塞になるリスクが高くなったときは、カテーテル治療、あるいは外科治療を検討します。

狭窄の程度が重ければカテーテル治療を考える

冠動脈カテーテル治療（ＰＣＩ）は、血管に入れた細い管（カテーテル）を使い、**内側から冠動脈の狭窄部分を広げ、血流をよくする治療法**です。

冠動脈の狭窄が進行している場合や不安定狭心症の場合など、薬物治療で症状をコントロールできなくなった場合に行われます。

■ 一般的な狭心症の治療

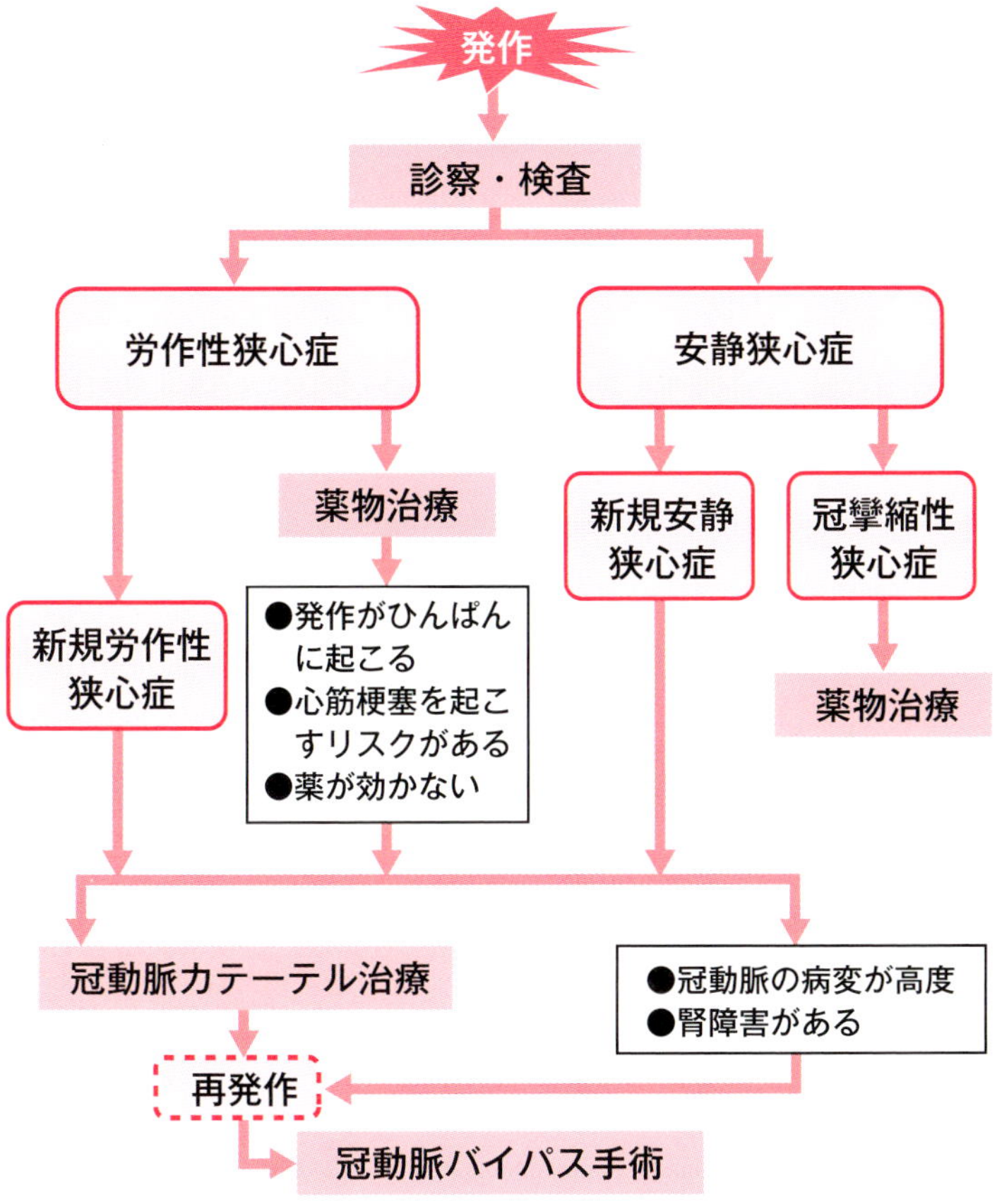

外科治療とくらべ、体への負担が少ないため、最近はカテーテル治療が選択されることが多くなっています。

カテーテル治療が適さない場合は外科治療を行う

狭窄の状態がカテーテル治療に適さない場合や、カテーテル治療を行っても再発をくり返すような場合には、外科治療である**冠動脈バイパス手術**を行います。

冠動脈バイパス手術は、狭窄部分をまたぐようにして、大動脈から冠動脈の遠位部にかけて別の血管をつなぎ、新しい血液の通り道をつくって血流を保つ治療法です（74ページ参照）。

悪化や再発を防ぐためには生活習慣の改善も重要

狭心症の治療では、病院で行う治療のほかに、生活習慣を改善することが欠かせません。

禁煙する、**塩分を控える**、**適度な運動を心がける**、**肥満を解消する**などして、症状の悪化や再発の誘因となるものを一つずつ取り除いていくことが大切です。

冠動脈が完全に詰まってしまう心筋梗塞

Point

- 冠動脈が完全に詰まり、そこから先の心筋が壊死してしまう「心筋梗塞」
- 心筋梗塞はプラークが破れてできた血栓が血管を完全にふさぐことで起こる
- 心筋梗塞の発作後は「心室細動」などの危険な合併症を引き起こしやすい

酸素が供給されず心筋が壊死する

狭心症は、少ないながらも血液が流れている状態ですが、**心筋梗塞は、完全に冠動脈が詰まってしまい、その先に血液が流れなくなってしまう病気**です。激しい胸の痛みや吐き気、息苦しさなどの症状があらわれます。

30分以上血流が途絶えたまま再開しなければ、血液が供給されない心筋は、やがて酸素不足で壊死《えし》（細胞死）してしまいます。一度壊死した心筋は、もう元に戻ることはありません。そして、時間とともに壊死の範囲が広がり、心臓の機能は低下していきます。6時間ほどすると、その周辺の心筋はすべて壊死してしまいます。

プラークが破れることで発作が起こる

多くの場合、心筋梗塞の発作は突然起こります。**冠動脈にできたプラーク（粥腫《じゅくしゅ》）**が破れ、そこに血栓ができて血管を完全にふさいでしまうからです。それまで胸の痛みを経験したことがなくても、決して油断はできません。心筋梗塞では、最初の発作で亡くなることも少なくないのです。

動脈硬化とは関係なく起こる冠攣《かんれん》縮《しゅく》性狭心症（41ページ参照）でも、攣縮が強くなり、心筋梗塞を引き起

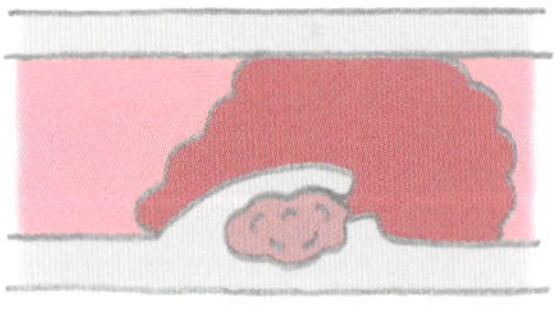

血管壁のプラークが破れ、血栓ができて血管をふさぐ

■心筋梗塞の発作後に起きやすい主な合併症

※心筋梗塞で不安定な状態となっている心臓には、いろいろな合併症が起こりやすくなります。治療後も、心臓の機能が安定するまでは注意が必要です。

●不整脈（76ページ参照）

心臓の収縮を起こす電気信号の流れに障害が起こり、さまざまなタイプの不整脈を起こします。心室細動を起こすと、命にかかわります。

●心不全（110ページ参照）

心筋梗塞によって心筋の一部が壊死すると、心臓のポンプ機能の働きが悪くなって、全身の臓器に十分な量の血液が送れなくなります。代表的な症状は息切れで、ひどくなると肺に水がたまって水平に寝ることもできなくなります（肺水腫）。また、心筋の壊死の範囲が広がると、血圧が下がってショック状態となることもあります。

●心《しん》破裂

心筋梗塞により心筋が壊死すると、心臓の壁の一部が裂けて出血します。裂ける程度によってじわじわと出血するタイプから、大出血するものまであります。救命のため、緊急手術が必要ですが、大出血すると救命できる確率は低くなります。症状は突然の血圧低下と呼吸困難です。

こすことがあります。

なお、プラークの破綻と、それにともなう血栓形成によって、冠動脈の内腔が急速に狭窄・閉塞し、その結果、心筋が虚血・壊死におちいる病態を一括して「**急性冠症候群**」と呼んでいます。急性冠症候群には、不安定狭心症、急性心筋梗塞、虚血による心臓突然死などが含まれます。

合併症が起こると突然死も

心筋梗塞がこわいのは、心臓の機能が低下し、死に至る危険性のある合併症を起こしやすいことです。中でも危険なのが、**心室細動《さいどう》**という不整脈です（90ページ参照）。心筋梗塞の発作の直後に起きやすく、心臓がけいれんしたようになって血液を送り出せなくなり、突然死に至るので、一刻も早く治療を受ける必要があります。

虚血性心疾患 心筋梗塞2

心筋梗塞の症状…疑いがあればすぐ救急車を

Point
- 突然激しい痛みに襲われるが、痛みが軽い心筋梗塞もある
- 心筋梗塞の痛みは30分以上つづくが、がまんしているのは危険
- 心筋梗塞が疑われる場合は一刻も早く救急車を呼ぶ

突然、恐怖感をともなう激しい痛みが起こる

心筋梗塞になると、突然激しい痛みに襲われます。「**焼けつくような痛み**」「**押しつぶされそうな痛み**」「**胸がえぐられるような痛み**」などと表現される、死の恐怖をともなう痛みで、冷や汗をともないます。

胸の痛みのほか、狭心症のように、左肩や左腕、みぞおち、背中、あごなどにも**放散痛**《ほうさんつう》があらわれます。

ただ、心筋梗塞になると必ず激しい痛みがあるわけではありません。軽い痛みで、ほとんど症状があらわれない心筋梗塞もあります。**症状と心筋梗塞は比例していない**ので、注意が必要です。

狭心症の場合の痛みは、しばらく安静にしていればおさまりますが、**心筋梗塞の場合は、痛みが30分以上もつづきます。**狭心症の痛みを鎮めるニトログリセリンを飲んでも、おさまりません。狭心症の痛みが持続するのは、長くても15分ぐらいですから、激しい痛みが15分以上つづくようであれば心筋梗塞が疑われます。

痛みに加えて、**呼吸困難**を起こすことも多く、顔面蒼白になって**冷や汗**をかいたり、**吐き気**をもよおしたりします。不整脈を合併すると、意識を失うこともあります。

心筋梗塞の疑いがあればすぐに救急車を呼ぶ

心筋梗塞が疑われる症状があらわれたら、がまんしないで一刻も早く救急車を呼ぶことが大切です。特に、痛みが異常に強いとき、安静時にはじめて痛みが起きたとき、ニトログリセリンを舌下しても痛みがおさまらないとき、あるいは痛みが15分以

上つづくようなときは、緊急を要します。

心筋梗塞では、発作が起きてから1時間以内に亡くなるケースが多く、自宅でそのまま亡くなったり、病院に着く前に亡くなってしまう人も少なくありません。治療は一刻を争います。

心筋梗塞の治療は、発症後6時間が勝負といわれます。6時間以内に治療を開始すれば、多くの場合、心臓のダメージを減らすことができます。

救急車を呼ぶときは、症状がいつ急変するかわかりませんので、**たとえ自分で車を運転できる状態でも、必ず救急車を呼んでください。**救急車であれば、移動中の急変にも対応できます。

■心筋梗塞と狭心症のちがい

※痛みの程度は人によってちがうため、実際には心筋梗塞と狭心症の区別を自分で判断するのは危険です。迷ったら、救急車を呼びましょう。

	心筋梗塞	狭心症
痛みと症状	恐怖感をともなう胸の中央部の激しい痛み。放散痛のほか、呼吸困難や、冷や汗、顔面蒼白、吐き気、意識を失うなどの症状も。	胸の中央部に締めつけられるような重苦しい痛み（狭心痛）。放散痛も起こる。
痛みの持続時間	30分以上。数時間つづくこともある。	数十秒から数分程度。長くても15分ぐらい。
ニトログリセリンの効果	効かない。	多くの場合、よく効く。

MEMO

心筋梗塞が起こりやすい時間帯と季節

心筋梗塞はいつ起こるかわかりません。しかし、朝起きてから1～2時間後、大体午前8時～10時ごろにもっとも起きやすいことがわかっています。

この「魔の時間帯」は、睡眠中優位に働いていた副交感神経から、交感神経が優位となるように切りかわる時間帯で、そのための血圧の急激な上昇が心筋梗塞の誘因として考えられています。

また、睡眠中は水分補給ができないために、朝は体が水分不足となっており、血液が固まりやすくなっていることも関係しているとされます。

なお、心筋梗塞が起こりやすい季節は冬ですが、これは寒冷期の血圧の上昇や血圧の急激な変動が原因とされています。

虚血性心疾患 心筋梗塞3

一刻を争う心筋梗塞の治療

Point

- 心筋梗塞の治療は時間との勝負。「ゴールデンタイム」は6時間以内
- どれだけ早く詰まった血管の血流を再開させることができるかがポイント
- 発症から6時間以内ではカテーテル治療行うのが一般的

少しでも早く治療を受け心筋を壊死から守る

心筋梗塞では、**発作を起こしてからどれだけ早く適切な治療を受けられるかが勝負**です。生命を左右するだけでなく、治療後の生活にも大きくかかわってきます。急性心筋梗塞の場合、**治療の「ゴールデンタイム」（心臓のダメージを最小限にできる時間）は6時間**といわれています。

壊死してしまった心筋は、二度と再生しません。たとえ危険とされる最初の数時間を乗り越えても、壊死した心筋の範囲が広ければ、心臓のポンプ機能がそこなわれ、心不全などの問題が残って、その後の生活に大きな影響をおよぼします。治療後に心臓を少しでもよい状態に保つためにも、心筋のダメージがまだ小さなうちに治療を開始することが大切です。

専門的な施設を持った医療機関で治療を

心筋梗塞の治療は、できるだけ早い段階で専門的な医療機関に搬送されることも、重要なポイントです。

心筋梗塞で心臓が不安定な状態になっていると、容態の急変が起こりやすくなります。また、カテーテル治療など、一般の病院では行えない治療も必要になってきます。それに対応できる**CCU（冠疾患集中治療室）**などの専用施設を持つ医療機関で治療を受けることが望まれます。

症状に合わせ、さまざまな治療が行われる

病院に運ばれた直後には、**症状に応じたさまざまな初期治療**が行われます。狭心症が疑われればニトログ

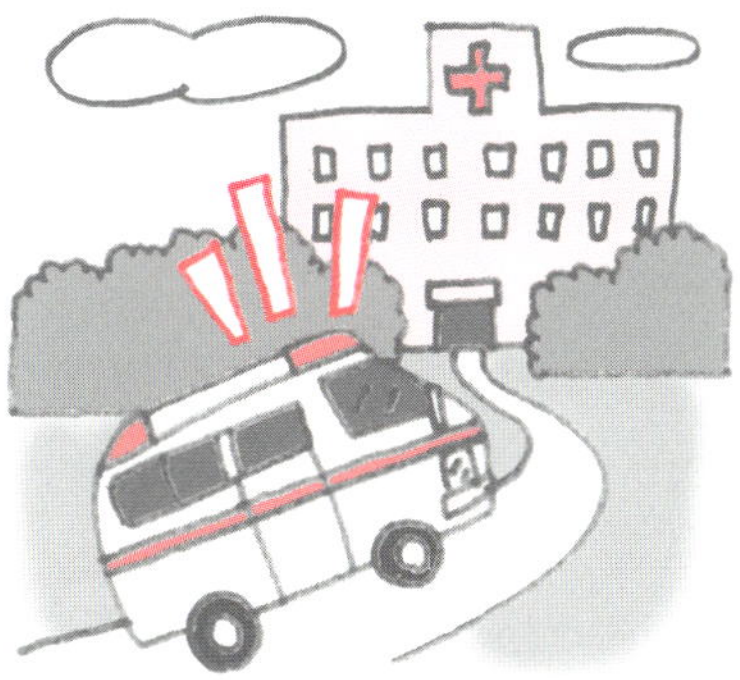

リセリンが投与され、さらに心筋梗塞が疑われればアスピリン（62ページ参照）やヘパリン（抗血栓薬）なども投与されます。

また、痛みを抑えるためにモルヒネなどの鎮痛薬を投与し、必要があれば酸素吸入を行います。不整脈を起こしている場合には、抗不整脈薬を注射したり、一時的に除細動器を使ったり、ペースメーカを取りつけることもあります。ショック症状を起こして脈拍が微弱になっている場合には、強心薬《きょうしん》が用いられます。

そうした治療と同時に検査が進められ、心筋梗塞であることが確定すれば、血流を再開するための治療がすみやかに開始されます。

1～2時間以内に血流を再開させられるかどうかがカギ

心筋梗塞の治療でもっとも重要なことは、**詰まった血管の血流を一刻も早く再開させること**です。

この血流の再開をはかる治療を**再灌流療法**《さいかんりゅう》といい、発作後1～2時間以内に行うのがベストです。

ただし、心筋の壊死範囲が拡大する6時間以内に行えば、心臓のダメージを小さくする効果があるとされています。6時間以上たっていても、12時間以内であれば、ある程度の効果が期待できます。現在では、再灌流療法として**カテーテル治療**を行うのが一般的です。

MEMO

CCU（冠疾患集中治療室）

CCUは、心筋梗塞など冠動脈疾患のための集中治療室です。重篤な状態の患者さんを収容し、命を救うために24時間体制で高度な治療を行います。

緊急の治療後も、状態が安定するまで厳重なモニタリング管理を行い、急変にそなえながら、合併症を防ぐ治療がつづけられます。

CCUのある病院で、6時間以内に治療を受けた心筋梗塞の患者さんの死亡率は10％以下と報告されています。つまり、10人のうち9人以上は助かるのです。

CCUに入る必要のある患者さんが、すばやく適切な施設に搬送されるように、医療機関や消防庁で救急ネットワークをつくるなどの取り組みがなされています。

再灌流療法で心機能の回復をめざす

Point

- 再灌流療法には「血栓溶解療法」と「バルーン療法」がある
- 薬で血栓をとかしたあとバルーンで血管を広げステントを留置する
- 血流が再開したあとも再発や合併症のリスクがあるので細心の注意が必要

再灌流療法で血管の詰まりを取り除く

心臓の筋肉（心筋）には再生能力がないため、急性心筋梗塞の治療は、一刻も早く血管の詰まりを取り除き、血流を再開（再灌流）させることがポイントです。それによって、心筋の壊死《えし》がどれだけ防げるかが変わってきます。

再灌流療法には、詰まった血栓を血栓溶解《ようかい》薬（t－PAなど）でとかす「**血栓溶解療法**」と、血管内に細い管（カテーテル）を入れて、詰まった部位をバルーン（風船）で広げる「**バルーン療法（経皮的冠動脈形成術。PTCA）**」（68ページ参照）があります。

血栓溶解薬の静脈注射による再開通率は50～70％ですが、再閉塞しやすいことが知られています。また、副作用として出血しやすくなるため、過去に脳出血などを起こしている人や、重度の高血圧がある人などには使えない場合があります。

一方、バルーン療法の再開通成功率は約95％と高いので、心臓カテーテル室を持った施設ではこの治療法が優先されます。

最新の治療法は「バルーン療法＋ステント」

急性心筋梗塞で患者さんが病院に搬送されてきた場合、なるべく早く血管造影を行い、閉塞部位が見つかれば、バルーンで血管を広げ、そのあとにステントという金属製の筒を入れる「**ステント留置療法**」を行うことが一般的です。

ただし、カテーテル治療が適さない症例では**冠動脈バイパス手術**を行う場合もあります（74ページ参照）。

■ 急性心筋梗塞の治療

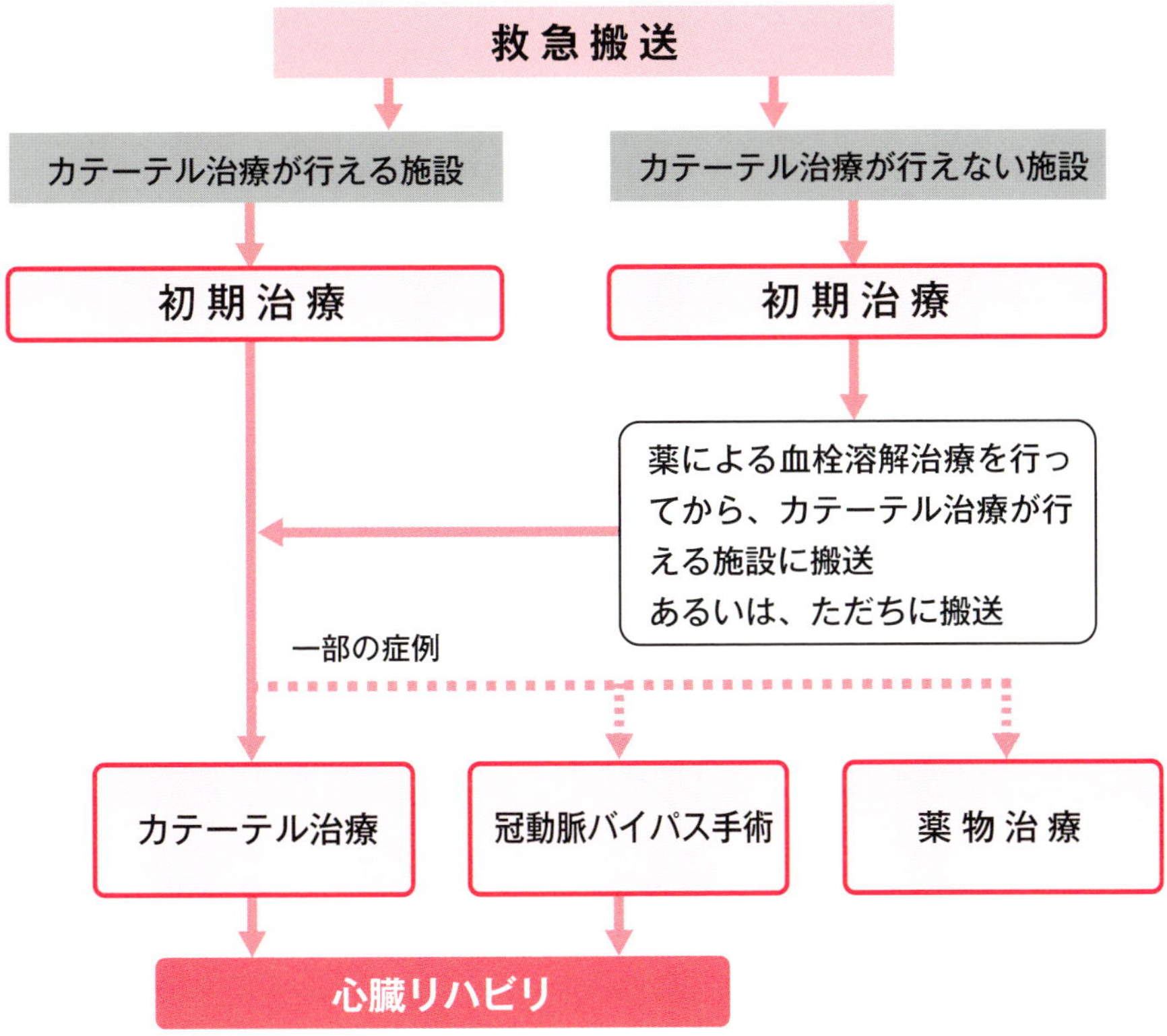

※退院までに食事指導、服薬指導、生活指導を受ける。
※退院後は指導を守り、生活習慣の改善を。

再発や合併症に注意し心機能を回復させる

血流が再開しても、ダメージを受けている心筋はすぐには元の状態に戻りません。**しばらくは不安定で、合併症も起こりやすい状態がつづく**ため、CCUなどの集中治療室で管理を行います。

合併症の心配がなくなったら、一般病棟に移り、心臓リハビリテーションを開始します。退院後にそなえ、少しずつ心臓の機能を回復させていきます。

退院後は、定期的に診察を受け、再閉塞を防ぐため、抗血小板薬や後述する予防薬を服用します（64ページ参照）。

再発防止には、薬物療法のほか、食事や運動など、生活習慣の改善も欠かせません。

薬物治療1

薬物治療では服薬方法を守ることが大切

Point

- 狭心症の薬物療法は発作を鎮め、発作・進行を予防するため
- 心筋梗塞の薬物療法は再発や心不全を予防し、発作を予防するため
- 薬は指示された用法と用量をきちんと守ることが大切

虚血性心疾患の治療に薬物療法は欠かせない

虚血性心疾患を一度発症したら、次の発作にそなえる必要があります。動脈硬化は治りませんので、発作を予防するためには、一生薬とつきあうことになります。しかも、多くの場合、数種類の薬を組み合わせて服用します。

服薬を管理しながら一生飲みつづけるのはむずかしいことですが、病気とうまくつきあっていくためには必要です。

それぞれの薬の働きを理解し、気がかりなことや不明な点は主治医に確認し、少しでもよい状態を維持していくことが大切です。

薬物療法の目的は発作を鎮め、予防すること

薬物療法の目的は、大きく分けて2つです。一つは、**狭心症の発作が起きたときにそれを鎮めることです。**そのためには、ニトログリセリンを代表とする速効《そっこう》性硝酸《しょうさん》薬が使われます。

もう一つは、**発作や病気の進行、再発を予防すること**で、これには血圧を下げる薬や、血栓ができるのを防ぐ薬など、さまざまな種類やタイプの薬が使われます。

一人一人の状態に合わせて薬が選択される

病気の状態は、一人一人ちがいます。また、薬の効き方にも個人差があります。そのため、同じ狭心症でも、**使われる薬は人それぞれ**です。多くの要素を考慮して、その人にもっとも合った薬が選ばれます。そして、一定期間服用して効果を確認し、

あらためて薬の量や種類を検討する、といったことがくり返されます。服用量をまちがえたり、薬を飲み忘れたりということがつづくと、効果が十分にあらわれないばかりか、副作用が出現したり、医師がその薬が効いていないとかんちがいするなどの支障が出ます。

薬物治療で症状を効果的にコントロールしていくためには、**指示された用法と用量をきちんと守ることが何より大切**です。

●狭心症で使われる主な薬

発作を鎮める	速効性硝酸薬（ニトログリセリン、硝酸イソソルビド）
発作、進行を予防する	持続性硝酸薬、β《ベータ》遮断《しゃだん》薬、カルシウム拮抗《きっこう》薬、血管拡張薬、抗血小板薬、脂質異常症治療薬など

●心筋梗塞で使われる主な薬

再発、心不全を予防する	抗血小板薬、β遮断薬、ＡＣＥ阻害薬、ＡＲＢ、カルシウム拮抗薬、持続性硝酸薬、利尿薬、脂質異常症治療薬など
発作にそなえる	速効性硝酸薬

■ 薬物治療を効果的に行うために

- ●市販薬や漢方薬など、処方された薬以外のものを使う場合は、必ず主治医に相談してください。サプリメントや健康食品も注意が必要です。
- ●飲み忘れたときは、1日1回服用の場合は、6～7時間以内であれば、気づいた時点で1回分を服用してください。1日2回服用の場合は、3～4時間以内であれば、気づいた時点で1回分を服用します。1日3回服用の場合は、1～2時間以内であれば、気づいた時点で1回分を服用します。それ以降なら、いずれの場合も1回飛ばします。飲み忘れたからといって、2回分をまとめて服用することは禁物です。あらかじめ、飲み忘れたときの対処法を主治医に聞いておくとよいでしょう。
- ●1日3錠など、1日の服用量が決まっている薬は、食事をとらなくても服用します。食事が不規則になりがちな人は、あらかじめ主治医に相談を。
- ●副作用と思われる症状が出たら、すぐに主治医に報告し、指示をあおぎましょう。

虚血性心疾患の治療 薬物治療2

狭心症の発作を鎮めるニトログリセリン

Point

- 速効性硝酸薬には血管を広げ、血圧を下げる働きがある
- 速効性硝酸薬には「舌下錠」と「スプレー」の2種類がある
- 速効性硝酸薬は発作にそなえ、いつでも服用できるようにしておく

心臓への負担を軽くし発作を即座に鎮める

狭心症の治療薬として、まずあげられるのが、ニトログリセリンなどの**速効性硝《しょうさん》酸薬**です。

速効性硝酸薬には血管を拡張させる働きがあり、**①冠動脈を広げて、心筋へ送る酸素量を増やす**、**②全身の動脈を拡張させ、血圧を下げる**、**③心臓に戻る血液の量を減らす**といった3つの効果によって、心臓にかかる負担を軽減し、発作(胸痛)をすみやかに鎮めます。狭心症と診断されたら、必ず処方される薬(頓用《とんよう》薬)です。狭心症の発作であれば、服用して**1~2分程度で痛みが取れます。**

なお、効果がゆっくりあらわれ、持続する経口《けいこう》タイプや貼付《ちょうふ》剤の硝酸薬は、予防に使う薬で、発作時に使ってもまにあいません。

舌下錠とスプレー 2つのタイプがある

速効性硝酸薬は、口の粘膜から吸収させます。舌の下に入れ、唾液でとかす舌下錠《ぜっか》と、スプレーで舌の下に噴霧する2つのタイプがありますが、舌下錠は飲み込んでしまうと効果がほとんどありません(効果があらわれるのが遅くなり、しかも弱くなります)。速く効かせたい場合は、かみくだいてから舌の下でとかす方法もあります。口の中が渇いている場合は、少し水を含んでから使用すると、とけやすくなります。

どちらのタイプも効き目は1~2分程度であらわれます。もし、**薬を使用して5分たっても症状が軽くならない場合は、もう1錠舌下するか、スプレーします。5分ごとに2回使**

用しても効果がないとき、痛みが15分以上つづくとき、これまでにない強い痛みがある、といった場合は、心筋梗塞が疑われるため、至急救急車を呼ぶ必要があります。

■主な速効性硝酸薬

	薬剤名	商品名	特　徴
舌下錠	ニトログリセリン	ニトロペン	効果は１～２分ほどであらわれ、30分ほどつづく
	硝酸イソソルビド	ニトロール	効果は２～３分ほどであらわれ、60分ほどつづく
スプレー	ニトログリセリン	ミオコールスプレー	効果は１～２分ほどであらわれ、60分ほどつづく
	硝酸イソソルビド	ニトロールスプレー	効果は１～２分ほどであらわれ、60分ほどつづく

血圧が下がるため座って使用する

速効性硝酸薬を使うときの注意点は2つあります。一つは、**使用後、急に血圧が下がる場合がある**ことです。血管が拡張するために起こる現象ですが、めまいや立ちくらみ、ひどい場合には、脳貧血を起こして失神してしまうこともあります。したがって、ニトログリセリンを舌の下に入れたときは、楽な姿勢をとり、座るか横になるかします。

もう一つは、効果があらわれないからといって、**勝手に何度も使ってはいけません（1回の発作には1錠ずつ、5分ごとに計2～3錠まで）**。心筋梗塞の可能性や、体に薬に対する「耐性」ができていて、効きにくくなっていることも考えられますので、指示通りに使っても効き目がないときは、必ず主治医に相談してください。

副作用としては、頭痛や顔のほてり、動悸、吐き気などがあげられます。どれも心配のあるものではなく、通常、薬に慣れるにしたがって軽くなっていきます

発作にそなえ常備し持ち歩く

狭心症の発作が起こったら、**安静にする**ことが大切です。

速効性硝酸薬は、**いつでも服用できるように身につけておくのが基本**です。夜も枕元に置いて寝るようにします。家族にも、薬のある場所を伝えておきましょう。ただし、スプレーを他人に噴霧してもらうのは、過量に投与する可能性があり危険なので避けてください。また、薬の効力期限が切れていないか、ときどき確認することも重要です。

虚血性心疾患の治療
薬物治療3

狭心症の発作を予防する抗狭心症薬

Point
- 抗狭心症薬は「β遮断薬」「カルシウム拮抗薬」「硝酸薬」の3つが基本
- ニコランジルはニトログリセリンと似た働きをする薬
- 狭心症の薬物治療は特徴の異なる薬を組み合わせて使う

狭心症治療の基本となる3種類の抗狭心症薬

狭心症の発作や進行を予防する薬をまとめて「抗狭心症薬」と呼びます。β《ベータ》遮断《しゃだん》薬とカルシウム拮抗《きっこう》薬、硝酸薬は、その中でも基本となる薬です。

β遮断薬は、心臓の働きを落ち着かせることで、カルシウム拮抗薬と硝酸薬は血管を拡張させることで、狭心症の発作を予防します。

この3種のほか、ニコランジルなどを加え、特徴のちがう薬を組み合わせて治療を進めます。

●β遮断薬

心拍数を低下させ、心筋の酸素消費量を低減させることで、発作を起こりにくくします。**労作性狭心症に対して有効な薬**です。心筋梗塞治療でも、抗不整脈薬や降圧薬として使われます。

副作用として、倦怠感やめまい、息切れなどが起こることがあります。また、重大な副作用としては、房室ブロック、心不全、気管支ぜんそくの悪化などがあり、注意が必要です。

また、冠攣縮性狭心症の場合は、かえって増悪《ぞうあく》させる（病気を悪化させる）ことがあります。

商品名：インデラル、テノーミン、メインテート、セロケン、ハイパジール、アーチストなど。

●カルシウム拮抗薬

カルシウムには筋肉を収縮させる働きがありますが、カルシウム拮抗薬は、血管の筋肉に対するカルシウムの働きを抑えることで、血管を広げ、血流を改善します。冠動脈のけいれんを予防する働きもあり、**冠攣縮性狭心症に対して有効な薬**です。抗不整脈薬、降圧薬として使われるタイプもあります。

副作用としては、顔のほてり、むくみ、頭痛、動悸などがあげられます。

商品名：アダラート、アムロジン、コニール、ランデル、ヘルベッサーなど。

●持続性硝酸薬

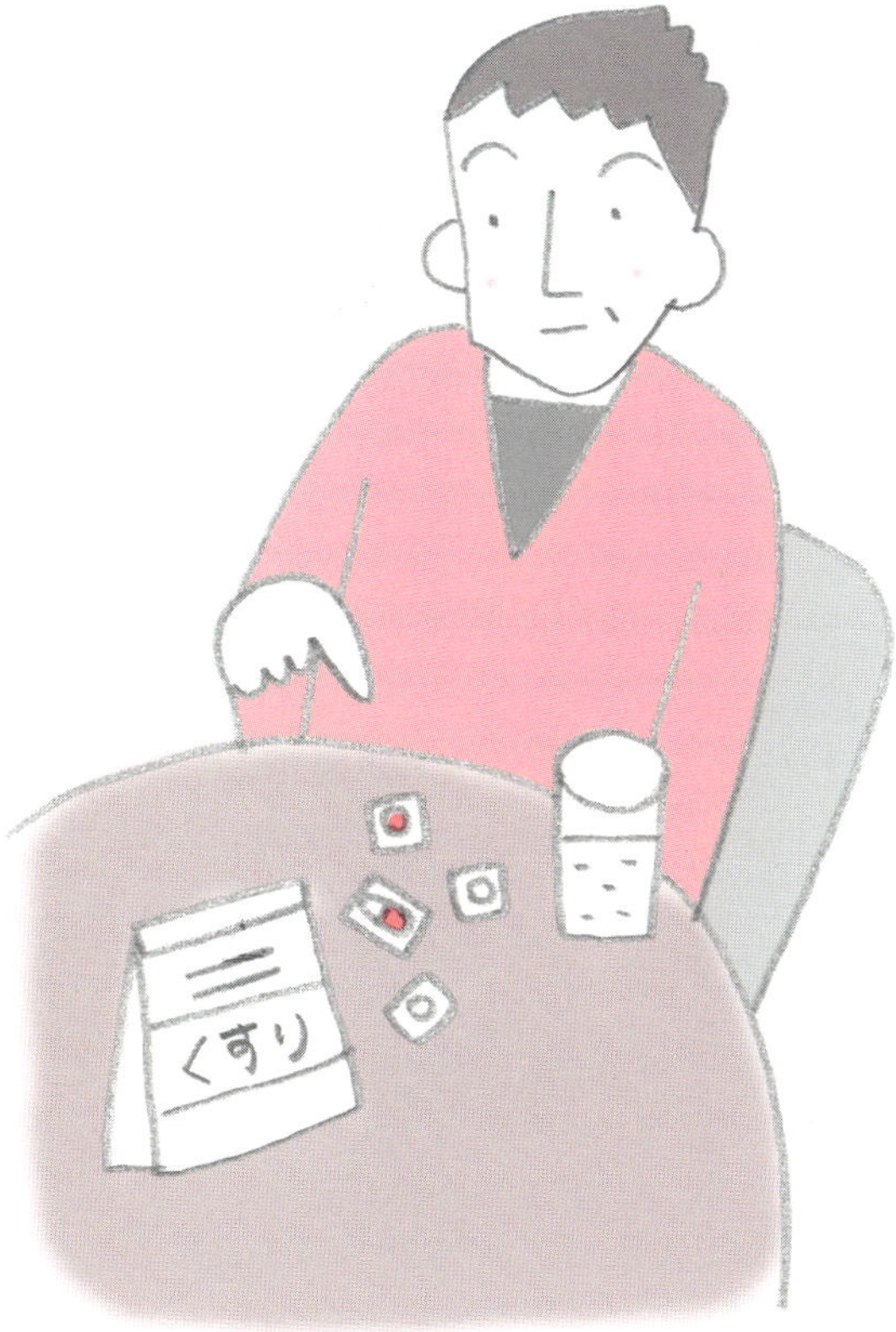

速効性硝酸薬と同様に、血管を拡張させる働きで心臓の発作を予防します。

速効性のものとちがい、効果があらわれるまでに時間がかかりますが、おおよそ半日効果が持続します。**すべての狭心症に効果がある薬**です。錠剤、カプセル、貼付剤《ちょうふ》、軟膏などのタイプがあります。

副作用としては、頭痛、血圧低下、めまい、動悸などがあげられます。また、24時間継続して貼付剤を貼りつづけると、薬剤耐性が生じ、効果が減弱することがあります。

商品名：アイトロール（錠剤）、ニトロールR（カプセル）、フランドル（錠剤・テープ）、ニトロダームTTS（テープ）、ミリステープ（テープ）など。

●ニコランジル

ニコランジル（硝酸薬類似薬）は、ニトログリセリンとよく似た働きをする薬です。冠動脈を拡張し、心筋への酸素の供給を増やします。また、心筋を保護する働きもあります。

安全性が高く、重い副作用はほとんどありません。頭痛、動悸、めまい、顔のほてりなどが起こることがあります。

商品名：シグマート。

虚血性心疾患の治療

薬物治療4

血液を固まりにくくする抗血小板薬

Point

- 抗血小板薬は血栓ができるのを防ぐ薬
- ステント留置後は血栓ができやすくなるので、抗血小板薬を服用する
- 抗血小板薬は血が止まりにくくなるので、手術を受けるときは要注意

血栓ができるのを防ぎ心筋梗塞を予防する

冠動脈にできたプラーク（粥腫《じゅくしゅ》）が破れると、修復するために血小板が集まってきます。そのために、大きな血のかたまり（血栓）ができます。その血栓が血管をふさいでしまうことで、狭心症や心筋梗塞を引き起こします。抗血小板薬は、この血小板の働きを抑えることで、血栓ができるのを防ぐ薬です。

狭心症や心筋梗塞の発作を起こしたあとは、再発を防ぐために、長く抗血小板薬の服用をつづけるのがふつうです。**特に、ステント留置後は、血栓ができやすくなるため**（70ページ参照）、**抗血小板薬が必要**です。また、一定期間だけ2種類の抗血小板薬を服用することもあります。

手術を受けるときは主治医に相談を

抗血小板薬を服用していると、血が止まりにくくなりますので、ケガなどをしないように注意する必要があります。

何か手術を受けるような場合は、薬の服用を控えなければならないケースもあります。薬によって効果の持続期間も異なるので、早めに主治医に相談してください。

主な抗血小板薬を次にあげてみます。

●アスピリン

アスピリンは解熱鎮痛薬としてよく知られている薬ですが、血小板が集まるのを抑える作用もあります。

アスピリンには胃痛など消化器症状の副作用のほか、ぜんそく発作を起こすおそれもあるので、アレルギー体質の人や、もともとぜんそくの

ある人には注意が必要です。
商品名：バイアスピリン。

●クロピドグレル

アスピリン同様、血小板が集まるのを抑える働きがあります。ただし、アスピリンとは異なる作用で血小板の働きをさまたげるので、併用することができます。血栓のできやすいステント留置後に使われます。
商品名：プラビックス。

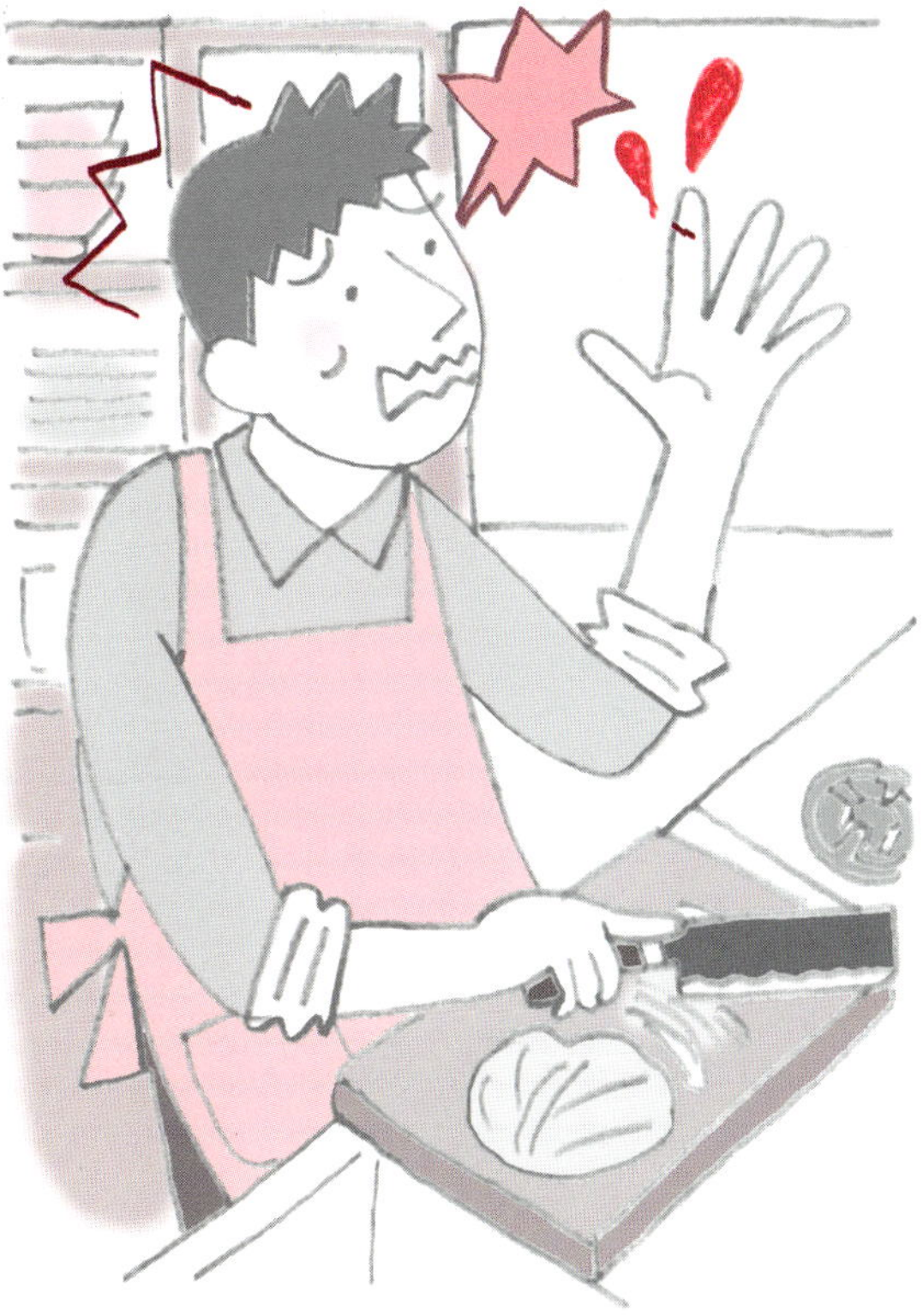

抗血小板薬を飲んでいると血が止まりにくくなるので、出血やケガに注意する。ほかの病院を受診するときは、抗血小板薬を服用していることを伝える

●プラスグレル

2014年に発売された抗血小板薬で、強力な抗血小板作用を持っているため、少量で、かつ迅速な効果発現が期待できます。副作用も、クロピドグレル同様少ないとされますが、出血したり、血が止まりにくくなることがあるので、注意が必要です。
商品名：エフィエント。

●チカグレロル

2017年に発売された抗血小板薬です。主に急性冠症候群（急性心筋梗塞や不安定狭心症など）の抑制、PCI（経皮的冠動脈インターベンション）実施時の抗血小板療法などに用いられます。チカグレロルは、プロドラッグ（肝臓での代謝によって薬効を示す薬）ではないため、効果に個人差が少なく、効き目も速いという特徴があります。
商品名：ブリリンタ。

血圧を下げ、心筋梗塞の再発を予防する薬

Point
- 心筋梗塞治療後は心臓の働きを助ける「ACE阻害薬」や「ARB」が使われる
- ACE阻害薬は血圧を下げ、心臓の負担を軽くして心機能の低下を防ぐ
- ARBにも血圧を下げる働きがあり、効き目がゆるやかで副作用が少ない

心筋梗塞治療後の状態改善に効果を発揮

心筋梗塞の発作後は、心臓は大きなダメージを受けています。機能も、元の通りとはいきません。そんな心臓を助けて、経過をよくする薬が「ACE阻害薬」と「ARB」です。心筋梗塞の発作後に使われ、効果を上げています。

ほかに、抗狭心症薬として使われているβ《ベータ》遮断《しゃだん》薬（60ページ参照）にも同じような効果があります。

●ACE阻害薬（アンジオテンシン変換酵素阻害薬）

ACE阻害薬は、血圧を上げるホルモン（アンジオテンシンII）をつくる変換酵素の働きを阻害することで血圧を下げる薬です。**心臓の負担を軽くして、心臓の機能が低下するのを防ぎます。**

降圧薬として使われるほか、心筋梗塞の予防や再発防止、心不全の治療薬として使われます。

副作用としては、空咳《からせき》（たんがからまないせき）、発疹、かゆみ、味覚障害などがあります。また、血中のカリウム濃度が高くなる**高カリウム血症**も代表的な副作用の一つです。高カリウム血症になると、重篤な場合は、不整脈などの心疾患を引き起こす可能性があります。

重大な副作用としては、起こるのはまれですが、**血管神経性浮腫**（血管浮腫）があります。

血管神経性浮腫は、急に、皮膚、のど、くちびる、舌、顔などが大きくはれる症状で、のどや気道がはれると窒息の危険性もあるので、ただちに投与を中止して適切な処置をとる必要があります。

なお、ACE阻害薬は、妊婦や授

■虚血性心疾患の治療に使われるそのほかの薬

●スタチン製剤（HMG-CoA還元酵素阻害薬）

コレステロールを強力に低下させる働きがあり、虚血性心疾患の重大な危険因子である脂質異常症を改善する薬です。動脈硬化の進展を抑えて、狭心症や心筋梗塞の発作を予防します。プラーク（粥腫）を安定させ、破れにくくする働きもあります。冠動脈疾患があり、悪玉のLDLコレステロールの値が基準以上に高い場合には、LDLコレステロール100mg/dL未満、できれば70mg/dL未満を目標として投与します。

副作用としては肝機能障害があげられ、投与中は定期的な検査が必要です。また、まれに横紋筋融解症《おうもんきんゆうかい》という、筋肉がとける病気を起こすことがあります。筋肉痛や手足のしびれ、脱力感などがあったら、すぐに主治医に報告してください。

商品名：メバロチン、リポバス、ローコール、リピトール、リバロ、クレストールなど。

●利尿薬

尿量を増やして、体内にたまった余分な水分を減らす働きがあります。体内の水分が減ることで、血液量も減って血圧が下がり、心臓の負担を軽くします。心不全から起こるむくみを取る効果もあります。

少量の仕様であれば、副作用もほとんどありませんが、薬が効きすぎると、倦怠感やめまいを起こすことがあります。また、薬のタイプによっては、血液中のカリウムが不足する低カリウム血症や、逆にカリウムが多すぎる高カリウム血症になることがあります。

商品名：フルイトラン、ナトリックス、ラシックス、アルダクトンAなど。

乳中の女性に対しては使えません。

商品名：レニベース、ゼストリル、カプトリルなど。

●ARB（アンジオテンシンⅡ受容体拮抗薬）

ARBは、血圧上昇作用のあるアンジオテンシンⅡの受容体の働きを阻害することで血圧を下げる薬です。

ARBには、**効き目がゆるやかで、副作用が少ないという特徴**があります。心臓や腎臓の保護作用もあるので、長期維持療法に向いています。

また、動脈硬化、心肥大・心不全に対する予防効果や改善効果もあるとされます。

重大な副作用としては、ACE阻害薬同様、血管神経性浮腫があります。

ARBも、妊婦や授乳中の女性には使えません。

商品名：ブロプレス、ディオバン、ニューロタンなど。

虚血性心疾患の治療

カテーテル治療1

体への負担が少ないカテーテル治療

Point

- カテーテル治療は外科手術より体への負担が少なく、治療時間も短い
- 治療後は血栓ができるのを防ぐために抗血小板薬の服用が欠かせない
- カテーテル治療が向かない人や効果が期待できないケースもある

カテーテルを使って冠動脈の血流を改善する

カテーテル治療とは、カテーテルという細い管を血管内に挿入して行う治療法です。カテーテルを冠動脈にまで入れて、狭窄《きょうさく》した部分を内側から広げて血流を回復させます。治療は、血管内の様子を映し出す画像モニターを見ながら行われます。

カテーテル治療は、薬物治療と外科治療の中間的な治療法で、最近は技術や器具もかなり進んでいます。適応の病変も増えており、**外科治療にかわって広く行われる**ようになってきました。

カテーテル治療のことを、「PCI（経皮的冠動脈インターベンション）」ともいいます。カテーテル治療の実際については68ページ以降で詳しく説明します。

治療時間も短く治療後の回復も早い

カテーテル治療は、局所麻酔で行います。痛みも強いものではありません。治療の時間も、通常は1時間程度と短く、**体への負担が少ないのが大きな特徴**です。そのため、体力のない高齢者でも受けることができます。治療後の回復も早く、入院期間も3～6日程度ですみます。

治療後しばらくは挿入部位からの出血に注意

カテーテルの挿入部位には、手首（橈骨《とうこつ》動脈）、ひじ（上腕《じょうわん》動脈）、もも付け根（大腿《だいたい》動脈）の3カ所がありますが、患者さんの病変や病態に応じて選択されます。

カテーテルを挿入した部位からは出血しやすいため、治療後は止血を

行い、しばらく安静にしています。手首やひじからカテーテルを挿入した場合は、腕だけ動かないようにしておけば、治療後すぐに歩くこともできます。

ももの付け根からカテーテルを入れた場合は、完全に血が止まるまで、数時間横になっている必要があります。

■主なカテーテル治療の種類

- ●バルーン療法
- ●ステント留置療法
- ●ロータブレーター
- ●方向性アテレクトミー（DCA）
- ●エキシマレーザー冠動脈形成術（ELCA）
- ●カテーテルアブレーション

※カテーテルアブレーションは不整脈の治療（106ページ参照）

再狭窄に注意し定期的に検診を受ける

退院後は、血液が固まって血栓ができるのを防ぐために、アスピリンなどの**抗血小板薬を服用**します。薬剤溶出《ようしゅつ》性ステント（DES。70ページ参照）を留置した場合には、薬の服用期間が長くなりますが、自己判断で量を減らしたり、中止したりするのは危険です。必ず指示通りに服用しましょう。

カテーテル治療では、一度広げた血管が3～6カ月以内に再び狭くなってしまうことがあり、これを「再狭窄」といいます。そのため、薬の服用に加えて、定期的な検査を受ける必要があります。

再狭窄が見つかった場合は、またカテーテル治療で広げることができます。

カテーテル治療が向かない人もいる

ただし、カテーテル治療はすべての人に適しているわけではありません。造影剤を使うため、腎臓病の人の腎機能を悪化させてしまうおそれがあります。また、金属アレルギーのある人も行えません。

さらに、狭窄の状態（位置や範囲など）によっては、治療効果が十分に得られない場合もあり、そうしたケースでは冠動脈バイパス手術（74ページ参照）がすすめられます。

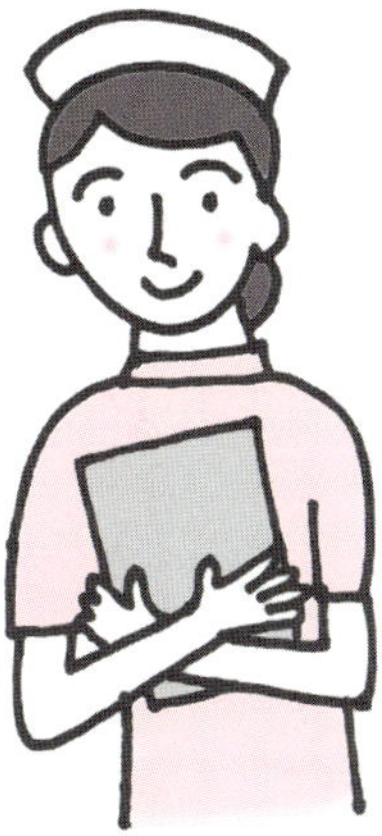

バルーン療法とステント留置療法

Point
- バルーン療法は1977年にスイスで開発された治療法
- 再狭窄を防ぐためにには「ステント留置療法」が効果的
- 細胞の増殖を抑える薬剤を塗布した「薬剤溶出性ステント（DES）」

バルーンをふくらませ血管を押し広げる

カテーテル治療にはいくつかの種類がありますが、**基本となっているのがバルーン療法**（経皮的冠動脈形成術。ＰＴＣＡ）です。

バルーン療法は、カテーテルの先につけたバルーン（風船）を、血管の狭窄部分でふくらませることで、血管を中から押し広げます。血管が十分に拡張したら、バルーンをしぼませて抜き取ります。

バルーンをふくらませたときに胸痛を感じる場合もありますが、一時的なもので、バルーンをしぼませるとおさまります。

バルーン療法は、１９７７年にスイスで開発された治療法で、日本でも、**胸を切開しないでできる、体への負担が少ない治療法**として急速に普及しました。

再狭窄を防ぐステント留置療法

ただ、バルーン療法の問題点としては、治療後3カ月以内に、広げた部分が再び狭窄してしまう「**リコイル現象**」を起こす確率が高いことがあげられます。リコイル現象とは、バルーンによって広げられた血管が、ちょうど引っ張られたゴムのように、再び縮んでしまう現象です。

また、バルーンの拡張は、血管壁を傷つけることを避けられませんが、この傷が大きいと、傷を修復しようとして血小板が集まり、再狭窄をきたすおそれがあります。

逆にいえば、3カ月たっても再狭窄がなければ、おおむね治癒したと考えることができます。

この再狭窄の問題点を改善するた

●バルーン療法

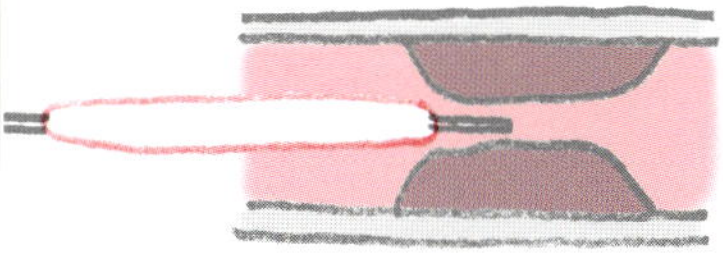

冠動脈の狭窄部に、先にバルーンをつけたカテーテルを挿入する。

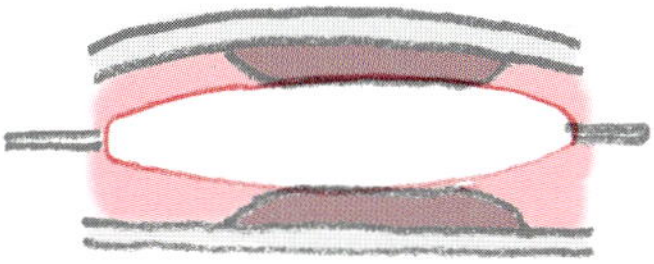

バルーンをふくらませ、血管を押し広げる。

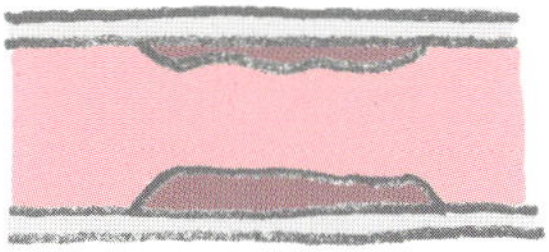

バルーンをしぼませ、カテーテルを抜き取る。

●ステント留置療法

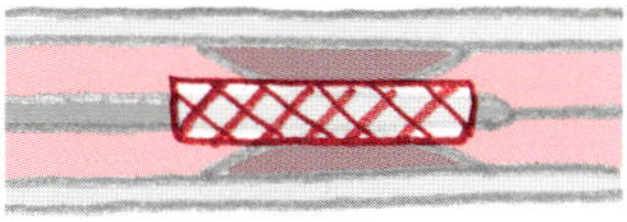

ガイドワイヤーに沿って、ステントをかぶせたバルーンカテーテルを挿入する。

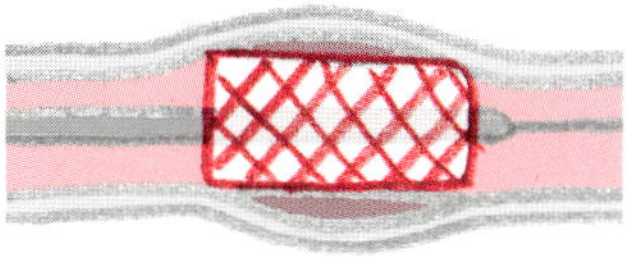

バルーンをふくらませてステントを広げ、血管壁に押しつけ、植え込む。

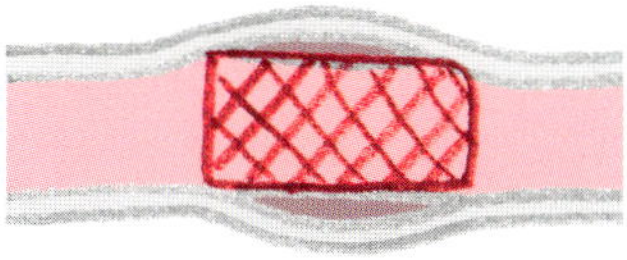

バルーンをしぼませて抜き取ると、ステントだけが残る。

めに考え出されたのが、**「ステント(BMS)」**と呼ばれる治療法です(ステントは、ステンレスでできた網状の筒)。このステントをバルーンにかぶせて血管の狭窄部まで進め、バルーンをふくらませたら、ステントを血管壁に残してバルーンを抜き取ります。

　こうすれば、**ステントが血管を内側から支えて、血管の再狭窄を防いでくれます。**ステントが中でさびたり、壊れたりするような心配はありません。

薬剤溶出性ステントで再狭窄の発生がさらに低下

　ステントを使うことで、再狭窄を起こす確率は低くなりましたが、それでも治療後6カ月ぐらいたつうちに、ステントの中に新生内膜と呼ばれる膜が過剰に発達し、20〜30%の割合で再狭窄が起こる場合があります。

そこで次に開発されたのが、現在、冠動脈治療の主流となっている**「薬剤溶出《ようしゅつ》性ステント（DES）」**です。

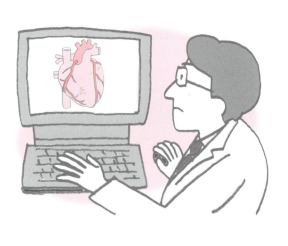

薬剤溶出性ステントは、細胞の増殖を抑制する薬（免疫抑制薬）を塗布したステントを使うことで、再狭窄の原因となる新生内膜の増殖（内膜肥厚）を抑えることができます。

この薬剤溶出性ステントの使用によって、再狭窄の発生は10％未満と非常に少なくなりました。

しかし、はじめのころの薬剤溶出性ステントは、治療後しばらくすると、ステントに血栓が集まり、急激に閉塞する**「ステント血栓症」**などを起こすという問題がありました。

現在は、これらの問題を解消すべく改良された新世代の薬剤溶出性ステントが次々と開発され、ステント留置後の予後が大きく改善されています。

ただ、薬剤溶出性ステントの留置後は、血栓症を防ぐために、しばらくは抗血小板薬の服用と、ときに冠動脈造影再検査が必要です。

MEMO

ステント血栓症

ステント血栓症は、冠動脈に留置した金属製ステントに血栓形成が起こり、最終的に急速閉塞してしまう現象です。ステント血栓症は、発症時期によって、ステント留置後1カ月以内に起こる「早期ステント血栓症」、1カ月～1年以内の「遅発性ステント血栓症」、1年以後に発生する「超遅発性ステント血栓症」に分類されます。

ステント血栓症の発生頻度は非常にまれですが、一度発症すると急性心筋梗塞の発症や死亡につながることが多く、予後不良であることが知られています。

ステント血栓症に対する対策としては、予防目的でアスピリンとクロピドグレルの併用、いわゆる抗血小板薬2剤併用療法が有効とされています。

プラークを取り除く治療法

Point
●ドリルで石灰化してかたくなったプラークを削り取る「ロータブレーター」
●カッターでプラークを削り取る「方向性アテレクトミー（DCA）」
●レーザーでプラークを蒸散させる「エキシマレーザー冠動脈形成術（ELCA）」

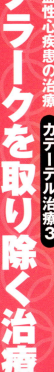

カテーテルの適応を広げる新しい技術

カテーテルを使って行われる治療は、もともとはバルーン療法しかありませんでした。しかし現在では、ステント留置療法をはじめ、バルーン療法を補う治療法がいくつも開発されています。

狭窄の状態に応じてこれらの技術を用いることで、これまでカテーテル治療に適さなかった病変でも、カテーテルを使って治療ができるようになってきています。

●ロータブレーター

動脈硬化は、進展すると石灰化してかたくなることがあります。また、高齢者や透析治療を受けている患者さんも、高度な石灰化病変を持っている人が少なくありません。

狭窄部分がかたいと、バルーンがうまくふくらまないため、バルーン療法を行うことができません。そのような、**高度に石灰化した病変（かたい動脈硬化）に適しているの**が、ロータブレーター（高速回転式冠動脈粥腫切除術）です。

カテーテルの先端部分についた、ダイヤモンドの粉を埋め込んだドリルを高速回転させ、かたいプラークを削り取る方法で、やわらかい組織は傷つけず、かたい組織だけを削り取ります。削り取られたプラークは、赤血球より小さな粒子に粉砕されるため、血管に詰まることはありません。

ロータブレーターを行うには、高度な技術が必要です。そのため、カテーテル治療の症例数や心臓外科によるバイパス手術の症例数など、基準を満たしている医療機関だけが行うことを認められています。

ロータブレーターのデメリットとしては、末梢塞栓、血管穿孔《せんこう》、低血圧などの合併症を起こしやすいことがあげられます。また、血栓性病変などには行えません。

●方向性アテレクトミー（DCA）

方向性アテレクトミー（方向性冠動脈粥腫切除術）は、カテーテルの先端についた、高速で回転するカッターでプラークを削り取り、血管を広げる治療法です。ロータブレーターより大量のプラークを削り取ることができます。この方法は、**血管内の一方にかたよってできたプラークを削り取るのに適しています。**

器具の片側についたバルーンをふくらませ、プラークにカッターを押しつけて削り取ります。削り取った病変は、カテーテルについている筒状のケースの中に収納されるため、体外に取り出して動脈硬化の状態などを調べることができます。

●エキシマレーザー冠動脈形成術（ELCA）

レーザーで狭窄部分の組織を蒸散させ、血管を広げる治療法です。対象としては、**通常の冠動脈治療が困難な慢性完全閉塞、分岐部病変（冠動脈が枝分かれしている部分）、ステント内再狭窄**などです。かたい石灰化病変にも、やわらかいプラークにも有効です。

カテーテルを冠動脈へ挿入する点ではロータブレーターなどと同じですが、血管を広げるのではなく、カテーテルの先端からエキシマレーザーと呼ばれるレーザーを照射し、そのエネルギーでプラークを蒸散させます。生体組織に熱損傷を起こすことなく、病変組織のみを蒸散させることができるので、**より安全な治療法**です。

現在、厚生労働省の高度先進医療に認定されており、2012年に保険適応となりました。ただし、行える施設は限られています。

●血栓吸引療法

冠動脈をふさいでいる血栓を、カテーテルを使って吸引し、除去する治療法です。**血栓性の病変や、やわらかいプラークが大量にある病変などに有効**です。また、ステント留置療法をする前に行うことで、はがれた血栓が先の細い血管に詰まるのを防ぐこともできます。

急性心筋梗塞に対する治療では、できるだけ早く血流を再灌流させなければなりませんが、短時間で血栓を吸引できるこの方法は効果的です。

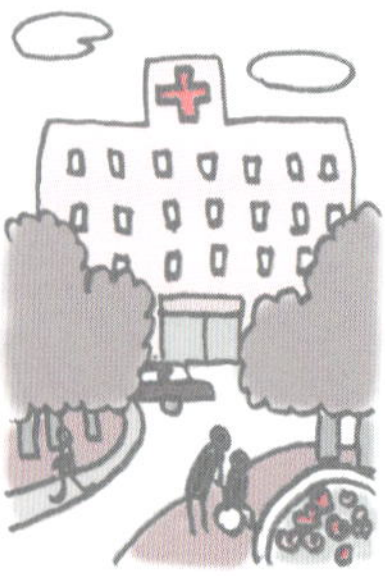

●ロータブレーター

ダイヤモンドの粉が埋め込まれたドリルを高速回転させ、石灰化してかたくなったプラークを削り取る。

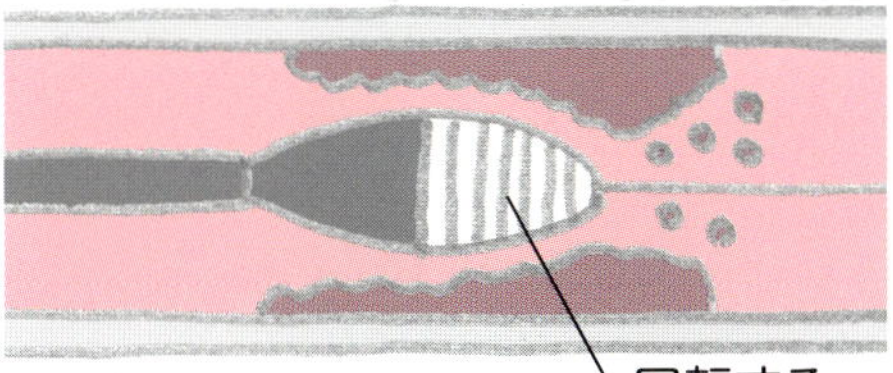

●方向性アテレクトミー(DCA)

カテーテルの先についた、高速で回転するカッターでプラークを削り取り、削り取った病変は、カテーテルについた筒に収納する。削り取る方向を決めることができるので、特定の部分を削り取るのに適している。

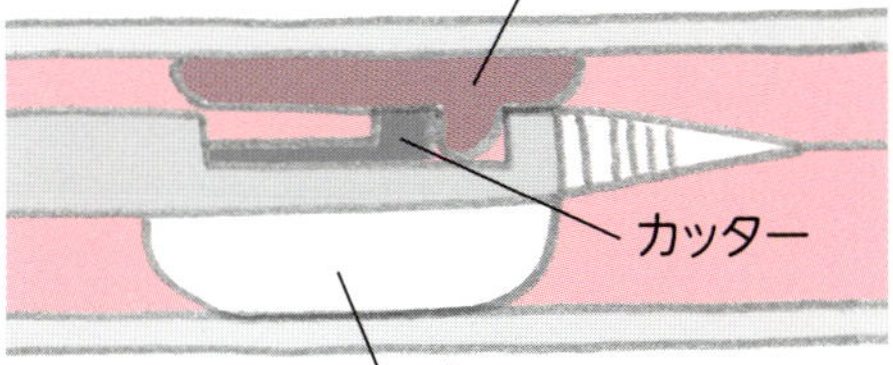

●エキシマレーザー冠動脈形成術(ELCA)

カテーテルの先端からエキシマレーザーを照射し、プラークを蒸散させる。通常のバルーン療法などでは治療がむずかしい複雑な病変に対して有効な治療法。

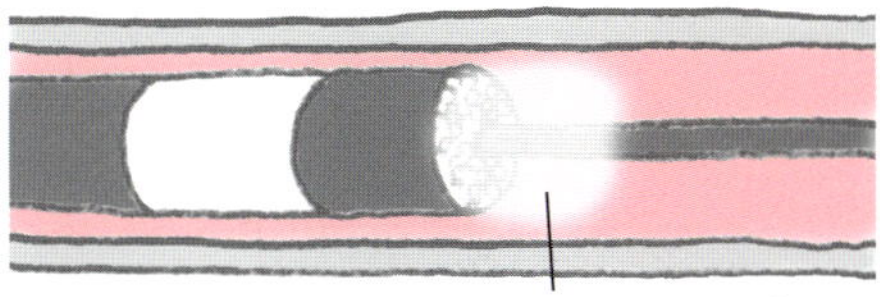

MEMO

エキシマレーザー

エキシマレーザーは、キセノンという希ガス元素を媒質として発生するレーザーで、熱による組織除去に頼った波長の長いレーザーとは異なり、クールレーザーといわれる波長の短い紫外線レーザーです。

エキシマレーザーは、照射すると、物質の分子結合を直接切断し、より小さな分子に変換するという性質があります。この性質を利用して、エキシマレーザーを血管内のプラークに照射すると、プラークは赤血球より小さな破片（8ミクロン以下）に分解されて、血液中を流れていきます。これが「蒸散」です。

エキシマレーザーを使った治療は、ほとんど熱を出さないので、血管を傷つけることがなく、高温による血液凝固もないので、より安全な治療法といえます。

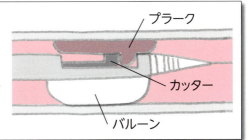

虚血性心疾患の治療 外科治療

冠動脈バイパス手術

Point

- 現在は心臓を動かしながら手術を行う「オフポンプ手術」が主流
- 全身麻酔での外科手術なので体への負担は大きいが、再狭窄のリスクは少ない
- 冠動脈バイパス手術はカテーテル治療が行えない場合に選択される

血管を移植して新しく血液の通り道をつくる

冠動脈バイパス手術（ＣＡＢＧ）は、**狭窄部分の手前から狭窄部分の先へ、別の血管をつなぐことによって冠動脈の血流を保つ治療法**です。体のほかの部分の血管を移植し、血流の迂回路（バイパス）をつくります。

迂回路に使われる血管は「グラフト」といわれ、患者さん自身の血管を使います。グラフトには、内胸《ないきょう》動脈、胃大網《たいもう》動脈、橈骨《とうこつ》動脈、大伏《だいふく》在《ざい》静脈などの血管が使われます。これらの血管は、切ってしまってもほかの血管がその働きを補うので、問題は起こりません。

現在、もっともよく使われているのは、耐久性にまさる左右の内胸動脈です。

どのグラフトを使うかは、患者さんの心臓や血管の状態、バイパスする部位や本数など、また病院によってもちがいます。

体にかかる負担は大きいが再狭窄の心配は少ない

手術は、まず全身麻酔をかけてグラフトを採取し、そのグラフトを冠動脈に縫いつけてバイパスをつくります。胸の中央をたてに切り開いて行われるので、体にかかる負担が大きく、入院期間は2～3週間です。手術自体は3～5時間ぐらいです。

しかし、この手術を受ければ、**血流は完全に再開**して、カテーテル治療後のような再狭窄の心配はまずありません。

薬の服用や生活習慣の改善は必要ですが、手術後1～2カ月すれば、日常の生活に戻れます。

手術法も確立されているので、**安**

バイパスのつなぎ方（例）

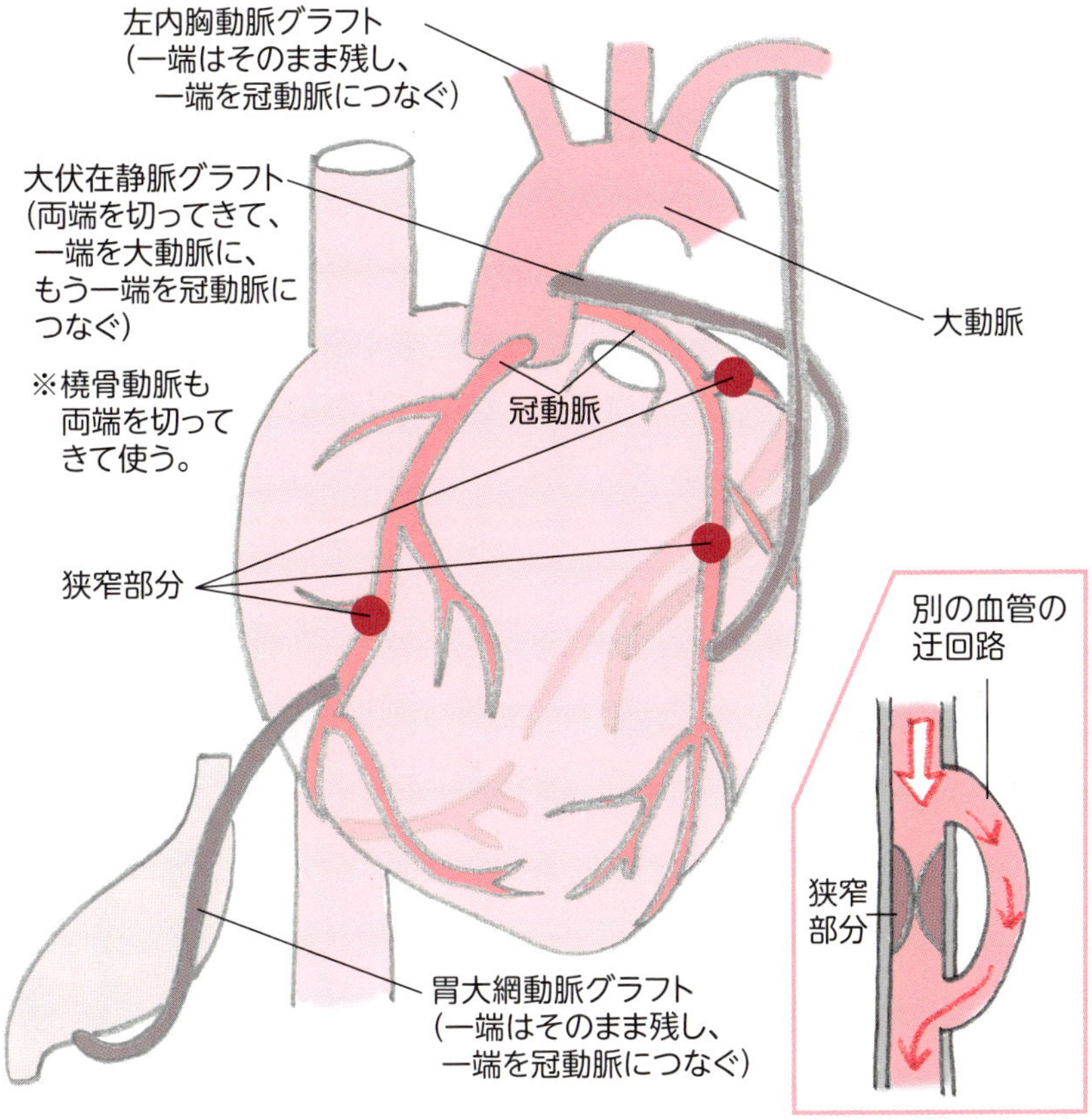

全性の高い治療法です。

バイパス手術には、人工心肺装置を使って心臓を一時的に止めて行う「オンポンプ手術」と、心臓を動かしながら行う「オフポンプ手術」の2つがありますが、**現在は体にあたえる負担の少ないオフポンプ手術が主流**となっています。

カテーテル治療が行えない場合に選択される

冠動脈バイパス手術が行われるのは、検査の結果、3本の冠動脈に狭窄があるケースや左冠動脈主幹部狭窄など、カテーテル治療がむずかしいと判断された場合、あるいは、カテーテル治療後に再狭窄をくり返しているような場合です。

また、心臓弁膜症や胸部大動脈瘤などを併発しているような重症な患者さんの場合もバイパス手術が選択されます。

不整脈1

心臓の拍動のリズムが乱れる不整脈

Point

- 不整脈は脈拍が異常に速くなったり、遅くなったりする病気
- 不整脈の症状は、動悸、息切れ、めまいなど。失神して死に至ることもある
- 症状のない不整脈もあるので、定期的に検査を受けることが大切

通常の脈拍は1分間に60～80回

心臓の収縮は右心房の洞結節《どうけっせつ》で発生する電気信号によって生じるものです。心拍《しんぱく》のリズム（脈拍）は、健康な成人の場合、安静時で1分間に60～80回程度です。

この規則正しくくり返されるべき心臓の拍動のリズムが乱れることを「**不整脈**」といいます。

電気信号の発生異常や伝導異常が原因

不整脈の原因には、心臓を動かすための電気信号の発生異常と、電気信号がうまく伝わらない伝導異常の2つがあります。電気信号の発生異常には、洞結節から発生する電気信号が通常よりも多くなる**洞性頻脈**《ひんみゃく》や、少なくなる**洞性徐脈**《じょみゃく》があります。

また、洞結節から正常に電気信号が発生しているにもかかわらず、心房や房室接合部、心室などで電気信号が発生してしまうケースもあります（**期外**《きがい》**収縮**。84ページ参照）。

伝導異常には、通常は洞結節で発生して、房室結節からヒス束《そく》、右《う》脚《きゃく》・左《さ》脚《きゃく》、プルキンエ線維《せんい》と伝わり、心室全体へと伝わっていく電気信号が、途中で遮断されたり、伝導が遅れるなどのケースがあります。洞結節異常がなくても、電気信号の発生異常や伝導異常がときに頻脈を起こすこともあります。

不整脈には、これらの原因のちがいによって、心配のないものから、生命にかかわる危険なものまで、さまざまなタイプがあります。

動悸、息切れ、めまいなど全身に症状があらわれる

●不整脈　症状チェックシート

次のような症状が1つでも見られたら、できるだけ早く循環器内科のある医療機関で検査を受けましょう。

- □脈が飛んだり、抜けたりする感じがある。
- □ときどき「ドックン」と、気になる鼓動を感じる。
- □脈が急に速くなる感じがある。
- □心拍が遅くなっている感じがある。
- □目の前が暗くなるようなめまい、ふらつきを起こしたことがある。
- □胸がザワついているような感じがする。

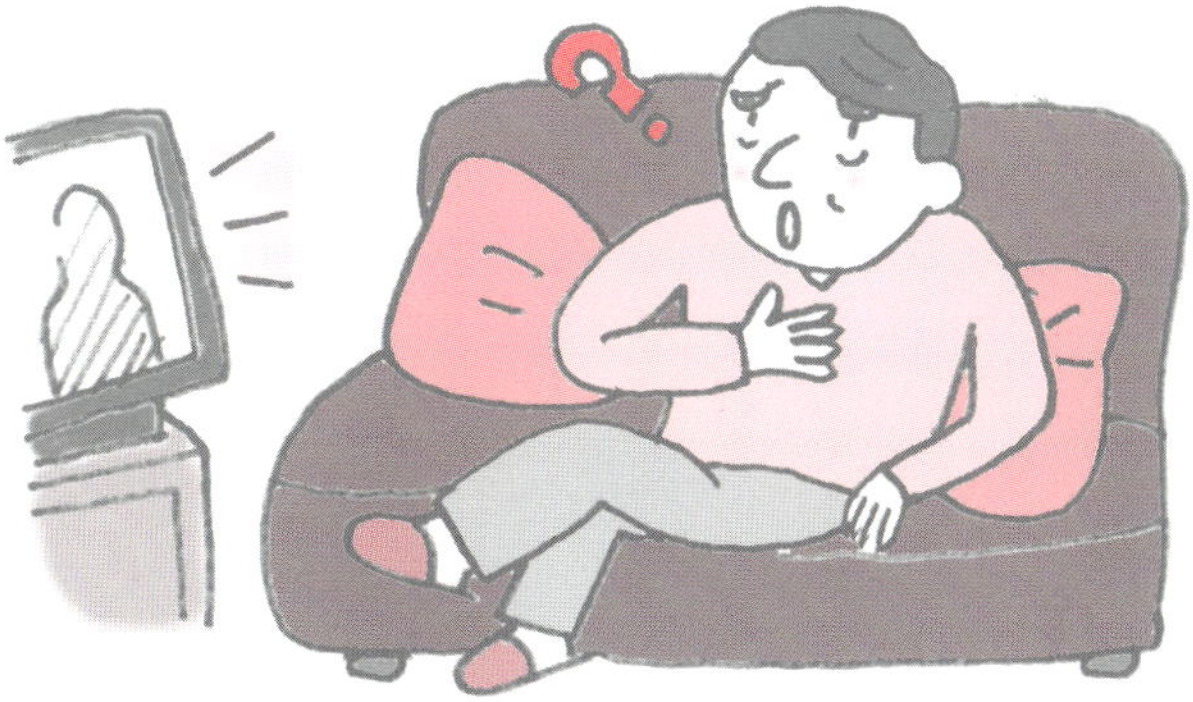

不整脈によって心拍のリズムが乱れると、体にいろいろな症状があらわれます。中でも、拍動《はくどう》が速くなったり、乱れたりしたときに起きやすい**動悸《どうき》はもっとも多く見られる症状**です。

また、全身に十分な血液を送り出せなくなるため、**息切れ**や**息苦しさ**を感じます。脳の血液が不足することで、**めまい**を起こして失神《しっしん》することもあり、そのまま倒れて突然死に至るケースもあります。ほかに、手足にむくみが出たり、唇や爪が紫色になるチアノーゼを起こすこともあります。

何らかの自覚症状がある場合は、すぐに医療機関を受診して検査を受けるようにしましょう。また、不整脈には**無症状のケースもある**ので、自覚症状がない場合でも、定期的に健康診断を受けて心電図をとることをおすすめします。

不整脈2

心電図でわかる不整脈のタイプ

Point

- 脈拍が異常に速くなる「頻脈性不整脈」と異常に遅くなる「徐脈性不整脈」
- 突然早いタイミングで収縮が生じたり、脈が飛んだように感じる「期外収縮」
- 不整脈には原因のちがいによってさまざまなタイプがある

不整脈の有無は心電図に顕著にあらわれる

洞結節で発生した電気信号が、心臓内を伝わっていく様子を記録したものが**心電図**です。

正常な心電図は、次ページのように、心臓の収縮によって規則正しいリズムで波形が描かれていきます。しかし、電気信号の発生異常や伝導異常で不整脈が生じると、波の形が乱れる、波の間隔が不規則になる、波が抜ける、といった状態が見られます。

不整脈のタイプによって波形に特徴がある

不整脈は、心臓の拍動が異常に速くなる「**頻脈性不整脈**」（脈拍100回／分以上）と、逆に遅くなる「**徐脈性不整脈**」（脈拍50回／分以下）、拍動のタイミングがずれる「**期外収縮**」の3つに大きく分けられます。

このうち、もっとも多く見られるのが期外収縮です。期外収縮は、電気信号の発生した場所によって、心室期外収縮や心房（上室性）期外収縮などと呼ばれます。

また、不整脈は、その原因によって、心房細動や心室頻拍など、さまざまなタイプがあり、それぞれ心電図の波形に特徴があります。

RR間隔が広くなったり狭くなったりしていれば、心拍のリズムに乱れがあることを示し、QRS波に異常があれば、心室への刺激の伝わり方や心筋に異常があると考えられます。

このように、心電図の波形を見るだけで、心臓のどこでどのようなトラブルが起きているかを推測することができます。

心電図の波形

P波
洞結節で発生した電気信号により、
心房が刺激されて興奮したときの波。

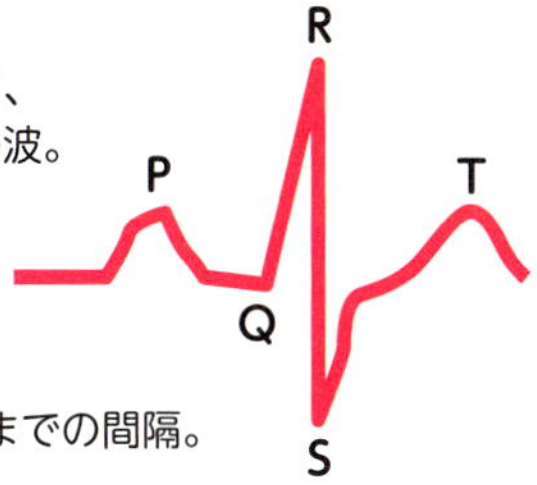

T波
心室の電気的興奮が
おさまるときの波。

RR間隔
Rと次のRまでの間隔。

QRS波
電気信号が、房室結節からヒス束《そく》、右脚《うきゃく》・左脚《さきゃく》、プルキンエ線維《せんい》と伝わり、この波形の出現に一致して心室が興奮しはじめる。心房はP波の合図で収縮をはじめ、心室はQRS波につづいて収縮がはじまり、T波の終末で収縮が終わる。

不整脈のタイプと心電図

	心電図の例
正常な心電図	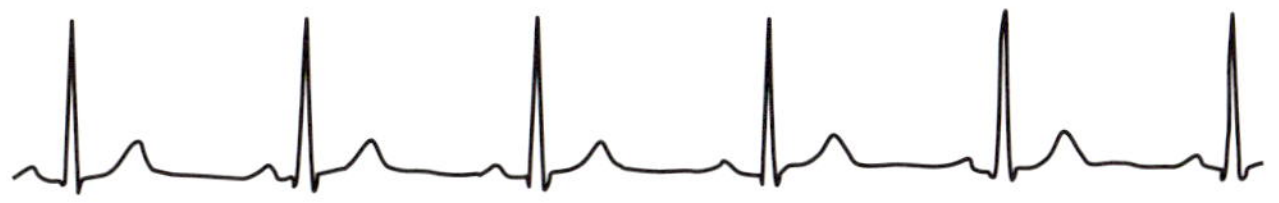 拍動が一定のリズムでくり返され、波形もほぼ一定。安静時の拍動数は1分間に60～80回程度。
頻脈性不整脈の心電図	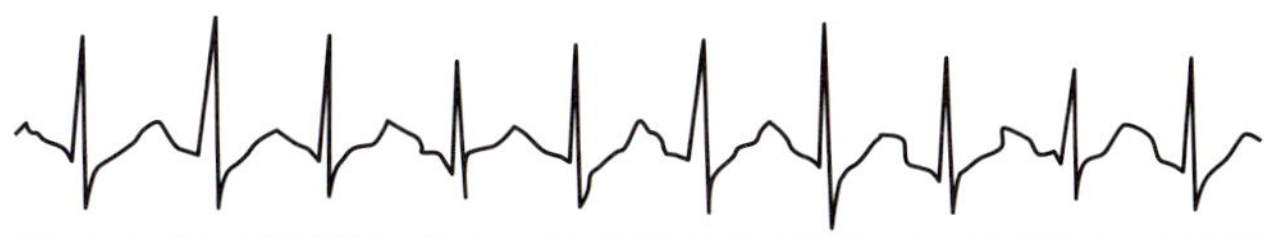 拍動のリズムが異常に速く、拍動数は1分間に100回以上。波形はタイプによって異なる。
徐脈性不整脈の心電図	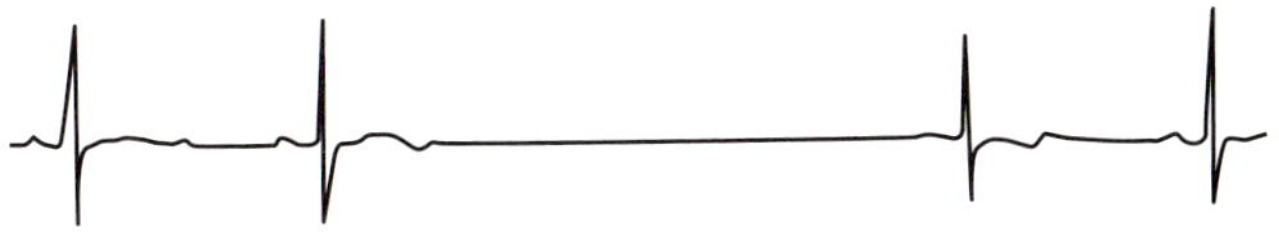 拍動のリズムが遅くなったり、間隔が長くなったりする。拍動数は1分間に50回以下。
期外収縮の心電図	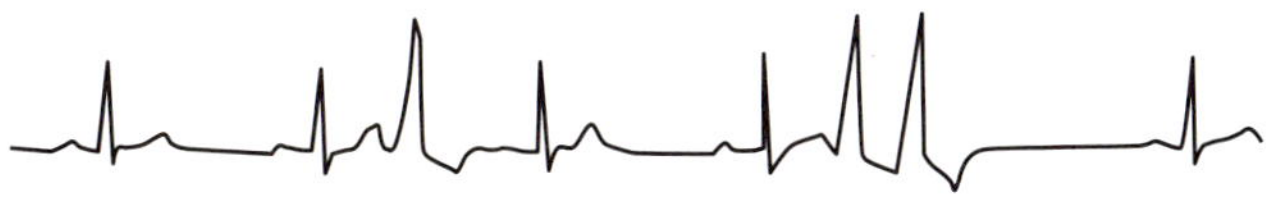 拍動が一定のリズムからはずれて収縮が起こる。不整脈ではもっとも多く見られる。

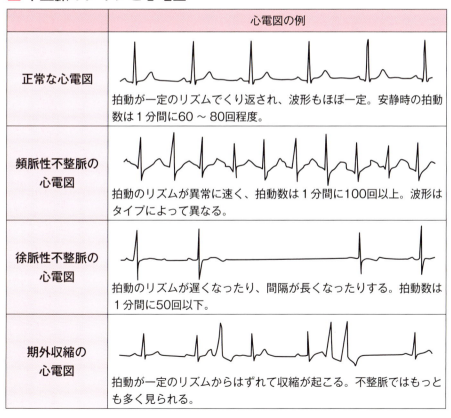

不整脈3

心配のない不整脈と危険な不整脈

Point

- 特に治療の必要のない不整脈もあるが、詳しく調べてもらうことが大切
- 不整脈でもっとも危険なのが、突然死につながる「心室細動」
- 不整脈は「心不全」や「脳梗塞」を引き起こすこともあるので、放置は禁物

治療の必要のない不整脈もある

運動したときや緊張したときなどに脈が速くなるのは、だれもが経験していることです。お酒を飲んだときや熱があるときにも、脈が速くなります。頻脈になっても、自然に平常に戻る場合は、特に心配する必要はありません。健康な人でも、1日に数回の不整脈が起こることがあります。これも心配のないケースがほとんどです。ただし、甲状腺機能亢進症（バセドウ病など）が原因で心拍が速くなっているケースもありますので、注意が必要です。

健康診断などで不整脈が見つかると、あわててしまう人もいます。しかし、たとえ不整脈が見つかっても、治療の必要がないケースも多いので、まずは医療機関で詳しい検査を受けるようにしましょう。

突然死をまねくこわい不整脈もある

不整脈の中には、生死にかかわる危険な不整脈もあります。特に気をつけたいのは、「**失神して急に倒れる**」といった症状の不整脈です。また、急に激しい動悸が起こる「**頻脈発作**」も注意が必要です。

不整脈の中でももっともこわいのは「心室細動」です。心室細動が起きると、数分で死に至ることもあります。突然倒れて、そのまま死亡してしまう**突然死のほとんどは、この心室細動によるもの**です。また、「心室頻拍《ひんぱく》」（88ページ参照）も、数分つづくと心室細動に移行し、生命を脅かすことがあります。

脈拍数が少なくなるタイプの徐脈性不整脈でも、1分間の心拍数が40

以下になると要注意です。「完全房室ブロック」（93ページ参照）を起こすと、電気信号が心室にまったく伝わらない状態となるため、やはり突然死の危険があります。

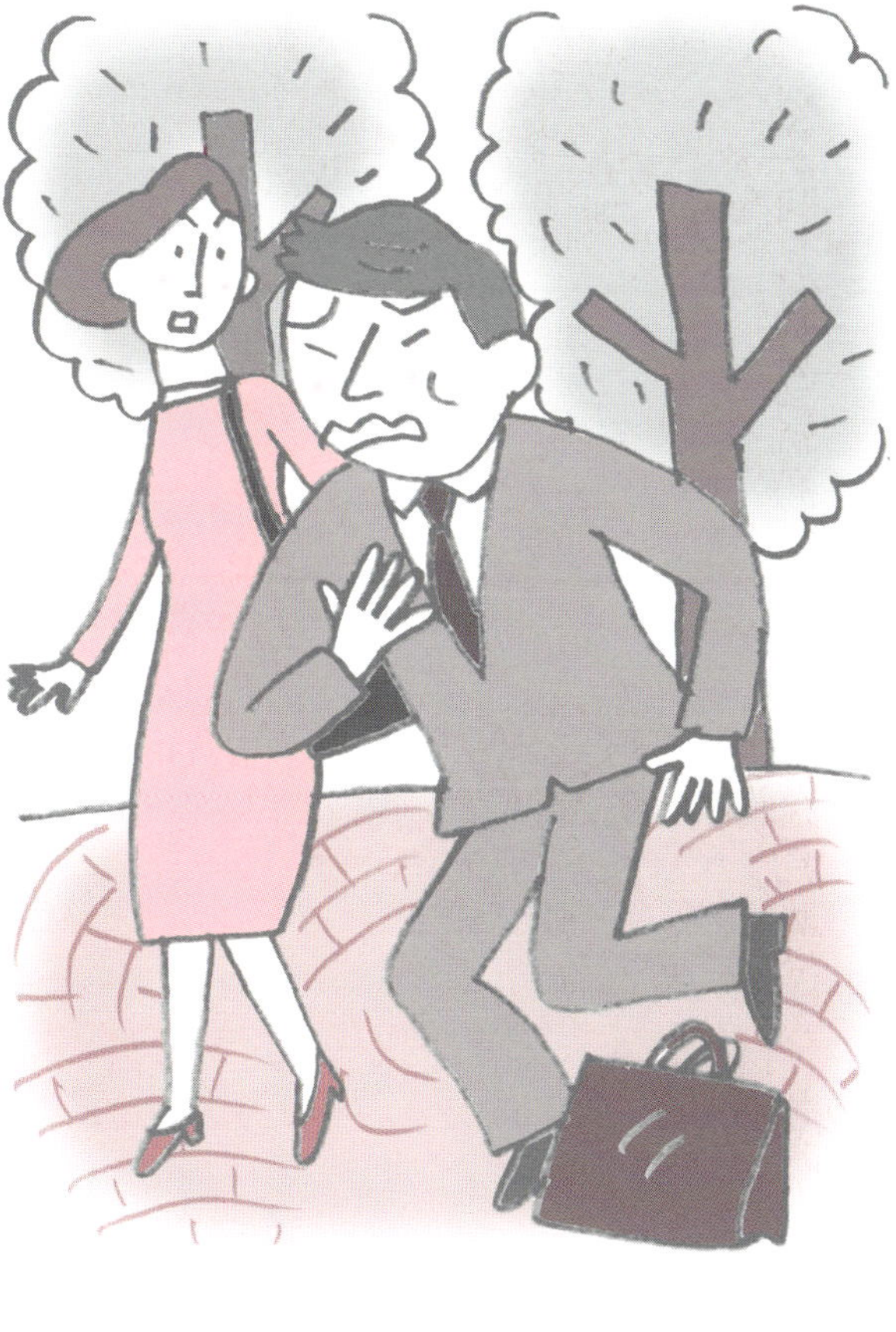

不整脈があると心不全や脳梗塞をまねくことも

不整脈があると、心臓の収縮のリズムが乱れるため、血液の送り出しがスムーズにできなくなり、「心不全」をまねくことがあります。特に、虚血性心疾患や心筋症、心筋炎、心臓弁膜症といった、心臓病の基礎疾患がある人は注意が必要です。

また、「心房細動」（82ページ参照）が起きると、血液が心房の中にうっ滞するため、血栓ができやすくなります。その血栓が血流にのって脳に至ると、脳の血管に詰まって脳梗塞を引き起こします。

危険な不整脈は決して放置しない

不整脈の自覚症状（77ページ参照）があったり、健康診断で見つかった場合は、その不整脈が危険なものか、心配ないものかをはっきりさせることが大切です。

そのためには、不整脈が見つかったら、必ず循環器内科のある医療機関を受診して、適切な検査を受けるようにしましょう。

不整脈4
脳梗塞の原因となる心房細動

Point
- ●心房細動の原因は肺静脈からの異常な電気的興奮
- ●心房細動になると血栓ができやすくなり、脳梗塞などの塞栓症を引き起こす
- ●心房細動は高齢者ほど起こしやすく、男性は女性の約1・5倍発症しやすい

心房がけいれんを起こし脈が不規則になる

心房細動は頻脈性不整脈の一種で、近年高齢者に多く見られる不整脈です。

心房細動の主な原因は、**肺静脈近くの左心房筋からの異常な電気的興奮**で、それがきっかけで心房の中で毎分300～500回の異常な電気旋回(リエントリー。89ページ参照)が生じ、心房細動が起きます。心房細動が起きると、心房がふるえて、けいれんを起こしたような状態になるので、心房から心室への血液の押し出しが悪くなります。

心房が高頻度で興奮しても、心室にはその一部しか伝わらないため、心室の収縮で生じる脈は50～150回と不規則になり、発作的に脈が速くなったときには、息苦しさや動悸を感じます。

また、発作は数時間～1週間ぐらいでおさまることもあれば(**発作性心房細動**)、1週間以上つづくこともあります(**持続性心房細動**)。持続性心房細動が1年以上もつづき慢性となったものは「**長期持続性心房細動**」といいます。

心房の一部の興奮が心室に伝わるため、心拍数も不規則になりますが、心室は細動にはならないので、**心房細動によって直接突然死が起きることはありません。**

血栓をつくりやすいため脳梗塞の原因に

心房細動になると、心房が小刻みにふるえて、規則正しい心房の収縮ができなくなります。そのため、心房の中に血液がうっ滞し、血栓ができやすくなります。これが心房細動

のもっともこわい点です。

心房内でできた血栓が血流にのって心臓から出て行き、脳の動脈に詰まると、脳梗塞（心原《しんげん》性脳塞栓《のうそくせん》症）を引き起こします。**心房細動がある人は心房細動のない人とくらべると、脳梗塞を発症する確率は約5倍高い**といわれています。これが高齢者を寝たきりにしてしまう重大な合併症です。特に、心不全、高血圧、糖尿病などのある人は要注意です。

もちろん、この血栓は脳だけでなく、全身のどの動脈でも詰まる可能性があり（**全身性塞栓症**）、たとえば冠動脈で詰まれば心筋梗塞を引き起こします。

■ 年齢と心房細動の関係

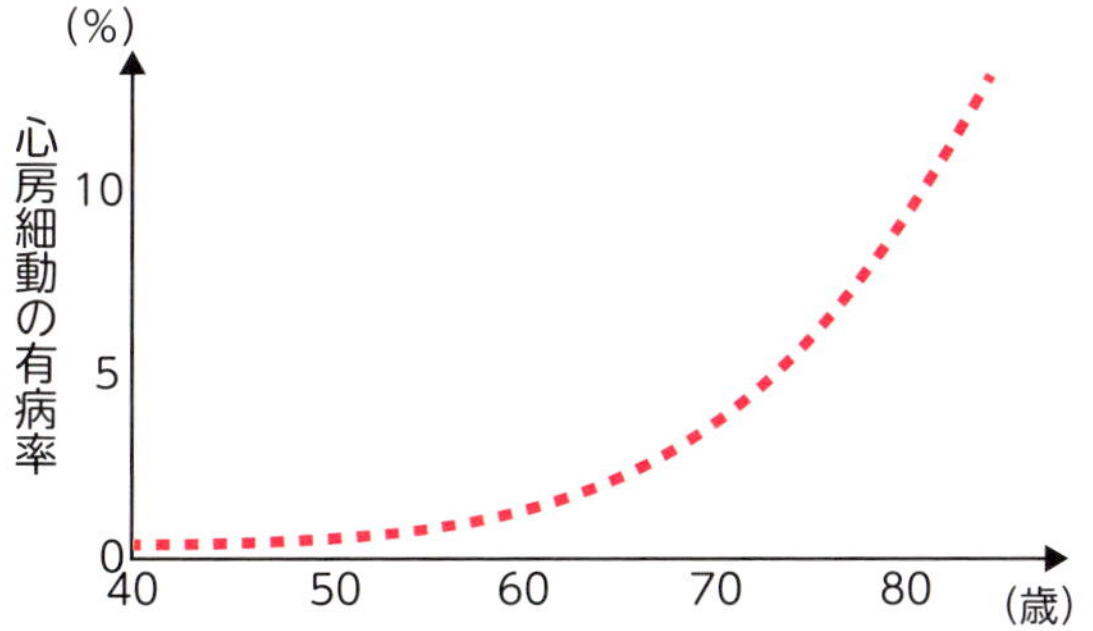

（相庭武司、清水渉　心房細動とその塞栓症リスク　『心原性脳塞栓症と経口抗凝固薬』〈豊田一則編〉フジメディカル出版）

心房細動による脳梗塞は健康な若い人でも起こる

心房細動は、**年をとればとるほど起こりやすくなります**。特に、60歳を境にその頻度は急激に高くなり、80歳以上では10人に1人は心房細動があるといわれています。また、心房細動は、**男性が女性にくらべ約1・5倍発症しやすい**とされます。

しかし、心房細動は健康な若い人でも起こることがあるので、注意が必要です。飲酒した翌朝や、過労や喫煙、睡眠不足、ストレスなどが引き金となります。強い動悸や息切れを感じたら、必ず病院を受診して、検査を受けましょう。

心房細動が数週間以上もつづいているようであれば、抗不整脈薬や、電気ショック療法、カテーテルアブレーションなどを行います。

しかし、それよりも前に、心房細動が起こったら、すぐに、できれば48時間以内に、血栓ができるのを防ぐ抗凝固薬（98ページ参照）を開始することが重要です。それが寝たきりを防ぐもっとも有効な方法です。

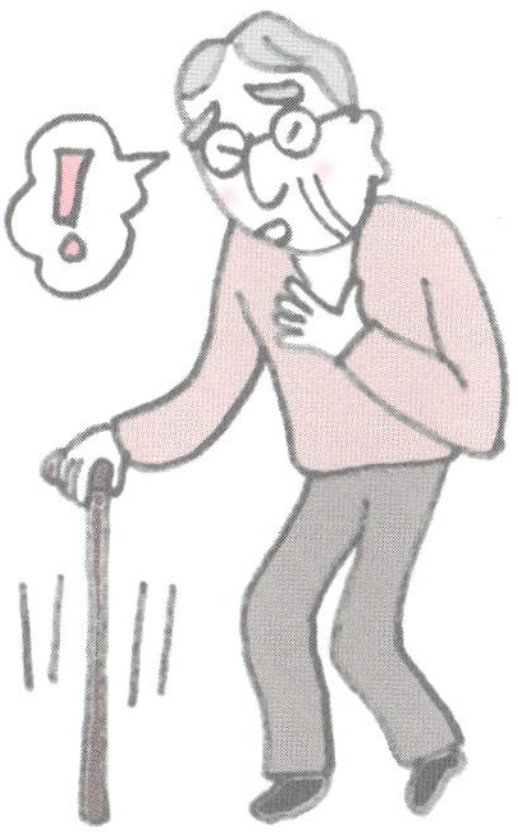

不整脈5

不整脈のさまざまなタイプと特徴

Point

- 不整脈の中でもっともポピュラーなのが「期外収縮」
- 頻脈性不整脈で注意が必要なのは心室の頻脈。特に「心室頻拍」と「心室細動」
- 徐脈性不整脈の中では突然死につながる「完全房室ブロック」が要注意

洞結節以外の場所から電気信号が出る期外収縮

心臓は、洞結節が発する電気信号によって規則正しく収縮と拡張をくり返しています。

しかし、洞結節以外の場所からも電気信号が出て、心拍のリズムを狂わせてしまうことがあります。これが「期外収縮」で、心臓の「しゃっくり」のようなものです。

期外収縮は不整脈の中では一番多いタイプで、突然早いタイミングで起きる収縮をドキッと感じたり、脈が飛んだように感じたりしますが、自分では気づかない場合もあります。睡眠不足や過労、ストレスなどが原因で起こることもあり、あまり心配のないケースがほとんどです。

期外収縮は、電気信号の発生した場所によって、大きく次の2つのタイプに分けられます。

●上室期外収縮

心房（心臓の上の部分）、または房室接合部で発生した期外収縮で、原因は、ストレスや睡眠不足などによる自律神経のバランスの乱れによるものが多く、心配のないケースがほとんどです。まれに、心房粗動《そどう》や心房細動を起こす可能性があり、その場合は、基礎疾患を調べることが重要です。

上室期外収縮は、僧帽弁狭窄症や僧帽弁閉鎖不全症（僧帽弁逆流症）や肺の病気がある人に見られる場合があります。

●心室期外収縮

心室（心臓の下の部分）で発生した期外収縮で、これも心配がないケースがほとんどです。

ただし、心室期外収縮の一部は、心筋梗塞や心筋症が原因で起きてい

■ 不整脈の主な種類

	上室性不整脈	心室性不整脈
頻脈性不整脈	●発作性上室頻拍 ・ＷＰＷ症候群 （房室回帰性上室頻拍） ●心房細動 ・発作性心房細動 ・持続性心房細動 ・長期持続性心房細動 ●心房粗動	●心室頻拍 ・持続性心室頻拍 ・非持続性心室頻拍 ●心室細動 ・特発性心室細動 （ブルガダ症候群 ＱＴ延長症候群）
徐脈性不整脈	●洞不全症候群 ●房室ブロック ●脚ブロック	――
期外収縮	●上室期外収縮	●心室期外収縮

●上室期外収縮

心房（心臓の上の部分）、または房室接合部（心房と心室の境界部にある房室結節とヒス束を合わせた部分）で発生した期外収縮

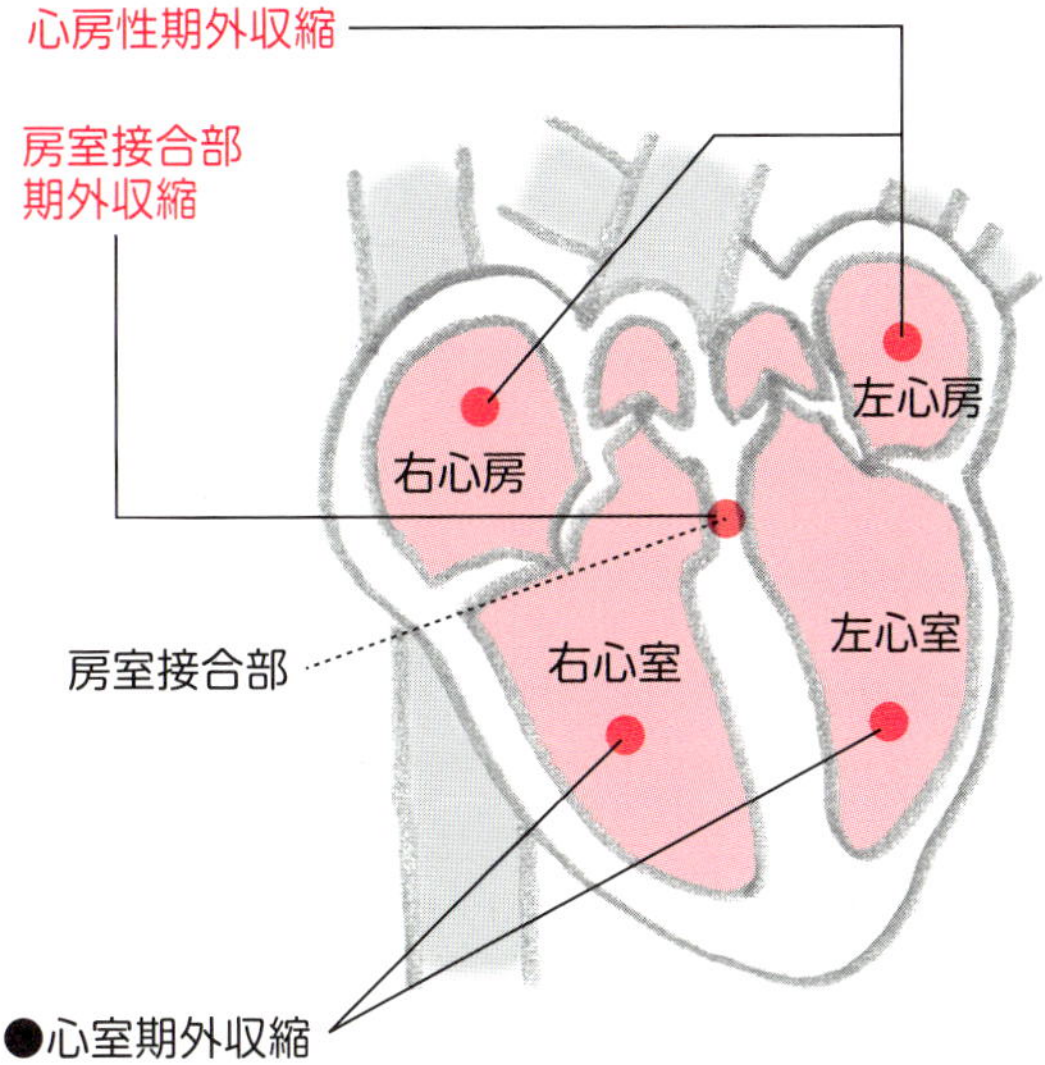

●心室期外収縮

心室（心臓の下の部分）で発生した期外収縮

る場合があり、そのため危険な不整脈（心室頻拍や心室細動）に移行する可能性があります。

期外収縮があるといわれたら、原因の基礎疾患がないかどうか、また、期外収縮から危険な不整脈に移行する可能性がないかどうか、一度詳しく調べてもらったほうがよいでしょう。

脈が速くなるタイプの「頻脈性不整脈」

頻脈性不整脈は、心臓の拍動（脈）が異常に速くなる不整脈で、1分間に100回以上になるものをいいます（正常な場合は60～80回程度）。

頻脈性不整脈がつづくと、心臓は空回りのような状態になって、送り出す血液の量が減少します。そのため、動悸だけでなく息苦しさがあらわれ、脈拍数が毎分200回以上になると、血圧が下がって失神することもあります。頻脈性不整脈には、心配のないものから、突然死に至るものまで、さまざまな種類があります。

●洞性頻脈

洞性《どうせい》頻脈は、正常な脈がただ速くなっただけの頻脈で、走ったり、運動したり、緊張して興奮したりしたときに起こります。平静に戻れば、心拍数も戻ることがほとんどなので、特に心配のない不整脈です。

洞性頻脈は、甲状腺機能亢進症（バセドウ病など）や貧血などの基礎疾患が原因で起きることもあり、その場合は原因となっている病気の治療が必要です。

●発作性上室頻拍

突然、1分間に150～200回もの頻脈が起こり、激しい動悸を感じるのが「発作性上室頻拍《じょうしつひんぱく》」です。激しい動悸が突然はじまり、すぐに止まるのが特徴ですが、すぐにおさまらないときは、治療が必要な場合もあります。症状は、動悸のほか、めまいやふらつきなどがあり、ひどい場合は失神します。

こうした発作は、心房や洞結節、房室結節（合わせて上室という）での「リエントリー」が原因で起こります。リエントリーとは、電気信号が心臓内をぐるぐる回りつづける現象をいいます（89ページ参照）。

応急処置としては、息を数秒間止めたり、冷たい水を飲む（冷たい水で顔を洗う）と発作がおさまることがあります。

治療は、薬物療法のほか、発作が頻発する場合には、カテーテルアブレーション（106ページ参照）が有効です。

●心房細動（82ページ参照）

心房細動は、心房内で毎分300～500回、電気的興奮がぐるぐる旋回（リエントリー）するので、心

■ それぞれの不整脈の心電図波形

●正常な心電図波形

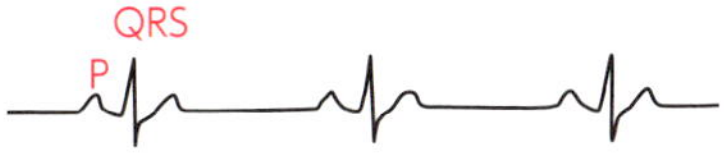

●期外収縮の心電図

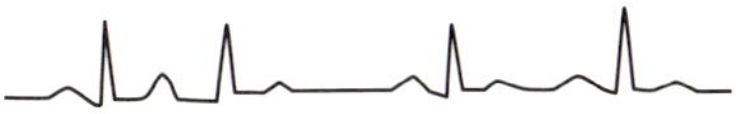

上室期外収縮

正常な波形（P 波と QRS 波）が見られるが、早いタイミングで出る

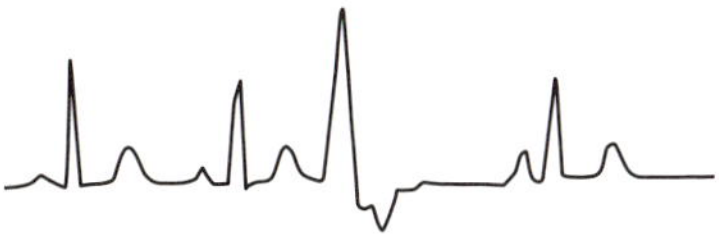

心室期外収縮

QRS 波が通常の拍動より早いタイミングで出てくる

●発作性上室頻拍の心電図

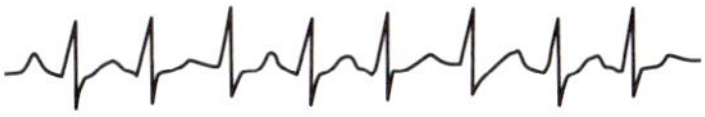

正常な波形が短い間隔で規則正しくあらわれる

●完全房室ブロックの心電図

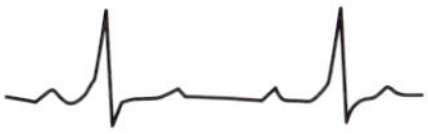

P 波と QRS 波が無関係に発生する

Ⅲ度房室ブロック（完全房室ブロック）

●心房細動の心電図

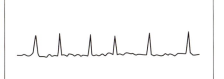

QRS 波が不規則で、その間にこまかい振れがつづき、P 波がない

●脚ブロックの心電図

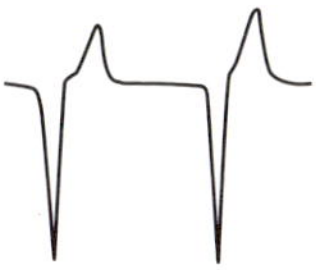

QRS 波の幅が広くなっている

房がけいれん状態となります。

心房細動で特に問題となるのは、心房内の血液がよどんで血栓ができやすくなり、その血栓が流れ出して心原性脳塞栓症などの血栓塞栓症を引き起こすことがあることです。

心房細動は、僧帽弁膜症、心房中《ちゅう》隔《かく》欠損症、甲状腺機能亢進症などの人に起こりやすいといわれますが、高齢者では明らかな心臓病のない人でも起こります。

主な症状は、動悸、脈の乱れ、胸痛などですが、無症状の場合も少なくありません。

●心房粗動

心房粗動《そどう》は、心房細動とは異なり、心房の興奮の起こり方が毎分３００回前後です。心室に伝わるのは、ほとんどの場合、２回に１回とか４回に１回といった比率で、心拍数は１５０や75などの規則正しい脈となります。心房粗動の多くは、右心房の三尖弁《さんせんべん》周辺のリエントリーが原因で起こります。

ただし、まれに心房の興奮がすべて心室に伝わることがあり、この場合は血圧が下がって、危険です。

症状は、心房から心室に伝わる電気信号の数によって異なりますが、脈拍数が多くなれば、動悸や息切れなどの症状があらわれます。

心房粗動は、弁膜症や心筋症といった心室に負荷がかかるような心臓病がある人や、高血圧のために心肥大がある人に起こりやすく、肺などの手術をきっかけに起こることもあります。

治療としては、頻拍となっている場合は、薬物療法のほか、電気ショック療法などがあります。また、正確な診断がつけば、多くの場合、カテーテルアブレーションが有効です。

また、心房粗動も、心房細動同様、心房内にできた血栓がはがれて流れて行き、脳梗塞などを引き起こす危険性があるので、心房粗動がずっとつづいているような場合は、血栓を予防する抗凝固薬を服用します。

●心室頻拍

突然、心室に異常な電気的興奮がくり返し起こり、毎分１５０～２００回くらいの頻拍がはじまるのが心室頻拍です。

症状としては、動悸、めまい、ふらつき、息切れなどがあります。ただし、心拍が毎分２００回を超えるようになると、失神することもあり、危険です。

心室頻拍は、心房からはじまる上室《じょうしつ》頻拍と異なり、もともと心筋梗塞や心筋症などの病気がある人に起こりやすい不整脈ですが、そのような異常がない人に起こることもあります。睡眠不足やストレス、カフェインなどの刺激の強い食事の摂取が誘因となることもあります。

心室頻拍のうち、頻拍の時間が30秒以上つづくものを「**持続性心室頻拍**」、30秒以内におさまるものを「**非持続性心室頻拍**」といいます。心筋梗塞などの心臓病のある人に起こる持続性心室頻拍は、放置すると心室細動に移行して突然死に至る場合もあるので、治療が必要です。

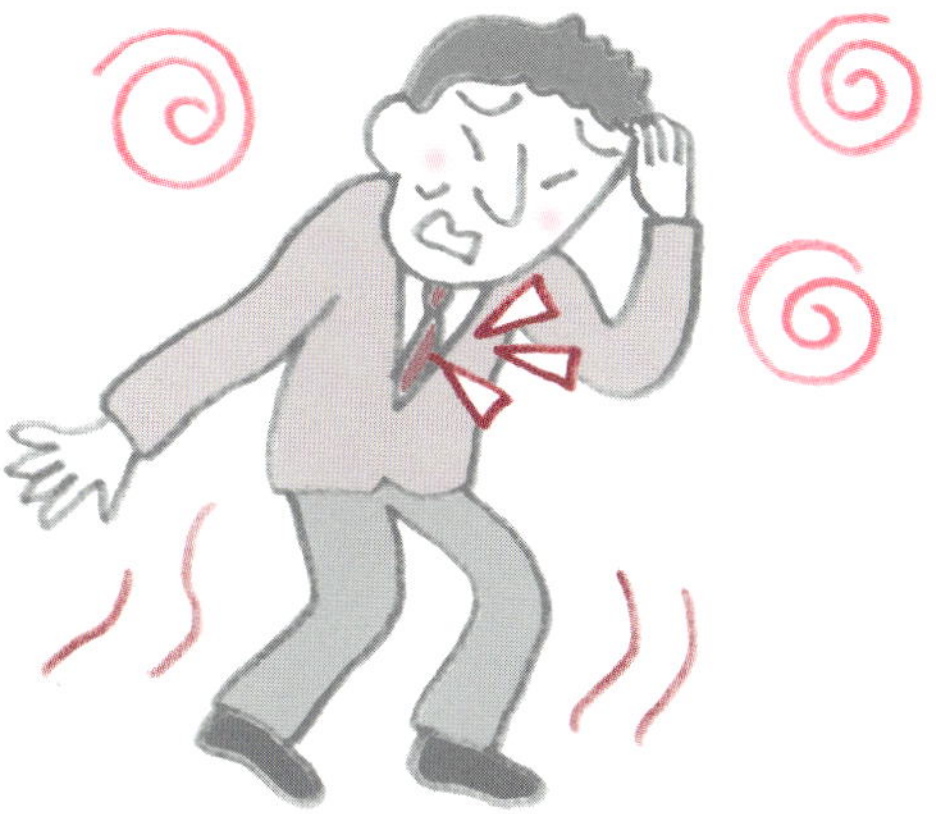

また、頻拍中の心電図波形が単一なものを「**単形性心室頻拍**」、波形が一つ一つちがってくずれたものを「**多形性心室頻拍**」といい、特に多形性心室頻拍は非常に危険な不整脈で、心室細動と同じく心肺蘇生など早急な処置が必要です。

心室は、心臓から全身に血液を送る場所なので、そこで頻拍が起こると、心室がけいれんしてしまい、血液を十分に送り出すことができなくなります。心室頻拍が心房細動より危険なのは、このような理由によります。

心室頻拍の治療としては、薬物療法や電気ショック療法のほか、再発予防のためにカテーテルアブレーションや植え込み型除細動器（ＩＣＤ）が検討されます。

●**ＷＰＷ症候群**…心房の電気信号は、通常は、房室結節に集められ、そこから心室へと伝えられます。しかし、生まれつき房室結節とは別の伝導ル

MEMO

リエントリー

正常な心臓では、電気信号は刺激伝導系を通り、心臓を1回収縮させると消失します。ところが、電気的刺激が消失しないで、旋回しつづけることがあります。この現象をリエントリーといいます。リエントリーが起こると、心臓は異常なリズムで収縮をくり返します。

また、「リエントリー回路」と呼ばれる、正常な刺激伝導系とは別の回路が新たに心筋組織の一部に形成され、異常な電気信号がくり返し旋回したり、伝導の速度が遅くなって、本来なら電気信号に反応しない「不応期」の部位を通ることでリエントリーが起こる場合もあります。

リエントリーは、リエントリー回路の一部を電気焼灼することによって回路を遮断する方法や、異常興奮組織を焼灼する方法で治療します。

デルタ波

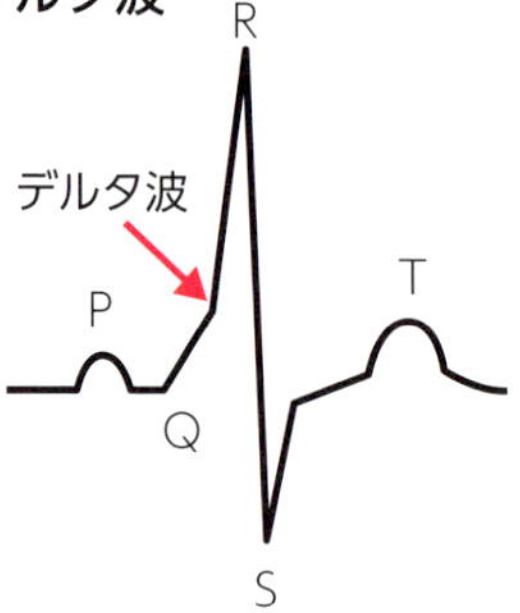

WPW症候群の心電図では、QRS波のはじまる部分でデルタ波という特徴的な形ができる

ケント束

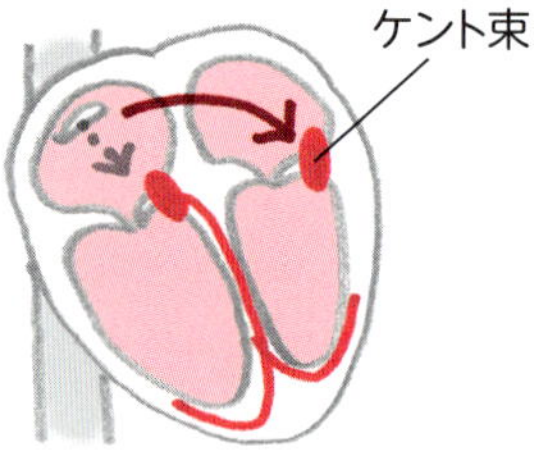

バイパス路は何種類もあるが、WPW症候群の場合はケント束というバイパス路が使われる

ート（副伝導路）を持っている人がいます。副伝導路があると、発作性上室頻拍の原因になる場合があり、これを「**房室回帰性上室頻拍**」といいます。

また、副伝導路を通る電気信号は、房室結節よりも非常に速いので、ふつうの場合よりも早く心室が興奮することになります。心房細動が起こると、極端な頻脈からそのまま心室細動に移行して突然死を引き起こす危険があるので、注意が必要です。

副伝導路には何種類かありますが、もっとも有名なのがケント束《そく》で、このケント束のせいで起こる不整脈のことを「WPW症候群」といいます。

WPW症候群の治療は、副伝導路を断つことが第一ですが、それには薬で正常な心拍リズムを回復させる方法と、カテーテルを用いてケント束を焼く方法とがあります（カテーテルアブレーション）。

WPW症候群は先天的な病気ですが、必ず不整脈を起こすわけではなく、治療の必要のない人もたくさんいます。実際に不整脈を起こすかどうかは、副伝導路の性質によって異なります。

なお、WPW症候群のWPWとは、3人の研究者の名前（ウォルフ、パーキンソン、ホワイト）の頭文字からとられています。

●心室細動

もっともこわい致死性不整脈で、心臓病による**突然死の原因のトップ**が、この心室細動です。心室全体がけいれんを起こしてブルブルとふるえたような状態になり、血液を送り出すポンプの役割をまったくはたせなくなります。心室細動を起こすと、すぐに心停止状態となり、2〜3分で脳への血流が途絶え、数分以内に死に至ります。

心室細動が自然におさまることは

なく、数分以内に電気ショックをあたえて、けいれんを止める処置（除細動）をとらなければなりません。心室細動は、いつ、どこで起こるかわかりませんので、医師でなくても操作ができる**AED（自動体外式除細動器）の活用が重要**です。

　心室細動の多くは、心筋症や心筋梗塞など、心臓病のある人に起こりますが、まれに見た目には心臓病がまったくないのに心室細動を起こすことがあり、これを「**特発性心室細動**」といいます。特発性心室細動としては、「ブルガダ症候群」「QT延長症候群」など、遺伝子異常に原因があるものが知られています。

●ブルガダ症候群…ブルガダ症候群は、心臓に明らかな異常が見られないのに心室細動を起こす、特発性心室細動の一つです。心電図をとると、ST部分に特徴のある上昇が見られます（ブルガダ型心電図波形）。

　ブルガダ症候群は、夜間や食後に致死性不整脈を起こすことが多く、以前、「ポックリ病」と呼ばれていた病気の一つと考えられています。

　また、ブルガダ症候群は、40～60歳のアジア人の男性に多いという特徴があります。家族に突然死をした人がいる場合は、特に注意が必要です。健康診断でブルガダ型波形が発見された場合は、必ず精密検査を受けるようにしましょう。

ブルガダ型心電図波形

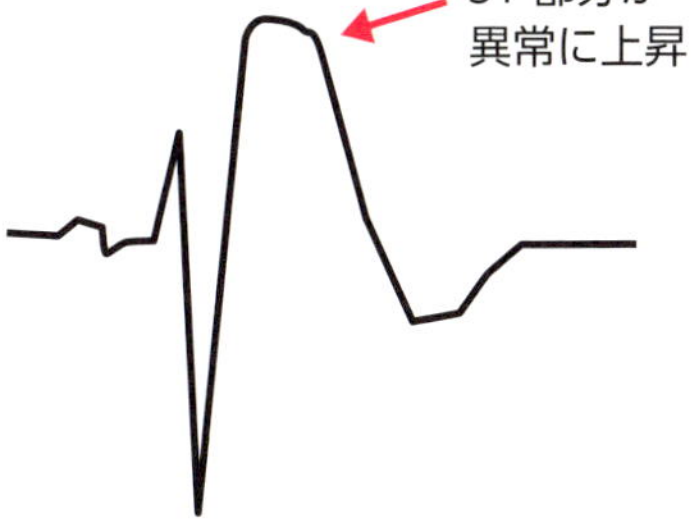

心電図に異常な ST 上昇波形が見られる

MEMO

アダムス・ストークス症候群

　不整脈が原因で一時的に心拍数が減少し、脳へ送られる血液が極端に少なくなって、めまいや失神、けいれんなどを起こすことがあります。これをアダムス・ストークス症候群といいます。

　めまいや失神で転倒したときは、ケガの治療や脳波などの検査だけでなく、不整脈の有無を調べることが重要です。

　アダムス・ストークス症候群を引き起こす不整脈には、心室細動や心房細動などの頻脈性のものと、房室ブロックや洞不全症候群などの徐脈性のものがあります。いずれも放置すると命にかかわるため、原因となる不整脈を特定し、適切な治療を行うことが必要です。

　めまいは突然死の前兆かもしれないので、要注意です。

ただし、ブルガダ症候群の人で心室細動を起こすのは、ごくわずかです。

治療は、植え込み型除細動器（ICD）が唯一の予防的治療法です。

なお、「ブルガダ」というのは、1992年に、この病気をはじめて報告した医師の名前です。

●QT延長症候群…QT延長症候群は、心筋細胞の電気的な回復が延長することから起こる病気です。心電図のQT時間が長くなり、「トルサデポアン」という特徴的な多形性心室頻拍が出現し、失神や突然死の原因となる可能性のある症候群です。

症状としては、一過性の心室細動を起こし、突然、脈が乱れて、立ちくらみや失神を起こすことがあります。失神発作が止まらない場合は、死亡することもあります。しかし、発作がないときは、まったく症状がありません。

原因は、心臓の細胞にある「イオンチャネル」と呼ばれるイオンを通す孔《あな》（チャネル）の先天的な異常によるものと、高度な徐脈や薬剤の副作用などによる後天的なものがあります。

治療は、慢性期の場合、薬物療法のほか、ペースメーカや植え込み型除細動器（ICD）を検討します。

脈が遅くなるタイプの「徐脈性不整脈」

徐脈性不整脈とは、心臓の拍動が毎分50回以下と異常に遅くなる不整脈の総称で、障害されている刺激伝導系の部位などによって病気の名称が分かれます。その中で主に治療の対象になるのは、洞不全症候群や房室ブロックなどです。

徐脈性不整脈の原因は加齢によるものが多く、そのほかに心筋梗塞、心筋症、心筋炎、先天性心疾患などがあります。

●洞不全症候群

洞不全症候群とは、洞結節に異常が生じて電気信号が出る回数が極端に減るか、電気信号が長時間出なくなった状態をいいます。

中には頻脈性不整脈を合併したものもあり、頻脈と徐脈を交互にくり返します。多くの場合、心房細動や心房粗動の発作がおさまるときに、心停止が起こります。「**徐脈頻脈症候群**」とも呼びます。

3秒以上の心停止が起こると、脳の血流が不足して、めまいや立ちくらみ、失神などを起こすことがあります。軽症の場合は無症状のこともあります。

治療は、心不全症状や失神などがある場合は、植え込み型のペースメーカを用いるのが一般的です。

●房室ブロック

房室ブロックは、洞結節で発生し

た電気信号が、心房から心室に正常に伝わらない状態をいいます。

心房と心室の間の電気信号が完全にとだえた状態を「**完全房室ブロック**」といいます。きわめて危険性が高く、突然死することもあります。

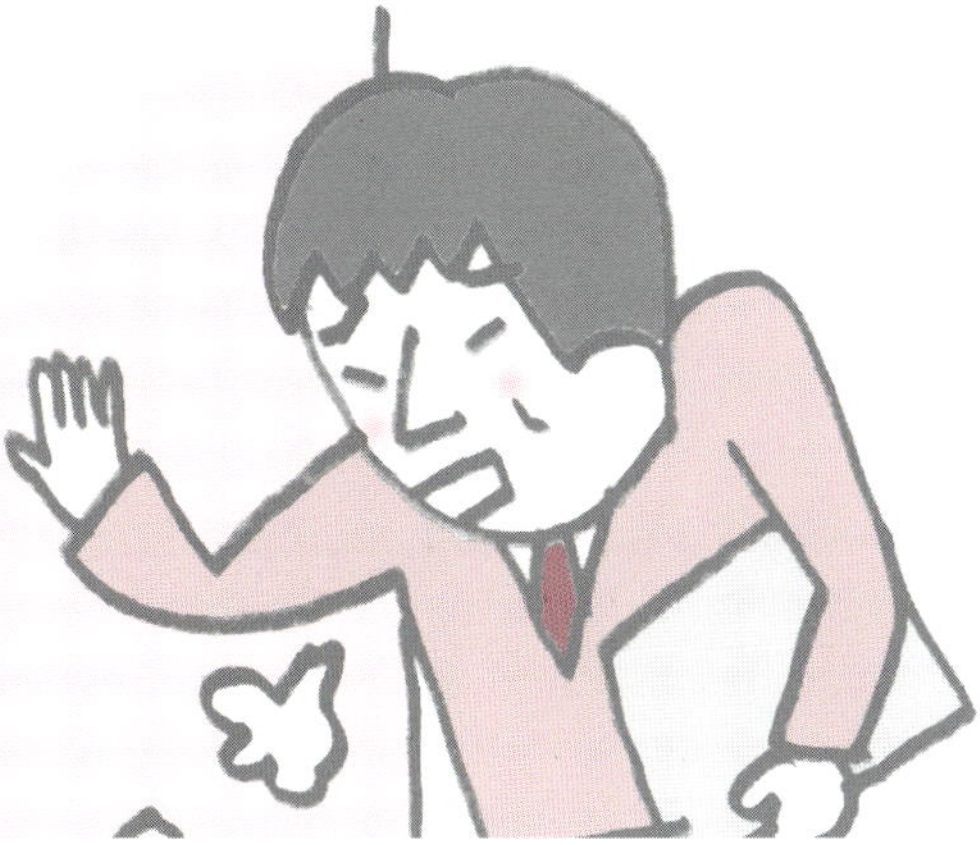

めまいや失神がなければ経過観察することもありますが、進行性の完全房室ブロックでは、植え込み型ペースメーカが必要です。

●脚ブロック

房室結節からヒス束《そく》に伝わった電気信号は、次に左脚《さきゃく》と右脚《うきゃく》に伝わりますが、この脚のうち片方の伝導が、悪くなったり途絶えたりした状態を「脚ブロック」といいます。その際、電気信号が反対側を通ることによって心室への電気信号の伝導は確保されるので、これ自体が症状を引き起こしたり、ポンプ機能に影響をあたえたりすることはありません。基本的には治療の必要はなく、経過観察となります。

右脚ブロックは健康な人でも起こりますが、左脚ブロックは基礎心疾患のある人に多く見られ、注意が必要です。特に、高齢者に左脚ブッロクが見られる場合は、背景に心筋の病気があることが多く、要注意です。

MEMO

心原性失神

失神とは、何らかの原因で「一時的に意識を消失し、姿勢の保持ができなくなる」ことです。

失神は原因により、①起立性低血圧　②反射性（神経調節性）失神　③心原性失神　④脳血管性失神の4つに分けられます。

このうちもっとも多いのが「反射性（神経調節性）失神」で、長時間立ちっぱなしのときや、恐怖などのストレスがあるとき、自律神経の変動で一時的な血圧低下が起きたときに見られます。

要注意なのは「心原性失神」です。不整脈の症状の中で失神が特に重視されているのは、失神が致死的な不整脈であらわれる症状だからです。予兆もなく、横になっていても失神が起きる場合は、心原性失神の可能性があります。

不整脈の治療1

不整脈の種類や症状で治療法が決まる

Point

- 不整脈の治療は、種類、症状の程度、合併症の有無などによって異なる
- 不整脈の治療には薬物療法とペースメーカなどを使った非薬物療法がある
- 薬物療法と並行して食生活の見直しなど生活習慣の改善も欠かせない

薬物療法と非薬物療法がある

不整脈には、心配のないものから危険なものまで、さまざまな種類があります。どのような治療を行っていくのかは、**不整脈の種類**、**治療の緊急度**、**症状の程度**、**ほかの心疾患や高血圧などの基礎疾患の有無**などを総合的に考慮して決定されます。

不整脈の治療方法には、大きく分けて、不整脈の発作を止めたり予防する抗不整脈薬などを使った薬物療法と、ペースメーカや除細動器など、薬物以外の治療法を行う非薬物療法があります。

生活改善で不整脈の誘因をなくすことも大切

不整脈は、睡眠不足や過労、飲酒、ストレスなどが誘因となって起きることがあります。まずは、**自分の生活習慣を見直す**ことも大切です。

薬を飲んでいるからだいじょうぶということは決してありません。医師の指導を受け、積極的に生活習慣の改善に取り組みましょう。

治療の必要がない場合でも年に一度は心電図検査を

健康診断で不整脈が見つかっても、詳しい検査を受けた結果、特に治療の必要がないと診断されることもあります。その場合は、気にせずに日常生活を過ごしてもだいじょうぶです。ただし、心配のなさそうな不整脈でも、発作の回数が増えて心筋に負担がかかると、危険な不整脈をまねいたり、重篤な合併症を起こすケースもあります。**年に一度は心電図検査を受ける**ようにしましょう。

不整脈の治療

- **不整脈治療**
  - **薬物療法**：主に頻脈性不整脈の治療を行う。抗不整脈薬のほか、合併症の予防薬や、基礎疾患の予防薬などもあわせて用いられるケースが多い。
  - **非薬物療法**
    - ペースメーカ
    - 植え込み型除細動器（ICD）
    - カテーテルアブレーション

不整脈を見つけるイベントレコーダー（携帯型発作時心電計）

不整脈を調べるときに、心電図のデータは有効ですが、検査をしているときに不整脈が起きなければ、不整脈の有無は発見されません。動悸や息切れなどの自覚症状があるのに、ホルター心電図で 24 ～ 48 時間検査しても見つからないような場合は、発症時に自分で心電図を記録できるイベントレコーダーを使用する方法があります。

イベントレコーダーは携帯用の小型心電図計で、数日～数週間にわたって心電図をとることができ、ひんぱんに不整脈が起きていない人の発作を見つけることができます。

ただし、どこの病院でもイベントレコーダーを使用しているわけではないので、不整脈の自覚症状があるのにホルター心電図で不整脈が見つからないような場合は、イベントレコーダーを導入している医療機関に相談してみるとよいでしょう。自身で購入して、その記録を医師に見てもらうことも可能です。

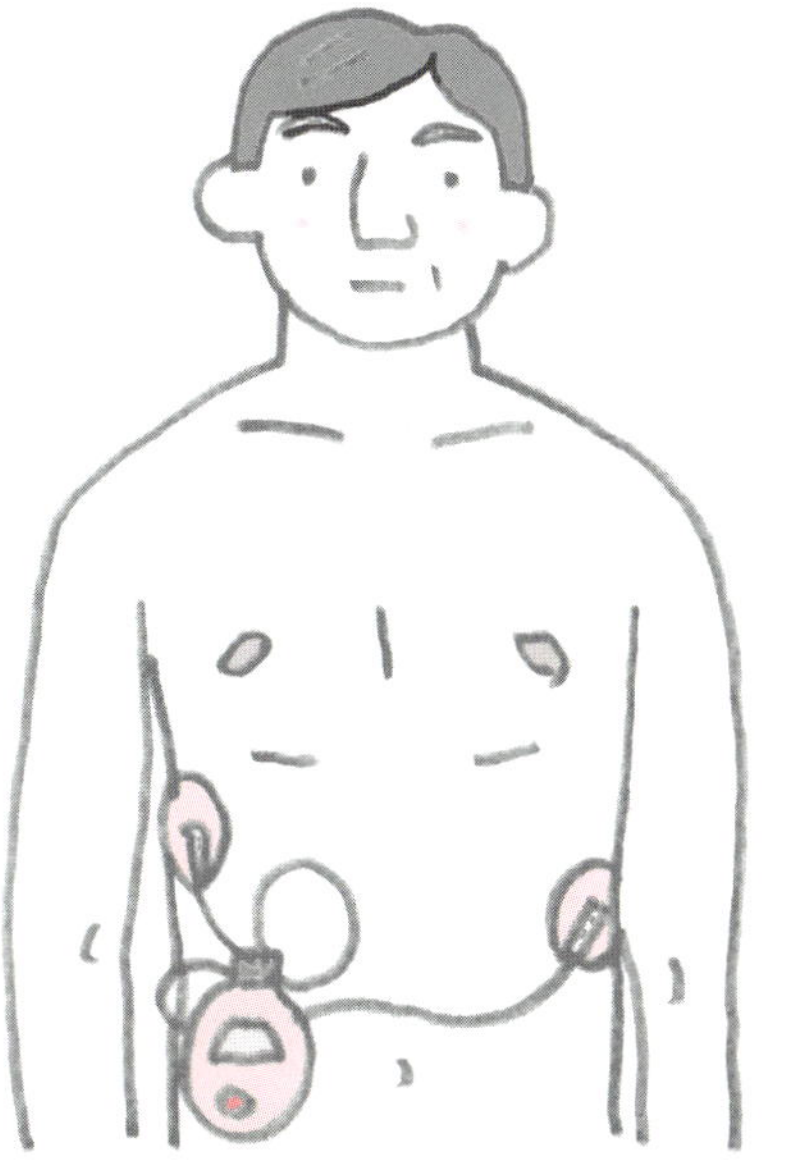

動悸などの自覚症状があったときに、器械のボタンを押すと、その直前の約 60 秒、直後の約 30 秒、計 90 秒の心電図が記録される。

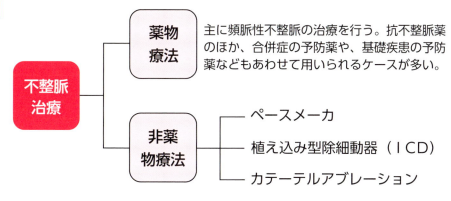

不整脈の治療2

脈を安定させ、発作を予防する抗不整脈薬

Point

- 抗不整脈薬は主に頻脈性不整脈の治療に使われる
- 抗不整脈薬は不整脈のタイプや症状に応じて使い分けられる
- 抗不整脈薬には「催不整脈作用」という重大な副作用がある

不整脈のタイプや症状によって使い分ける

心臓の拍動は、心筋細胞にナトリウム、カリウム、カルシウムなどのイオンが出入りする際に、ごく微量の電流が流れることによって起こりますが、このイオンの通り道を「チャネル」といいます。

抗不整脈薬は、チャネルをふさぎ、イオンを通りにくくすることで、心筋の電気信号の乱れを抑え、不整脈を防ぎます。抗不整脈薬は、**主に頻脈性不整脈**の治療に使われます。

抗不整脈薬には、ナトリウムチャネル遮断薬、β遮断薬、カリウムチャネル遮断薬、カルシウム拮抗薬などがあり、不整脈のタイプや症状によって使い分けられます。

ただ、抗不整脈薬には「**催不整脈作用**」といって、抗不整脈薬を使うことで新たな不整脈を引き起こすという重大な副作用があり、慎重に使う必要があります（186ページ参照）。

●ナトリウムチャネル遮断薬

ナトリウムチャネル遮断薬は、ナトリウムイオンのチャネルを遮断し、乱れた脈（主に頻脈）をととのえる作用があります。頻脈性不整脈の停止や予防にもっとも多く使用されています。

商品名：アミサリン、リスモダン、シベノール、ピメノール、キシロカイン、メキシチール、アスペノン、プロノン、タンボコール、サンリズムなど。

●β遮断薬

β《ベータ》遮断薬は、交感神経の働きを抑制して心拍数を減らし、心臓の負担を軽減する作用があります。また、心室性不整脈による突然死の予防効

果もあります。副作用としては、交感神経の働きを抑制するため、血圧低下、めまい、立ちくらみなどが起こることがあります。重大な副作用としては、房室ブロック、心不全、気管支ぜんそくの悪化などがあります。

商品名：テノーミン、メインテート、セロケン、ナディック、インデラルなど。

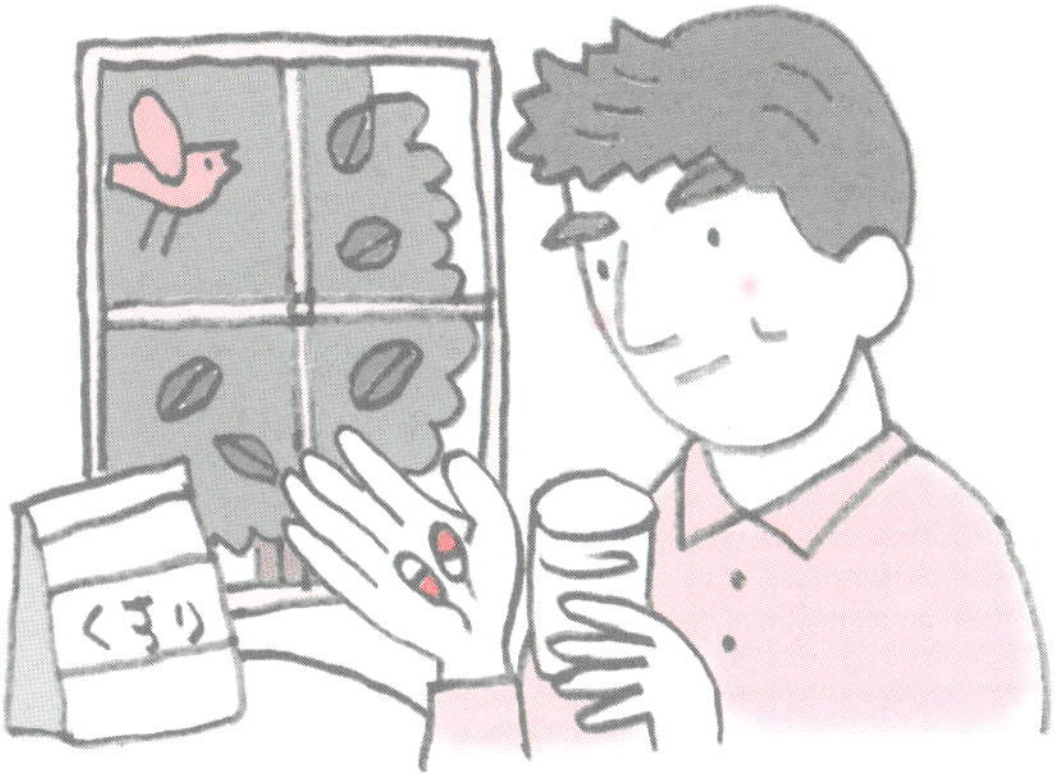

●カリウムチャネル遮断薬

カリウムチャネル遮断薬は、カリウムのチャネルを遮断してカリウムの放出を抑えることによって脈をととのえます。しばしば心機能低下例に用いられます。

重大な副作用として、QT時間延長にともなう多形《たけい》性心室頻拍があります。多形性心室頻拍はもっとも危険な致死性不整脈で、心室細動に移行することがあります（89ページ参照）。そのため、ほかの抗不整脈薬が無効、あるいは使用不可の場合に注意しながら使用されます。

商品名：アンカロン、ソタコール、シンビットなど。

●カルシウム拮抗薬

カルシウム拮抗薬は「カルシウムチャネル遮断薬」ともいいます。

カルシウムには筋肉を収縮させる働きがありますが、カルシウム拮抗薬は、心筋細胞内へのカルシウムイオンの流入を阻害し、心筋の異常な収縮を抑え、乱れた脈をととのえる作用があります。また、血管を広げて血圧を下げる作用もあり、狭心症や高血圧の治療でも使われます。

副作用としては、顔のほてり、むくみ、頭痛、動悸などのほか、β遮断薬と併用すると、房室ブロックや徐脈を起こすことがあります。

商品名：ワソラン、ヘルベッサー、ベプリコールなど。

●ジギタリス製剤

心筋の収縮力を強め、速くなりすぎた脈をととのえる働きがあります。主に心不全などの治療に使われる薬ですが、一部の心房細動にも使われます。副作用として、ジギタリス中毒による催不整脈作用があります。

商品名：ジゴシン、ラニラピッド、ジギラノゲンなど。

不整脈の治療3

血栓ができるのを防ぐ抗凝固薬

Point

- 抗凝固薬は血液を固まりにくくして、血栓ができるのを防ぐ薬
- ワルファリンにかわる新しい抗凝固薬「直接作用型経口抗凝固薬（DOAC）」
- DOACは腎機能が低下している人には慎重に使う必要がある

脳梗塞などの合併症を予防する抗凝固薬

不整脈の一種である心房細動が起きると、心房内の血液がよどみ、血栓ができやすくなります。心臓でできた血栓は、大きくてとけにくいという特徴があります。血栓が血流にのって脳の動脈に詰まると、脳梗塞（心原性脳塞栓症）を引き起こします。そのため、心房細動の治療では、血液を固まりにくくして血栓ができるのを防ぐ「**抗凝固療法**」が重要です。

ワルファリンにかわる新しい抗凝固薬

抗凝固療法で用いられる内服薬は、最近までは「**ワルファリン**」しかありませんでした。ワルファリンには強力な抗凝固作用があり、これまでは抗凝固薬の第一選択薬でした。ただ、ワルファリンには、脳出血を起こしやすいという重大な副作用があり、使い方が非常にむずかしい薬でした。

また、ワルファリンは、食品やほかの薬との飲み合わせで効果が変動しやすく、特に、納豆などビタミンKを多く含む食品は、薬の効果をゼロにしてしまう可能性があるので、避けなければなりませんでした。

こうした問題を解決したのが、「**直接作用型経口抗凝固薬**（DOAC《ドアック》）」と総称される新しい抗凝固薬で、現在はワルファリンにかわって第一選択薬となっています。

DOACには、ワルファリンと同等か、それ以上の血栓予防効果がありますが、同時に、ワルファリンの重大な合併症の一つである**脳出血の頻度が少ない**という大きな特徴があ

ります。また、納豆などのビタミンKを多く含む食品をとっても効果は影響されないこと、ワルファリンのように用量を決めるために定期的な血液検査を必要としないことなどの利点もあります。

ただし、DOACは多くが腎臓からの排泄（腎排泄）なので、**腎機能障害がある場合には用量に注意が必要**です。また、薬価はワルファリンよりかなり高価な点が欠点です。

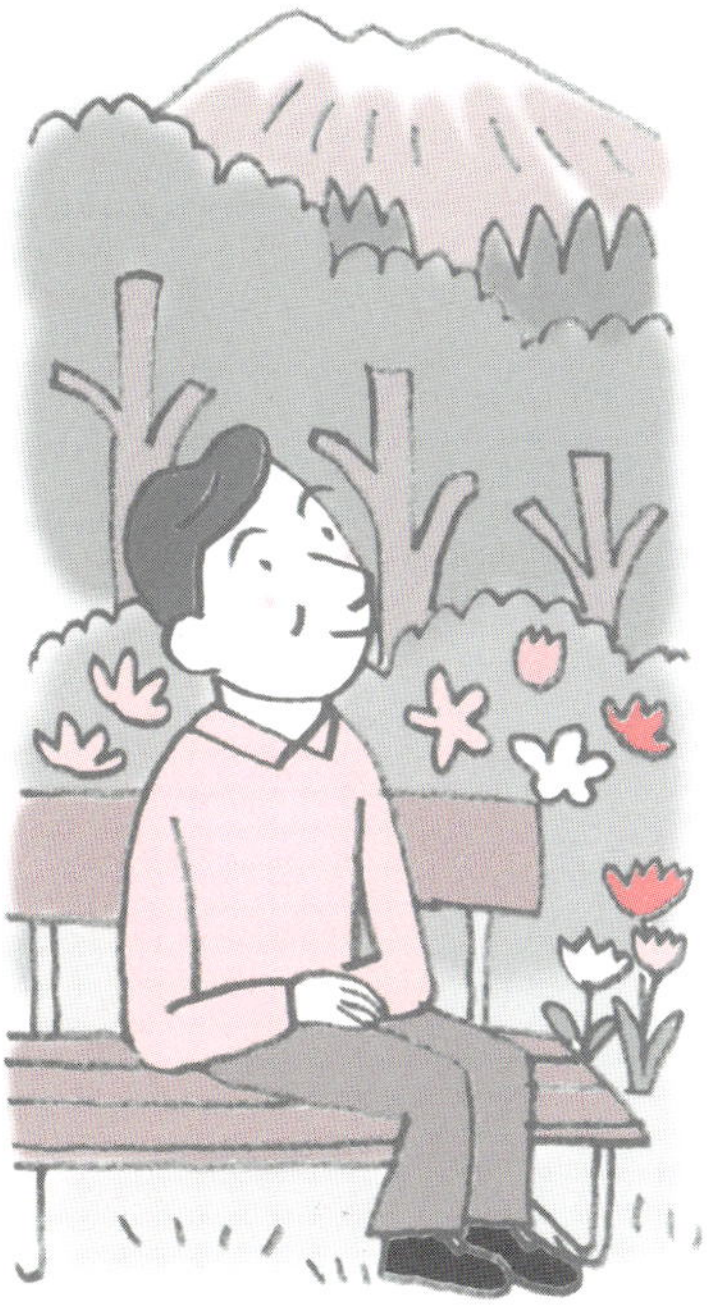

DOACとして、これまでに発売されているのは、ダビガトラン（商品名：プラザキサ）、リバーロキサバン（商品名：イグザレルト）、アピキサバン（商品名：エリキュース）、エドキサバン（商品名：リクシアナ）の4種類です。どれも効果や副作用に大きなちがいはありません。

血栓の元となるフィブリンの生成には「トロンビン」という物質がかかわっていますが、**ダビガトラン**は「トロンビン直接阻害薬」とも呼ばれ、トロンビンの作用を阻害する働きがあります。ダビガトランは脳梗塞予防効果が高いとされますが、特に腎排泄の割合が高いので、腎機能に注意が必要です。ダビガトランは1日2回内服します。

リバーロキサバンは、1日1回の内服でよい点が特徴ですが、消化管出血に注意が必要です。

アピキサバンは、消化管出血を含め出血性合併症が少ないという特徴と、腎機能が低下気味の高齢者にやさしいという利点があります。アピキサバンは1日2回の内服です。

エドキサバンは日本で開発された薬で、2011年に整形外科領域における静脈血栓症の薬として発売されましたが、2014年11月に抗凝固薬として適応が追加されました。エドキサバンは、リバーロキサバンと同じく1日1回の内服です。比較的出血性合併症が少ないという特徴があります。

不整脈の治療4

心臓の拍動を保つペースメーカ

Point
- ペースメーカは徐脈性不整脈の治療の中心
- 人工的な電気刺激で心臓の拍動を正常に保つ
- 徐脈性不整脈だけでなく、心不全を治療するペースメーカも開発されている

徐脈性不整脈を治療するペースメーカ

徐脈性不整脈で拍動のリズムが遅くなったときに、人工的に電気刺激（ペーシング）をあたえて拍動を正常にする治療法を「**ペーシング療法**」といい、ペーシング療法で使用する小型医療機器のことを「**ペースメーカ**」といいます。

ペースメーカは、**洞不全症候群**や**房室ブロック**で3秒以上の心停止、めまいや失神の頻発、心不全を起こす危険性がある場合などに適応となります。

ペースメーカは、心臓の拍動の異常を感知して電気刺激を発する「本体」と、その電気刺激を伝える「リード」からなります。ペースメーカを植え込む手術は、局所麻酔で行われる安全な手術で、1～3時間ほどですむ比較的簡単なものです。入院も1週間ぐらいです。

ペースメーカは、重さ20～30グラム程度と軽量化が進み、手術直後には違和感を覚えることもありますが、慣れてくるとほぼ通常通りの生活が送れるようになります。

ペースメーカは電池で作動しています。電池の寿命は、電気刺激の作動する頻度などによって個人差がありますが、大体5～10年程度です。

電池の残量は外来で皮膚の上から確認できますが、電池交換をするときは、入院して本体ごと交換する手術が必要となります。

ペースメーカ植え込み後に、感染や皮下出血、リードの移動や断線など、わずかながら合併症が起こることが知られていますが、その問題を解決するために、近年、リードのない「**リードレスペースメーカ**」とい

ペースメーカのしくみ

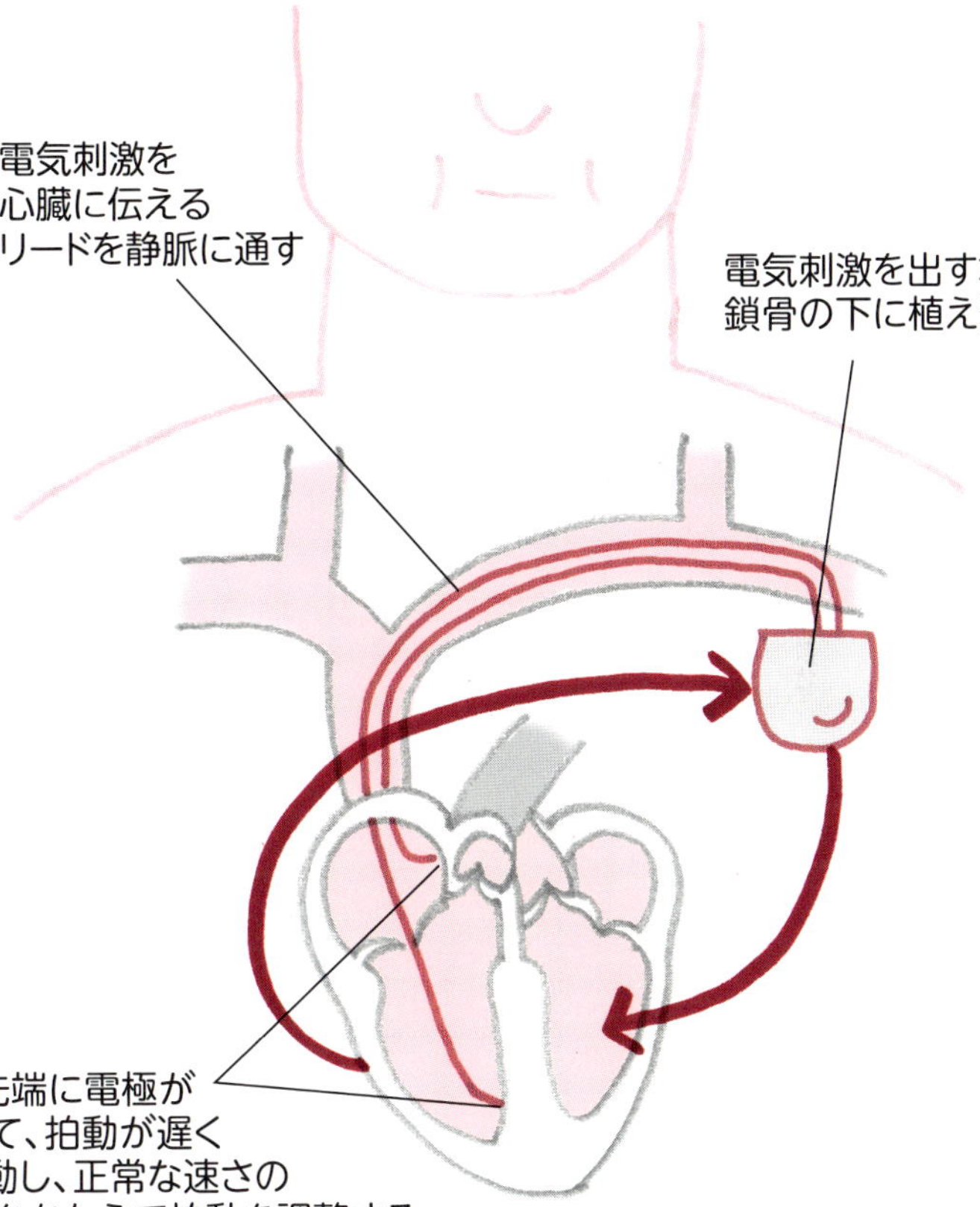
電気刺激を出す本体を
鎖骨の下に植え込む
リードの先端に電極が
ついていて、拍動が遅く
なると作動し、正常な速さの
電気刺激をあたえて拍動を調整する

うデバイスが開発されました。多施設前向き試験では、安全性、有効性ともに良好であることが報告されています。

植え込み後に気をつけること

ペースメーカは、強い磁気や電磁波をあびると誤作動を起こす危険性があります。日常生活では以下のようなことに注意しましょう。

●上半身を激しく動かすスポーツは避ける。

●病院で磁気を使ったMRI検査やMRA検査は受けられないことがある（近年、一定の条件つきでMRI対応型の心臓デバイス〈ペースメーカ、ICD、CRT-D〉も提供されている）。

●電源の入った携帯電話を胸ポケットに入れない。携帯電話はペースメーカから15㎝（古い機種では22㎝）

以上離すこと。携帯電話を使うときは、植え込んでいる胸と反対側の耳にあてて通話する。

●体に電流が流れるマッサージ器を利用しない。

●車のボンネット内をのぞき込んだり、エンジンに近づかない。

●空港の金属探知ゲートによる検査を受ける前に、ペースメーカが入っていることを係官に伝える（あるいはペースメーカ手帳を見せる）。

●ＩＨ炊飯器やＩＨ調理器が使われている場合は、ペースメーカの植え込み部位を近づけない。

なお、日本では、ペースメーカ植え込み手術を受けると、「**ペースメーカ手帳**」というものが渡されるのが一般的です。ほかの病院を受診する場合や、空港で金属探知ゲートによる検査を受ける場合などに役立ちますので、常に携帯するようにしましょう（次ページＭＥＭＯ参照）。

心不全を治療する特殊なペースメーカ

徐脈性不整脈だけでなく、心不全を治療する特殊なペースメーカも開発されています。それが「**両心室ペースメーカ（ＣＲＴ－Ｐ）**」や「**両心室ペーシング機能付き植え込み型除細動器（ＣＲＴ－Ｄ）**」と呼ばれるデバイスです。これらは、心筋梗塞などで心臓の動きにねじれが生じ、心臓のポンプ機能が低下した患者さんに対して有効です。

心臓に何らかの障害が起こると、心臓の中で電気信号が伝わる順序にずれが生じ、本来はほぼ同時に収縮するはずの左右の心室がいびつな動きをすることがあります（心室同期障害）。ＣＲＴ－Ｐは、ペースメーカで心臓に伝わる電気信号の順序をととのえ（再同期）、心臓のポンプ機能を助けます。具体的には右心室と左心室それぞれにリード線を挿入し、左右の心室に電気を流します。それによって、心臓の動きが再びシンクロナイズされて、いっせいに協調して動くようになり、心臓のポンプ機能が改善します。これを心臓再同期療法（ＣＲＴ）といいます。

また、ＣＲＴ－Ｄは、ＣＲＴ－Ｐに除細動器機能をあわせ持った植え込み型の器械です。ＣＲＴ－Ｄは、心室同期障害に加え、心室頻拍や心室細動を起こしたことがある患者さんに対して有効です。電気的治療により**致死性不整脈を停止させ、突然死の予防効果がある**とされています。

手術は通常のペースメーカの場合と同様に、局所麻酔で行います。

なお、ペースメーカやＣＲＴ－Ｐは、植え込み型除細動器（ＩＣＤ）とちがって、植え込み後に意識消失がなく、医師から「運転を行わないように」という指導がなければ、原則として運転免許の制限は行われません。

除細動器機能を持ったＣＲＴ－Ｄの場合は、初回植え込みに関しては、植え込み前に心室頻拍・心室細動やそれにともなう意識消失の既往《きおう》がある患者さんに対する植え込み（いわゆる二次予防目的の植え込み）では、6カ月間の経過観察（運転停止）の期間が設けられます。この期間に意識消失や作動がなければ運転可能となります。一方、植え込み前に心室頻拍・心室細動やそれによる意識消失の既往のない予防的植え込み（いわゆる一次予防目的の植え込み）の患者さんの場合は、植え込み後7日間意識消失や作動がなければ運転可能となります（２０１７年の道路交通法改正）。

不整脈の早期発見に役立つ「遠隔モニタリング」

ペースメーカやＩＣＤ、ＣＲＴなどの心臓デバイスを植え込んだあとは、半年に一度ぐらいの間隔で、病院でデバイスのチェックを行う必要があります。

しかし、その半年の間に、不整脈などが起こったり、デバイスの機能に異常が生じたりした場合、チェックができないというデメリットがありました。

その欠点を解決するために考えられたのが「**遠隔モニタリング**」システムです。これは、遠隔モニタリングを行うための中継機器を自宅に設置し、その機器を通して心臓デバイスの情報を病院でチェックできるシステムです。これによって、不整脈の出現などが早期に発見できるようになり、また、アラート送信機能も兼ねそなえているので、デバイスの不具合や故障も早く見つけることができるようになりました。

MEMO

ペースメーカ手帳

ペースメーカを植え込んだ人には、医師から「ペースメーカ手帳」が渡されます。

ペースメーカ手帳には、患者さんの氏名、連絡先、病名、かかりつけの医療機関、主治医名のほか、使用しているペースメーカに関する情報や定期検査の内容なども記されています。

かかりつけ以外の医療機関を受診するときや、空港でのセキュリティ検査の際に提示すると、治療や検査がスムーズです。

もし不慮の事故などにあい、本人の意識がないときでも検査や治療に役立ちますので、ふだんから携帯するようにしましょう。

紛失した場合には、医師に連絡すれば再発行してもらえます。

不整脈の治療5

心室細動を抑える植え込み型除細動器（ICD）

Point

- 危険な発作が起きたときに電気ショックをあたえて突然死を防ぐ
- ICDはペースメーカの機能もそなえており、乱れた脈を正常に戻す
- リードと本体を皮下に植え込む新しいタイプの除細動器も開発されている

頻脈性不整脈を電気ショックで抑える

心室細動や心室頻拍などの頻脈性不整脈が起きて突然死の危険があるような緊急の場合に、電気ショックをあたえて頻拍を抑える治療法を「直流通電法」といいます。特に心室細動は、心臓がけいれんした状態になるので、いったん起こると血液を押し出すことができずに心停止となり、数分で死に至ります。

一度心室細動が起こると、薬でも心臓マッサージでも心拍を戻すことはできません。救命できる方法はただ一つ、電気ショックをあたえることです。この心室細動を止める処置を「**除細動**《じょさいどう》」といい、それに使われるのが除細動器です。

植え込み型除細動器で突然死を防ぐ

突然死をまねくような重症な頻脈性不整脈を起こした人や、起こす危険性の高い人は、体内に除細動器を埋め込む「**植え込み型除細動器**（**ICD**）」によって、危険な発作にそなえる方法がとられます。

ICDは、発作が起きて心拍が異常に速くなると、それを器械が自動的に感知して、まず電気刺激を出して抑制するように作動し、それでも頻拍が抑えられない場合は、強い電気ショックをあたえるしくみとなっています。ICDは、心臓が正しい拍動で動いているときは作動しません。

また、ICDはペースメーカの機能もそなえており、除細動後に拍動が止まったり遅くなったりした場合は、ペーシングによって正常な拍動に戻します。

植え込み手術はペースメーカとほぼ同じ

ICDは、通常のペースメーカと同様に、胸の鎖骨の下に埋め込みます。ただし、手術は全身麻酔で行い、所要時間は大体2時間程度です。全身麻酔で行うのは、リードの位置や除細動の作動チェックを行うために、手術中に人工的に心室細動を起こす必要があるからです（除細動効果の確認）。

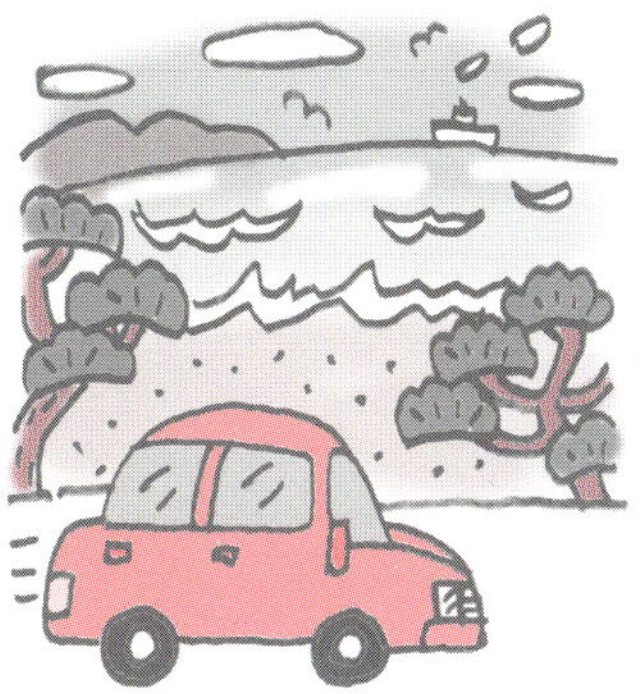

植え込み型除細動器を入れている人は、自動車の運転に制限がある

入院期間は10～14日ぐらいです。電池の寿命は発作の回数などによってちがいますが、大体4～5年です。電池がなくなりそうになったら、再手術して新しい本体と取りかえます。

新しいタイプの「皮下植え込み型除細動器」

ICDは、リードを心臓の中に留置するため、リード挿入にともなう合併症や、手術後の感染など、さまざまな問題があります。それを解決するために開発されたのが、「**皮下植え込み型除細動器**（**S－ICD**）」です。S－ICDは、リードと本体を皮下に植え込むので、血管や心臓にとって「異物」とはなりません。そのため、手術時の合併症や手術後の感染のリスクなどを大幅に減らすことができます。また、将来何らかのリードの不具合が生じた場合も、リードの抜去が比較的容易です。

ただし、S－ICDは、心臓内にリードが留置されていないため、ペースメーカとしての役割はありません。また、不整脈の感知の点で劣ることもあり、すべての患者さんに向いているわけではありませんが、S－ICDは突然死予防に有効との報告があります。

ICD（S－ICD）も、磁気や電磁波の影響によって誤作動を起こすことがあります（101ページ参照）。

また、ICD（S－ICD）を入れている人は、これまでは原則として自動車の運転はできませんでしたが、2017年の道路交通法の改正で、条件付きで運転ができるようになりました（103ページ参照）。ただし、タクシー、バス、トラックなど、運転を生業としている場合は原則不可です。

不整脈の治療6

不整脈のカテーテルアブレーション

Point
- ●頻脈性不整脈を根治できる可能性のあるカテーテル治療
- ●特に「発作性上室頻拍」や「心房粗動」に対してはきわめて有効な方法
- ●以前は無効と考えられていた「心房細動」でも有効

頻脈性不整脈の発生場所を高周波電流で焼く

頻脈性不整脈では、異常な電気的刺激の発生や、電気的刺激が旋回しつづけること（リエントリー）が原因で頻脈が起こっています。

そこで、カテーテルという細い管を心臓の中まで送り込み、不整脈を起こさせている原因部分を高周波電流をあてて一種の「ヤケド」をつくり、不整脈が起きないようにする方法があります。これを「**カテーテルアブレーション**（経皮的カテーテル心筋焼灼《しょうしゃく》術）」といいます。

アブレーションとは、「取り除くこと、切除すること」という意味です。

カテーテルアブレーションは、**発作性上室頻拍**や、**心房粗動**、**心室頻拍**、**心房細動**など多くの不整脈に有効な治療法です。これらの不整脈は薬物療法でも発作を予防することはできますが、長期間薬を飲みつづけたくない人や、発作がひんぱんに起きる人、発作の症状が重い人などには、カテーテルアブレーションが向いています。

根治できるのが最大の利点

カテーテルアブレーションの治療効果は、**発作性上室頻拍や心房粗動では90％以上の確率で根治が期待**できます。症状が重く、薬の効果があまり得られない場合には、カテーテルアブレーションを行うケースが増えつつあります。

ただし、すばらしい効果が期待できるカテーテルアブレーションですが、どんな不整脈の治療にも適しているわけではありません。治療法を選択する場合は、医師からよく説明を受け、納得のいく治療法を選ぶことが大切です。

また、カテーテルアブレーションは、不整脈の専門医がいる設備のととのった医療機関でしか受けることができません。

カテーテルアブレーションのしくみ

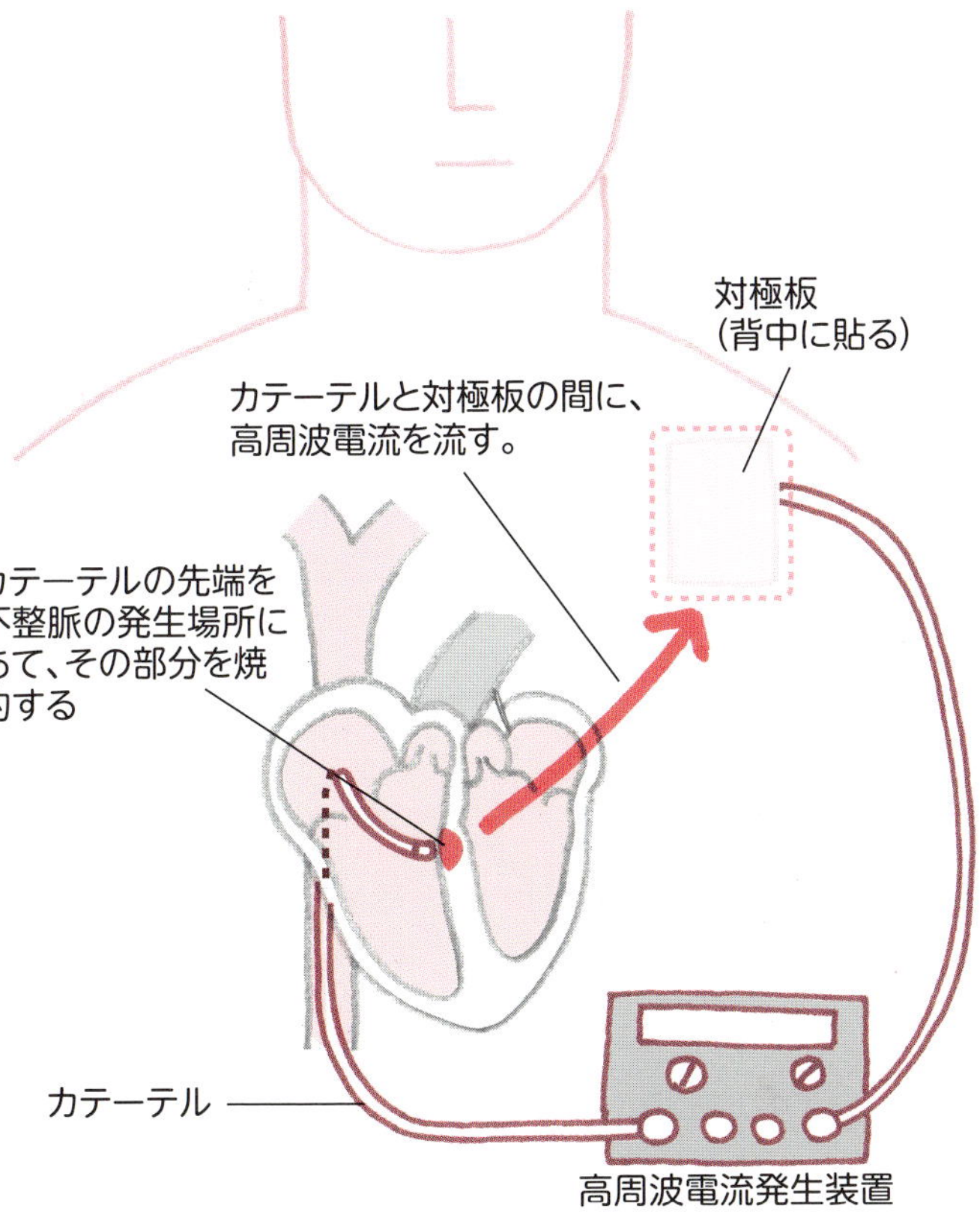
対極板
(背中に貼る)
カテーテルと対極板の間に、
高周波電流を流す。
カテーテルの先端を
不整脈の発生場所に
あて、その部分を焼
灼する
カテーテル
高周波電流発生装置

成功率の高い効果的な治療法

カテーテルアブレーションは、局所麻酔をして、まず足の付け根などの血管からカテーテルを数本入れて、心臓内部まで到達させます。そして、電気刺激をあたえながら、どこが不整脈の原因となっているのかを調べます。原因部分が特定できれば、治療部位へアブレーション専用のカテーテルを進め、先端から高周波電流を30秒～1分程度流して、異常部分を50～60度の温度で焼灼します。一定の温度以上の熱を加えると、たんぱく質が凝固し（熱凝固）、不整脈の原因である電気を伝えたり発生させることができなくなります。

手術の所要時間は2～3時間程度です。胸を切らずにすむので、入院期間も3日～1週間程度です。

アブレーション治療を受けると、

胸の中で「熱さ」を感じますが、カテーテルの先端には温度センサーがついているので、高温になりすぎることはありません（高温になると電流が遮断されます）。1回の治療で異常な部分を完全に焼灼できなかった場合には、後日再びアブレーション治療を行うこともあります。

ただし、不整脈の発生場所が、心臓の本来の機能に重要な場所付近にある場合や、異常を起こす場所が不安定な場合などは、アブレーション治療が行えないことがあります。

心房細動に対するカテーテルアブレーション

心房細動は、頻脈性不整脈の一つで、心房内のあちこちで異常な電気的興奮が生じ、それがぐるぐる旋回（リエントリー）するために、心房がこまかくふるえ、けいれんを起こしたようになります。

心房細動の主な原因は、**4本の肺静脈と左心房との接合部付近から発生する異常な電気的興奮**です。

心房細動が危険なのは、心房が規則正しい収縮ができなくなるために、心房の中の血液がうっ滞し、血栓ができやすくなることです。血栓ができると、心原性脳塞栓症などの血栓塞栓症を引き起こす可能性があります。

また、心房細動は、長期間つづくと、心臓に大きな負担がかかり、心不全の原因ともなります。

心房細動の治療でもっとも重要なのは、抗凝固薬などで血栓ができるのを防ぐことです。しかし、可能ならば心房細動そのものが起こらないようにすることがベストです。残念ながら薬物療法は、長期間心房細動がつづいている持続性心房細動では効果がない場合も多く、また発作性心房細動の場合は、いったんは規則正しいリズムに戻せても、長く維持するためには長期間の抗不整脈薬の服用が必要であり、しかも最終的には長期持続性心房細動へ移行することも多いという問題があります。

以前は、心房細動の原因となる部位を特定しにくいため、アブレーション治療は無効と考えられていましたが、近年、心房細動の主な原因は肺静脈付近からの異常な電気的興奮であることが明らかとなり、薬物療法などと組み合わせたアブレーション治療が行われるようになってきています。

心房細動に対するカテーテルアブレーションは、心房細動の原因となっている肺静脈の入り口周囲を焼灼して、肺静脈を左心房から電気的に隔離する治療法で、「**肺静脈隔離術**」といいます。

肺静脈隔離術によるアブレーション治療は、**心房細動の初期段階である発作性心房細動に対して特に効果**

が高いといわれています。施設や方法によって差はありますが、発作性心房細動であれば1回の治療で70～80％の成功率が得られると報告されています。持続性、および長期持続性の心房細動に対しては、もう少し広い範囲の心房筋を焼灼する必要があり、十分なエビデンスはありませんが、発作性心房細動にくらべると成功率は低くなり、また再発率も高くなります。

ただし、心臓の中に長時間カテーテルを挿入する手術なので、まれに脳梗塞や心タンポナーデ（121ページ参照）、食道潰瘍《かいよう》などの合併症が起こることがあります。

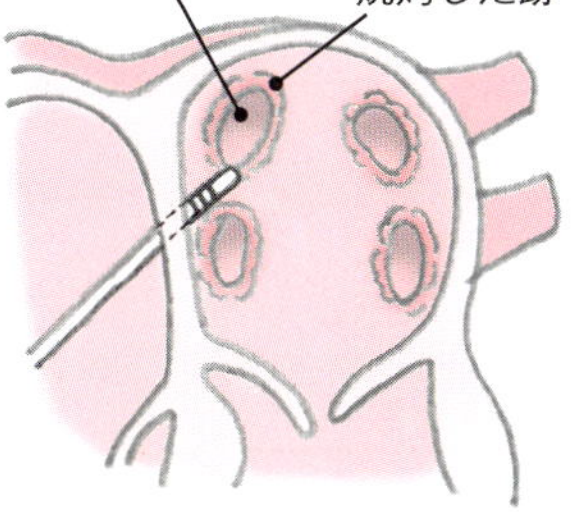

カテーテルの先端を左心房まで送り込み、４本の肺静脈の入り口周囲を焼く

なお、最近は、高周波電流ではなく、バルーン型冷凍アブレーションカテーテルを使った心房細動の肺静脈隔離術も行われるようになっています。これは「**クライオバルーンアブレーション**（経皮的カテーテル心筋冷凍焼灼術）」といい、より短時間に効率よく心房細動アブレーションを行えるようになりました。また、バルーンを拡張した状態の操作であれば、心穿孔《しんせんこう》が生じる危険性がほとんどないという長所もあります。

ただし、クライオバルーンアブレーションには、「基本的には肺静脈隔離術にしか適用できない」「肺静脈隔離部位が任意に選択できない」「横隔神経障害の発生率が高周波アブレーションにくらべて高い」という短所があります。

MEMO

高齢者に対するアブレーション治療

心房細動の患者さんの多くは高齢者です。カテーテルアブレーションは、胸を切らずにすむので、患者さんには負担の軽い治療法ですが、高齢者の場合は、カテーテルを通す血管がもろくなっていたり、心筋の障害やほかの病気を持っていたりするケースが多いので、合併症を引き起こすリスクが高くなります。

しかし、高齢者（おおむね75歳以上）でも、日常生活動作（ADL）が保たれていれば、アブレーションの効果が高い発作性心房細動に対しては、若年者同様に治療適応であると考えられています。ただ、高齢者の持続性および長期持続性の心房細動に対しては、現段階でのアブレーション治療には限界があるとされています。

心不全1

心不全とはどのような状態か

Point

- ●心不全とは心臓の機能が低下した状態で、病名ではない
- ●主な症状は、息切れ、呼吸困難、むくみなど
- ●虚血性心疾患の増加や高齢化とともに増えつづけている

心不全は病名ではなく心機能が低下した「状態」

心不全とは、心臓の働きが弱まり、体に十分な血液や酸素を送れなくなった状態をいいます。

心不全になると、心臓が十分に収縮や拡張ができなくなり、心臓のポンプとしての働きが低下します。ポンプの働きが低下すると、心臓が送り出す血液の量（心拍出量）が少なくなり、肺や全身に血液がたまる「**うっ血**」が起こります。

ポンプ機能が低下した心臓は、無理して血液を送り出そうとするため、心臓の筋肉（心筋）に負担がかかり、心筋が厚くなる「**心肥大**」が起こります。また、心臓に血液が多くたまるため、心臓が大きくなる「**心拡大**」も起きます。その結果、心臓にかかる負担が増大し、心不全がますます悪化するという悪循環が生じます。

心不全の症状は、心不全の種類や程度によってさまざまですが、代表的な自覚症状は、**息切れ**、**呼吸困難**、**むくみ**などです。症状が進むと、平地を歩いていても息苦しくなります。また、不整脈を合併して、動悸を起こすこともあります。

心臓病だけではない心不全の原因

心不全の原因でもっとも多いのは**心筋梗塞**で、次いで多いのが**高血圧**です。そのほか、狭心症や心筋症、心臓弁膜症、不整脈など、すべての心臓病も悪化すると最終的に心不全に至る可能性があります。

また、貧血や慢性肺疾患などの低酸素の病気、甲状腺機能亢進症や糖尿病といった代謝異常なども、心不全の原因となる病気です。

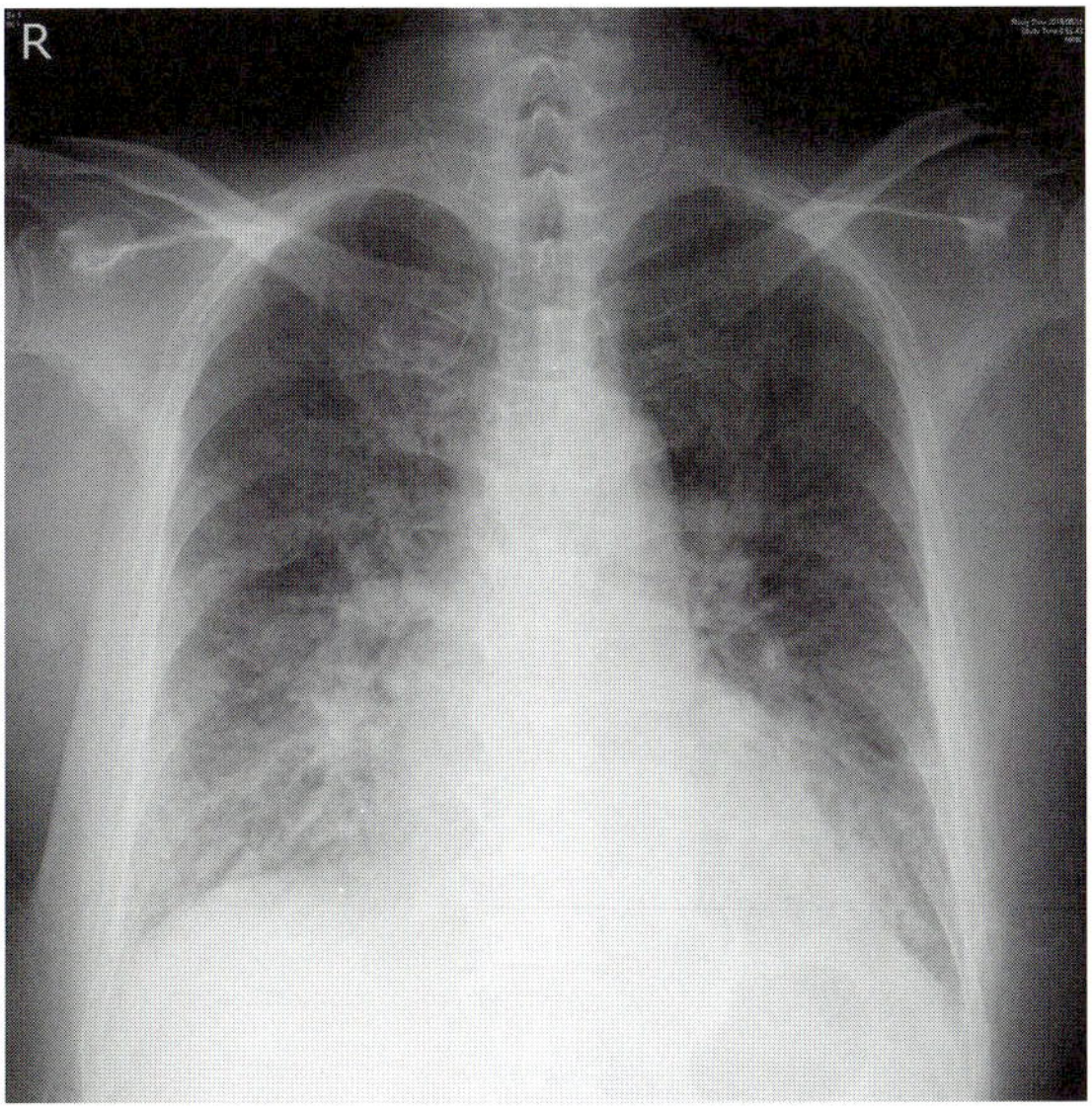

心不全の胸部レントゲン写真
肺は本来空気が出入りするところで、画像上は黒くうつるが、心不全で肺に水があふれ出た結果、全体に白っぽくなっている。中央の白い部分は心臓。

●心不全　症状チェックシート

以下のような症状は、心不全が原因で起きている可能性があります。特に、心臓の病気がある人は、早めにかかりつけ医（主治医）に相談するようにしましょう。

- □階段を昇ったり、重い荷物を持つと息切れする。
- □夜、寝ていると息苦しくて目覚めることがある。
- □横になると息苦しくて、起きていると少し楽になる。
- □すねや足の甲のむくみがひどい。
- □最近、体重が急に増えてきた。
- □夜間にせきが出るようになった。

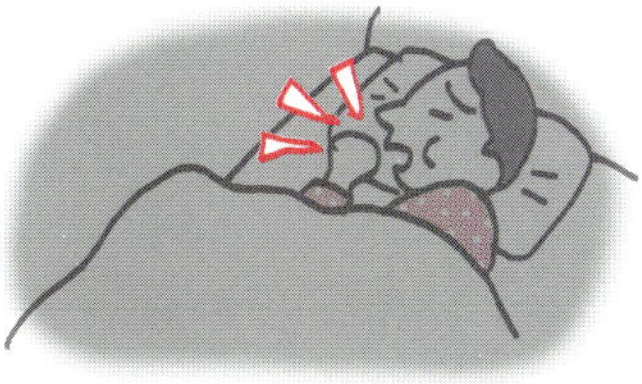

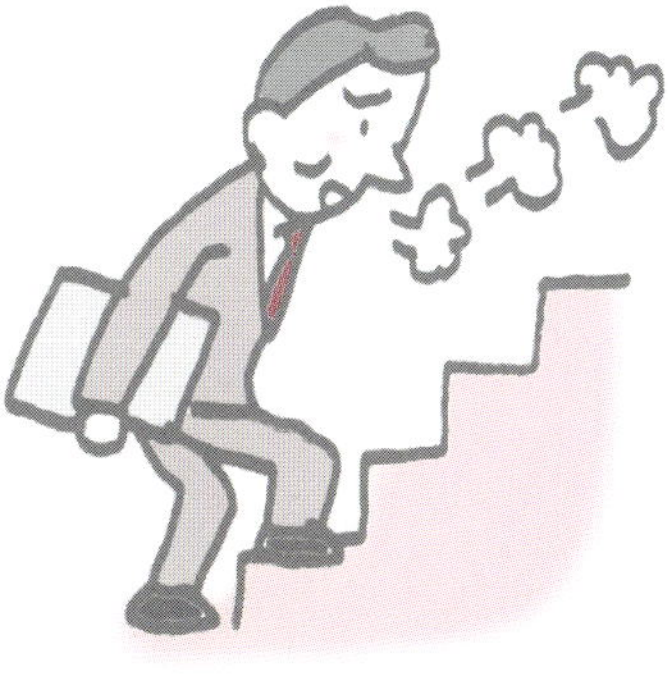

原因となる病気がなくても、カゼなどのウイルス感染症や、薬物中毒、アルコール中毒などで急激に心臓の機能が低下し、心不全を起こすこともあります。

近年、心不全の患者さんは、虚血性心疾患の増加や、高齢化による高血圧や心臓弁膜症の増加などによって増えつづけており、2020年には120万人、2030年には130万人を超すと予測されています。

急性心不全と慢性心不全

心不全には、急激に起きる「**急性心不全**」と、慢性的に心不全の症状が見られる「**慢性心不全**」があります。急性心不全は、心筋梗塞や狭心症の発作につづいて起こることが多く、発作のあとに心室細動のような重篤な不整脈を起こし、突然死に至る危険性もあります。もし、呼吸がゼーゼーと音を発し、苦しくて横になれないような急性心不全が起きた場合は、すぐに救急車を呼び、CCU（冠疾患集中治療室）のある病院に行くことが重要です。

急性心不全を起こしても、すぐに適切な処置を受けることができれば、急激な悪化を防ぐことができます。

心不全を見つけるための検査

心不全を見つけるための検査としては、心電図や胸部X線、心エコー（心臓超音波）、血液検査などを行います。胸部X線検査では、心不全で起こりやすい心肥大や、肺のうっ血などを見つけることができます。心エコー検査は、心不全の診断のほか、重症度や治療効果を調べたり、心不全の原因となっている病気の診断にも有効です。

また、血液検査で、心室に負荷がかかると分泌されるBNP（脳性ナトリウム利尿ペプチド）の濃度をはかることで、心不全が起きているかどうかを知ることができます。（38ページ参照）

心不全の4つのステージ

心不全の進行は次の4つのステージに分けられます。

ステージA…高血圧や糖尿病など、将来の心不全につながる危険因子をかかえているが、まだ心不全の症状があらわれていない段階。

ステージB…心不全の症状はないが、心肥大や心拍出量の低下など異常があらわれてきた段階。

ステージC…心臓の異常だけでなく、息切れやむくみ、食欲不振、腹部膨《ぼう》満《まん》感、低血圧などの心不全症状があらわれてきた段階。

ステージD…治療が困難なほど心不

心不全のステージ

ステージA 心不全の 危険因子がある	ステージB 心臓の働きに 異常が見られる	ステージC 心不全の症状が あらわれる	ステージD 治療が むずかしい
高血圧や糖尿病などの危険因子はあるが、まだ心不全の症状はない。	心不全の症状はないが、心肥大や心拡大、心拍出量の低下などの異常が見られる。心不全につながる心筋梗塞や心臓弁膜症などの心臓病も起きている。	息切れやむくみ、食欲不振、腹部膨満感、疲れやすさ、低血圧などの心不全に特徴的な症状があらわれる。急性心不全、あるいは慢性心不全の急性増悪《ぞうあく》をくり返す。	治療を行っても治りにくい末期の心不全。心不全のさまざまな症状があらわれる。

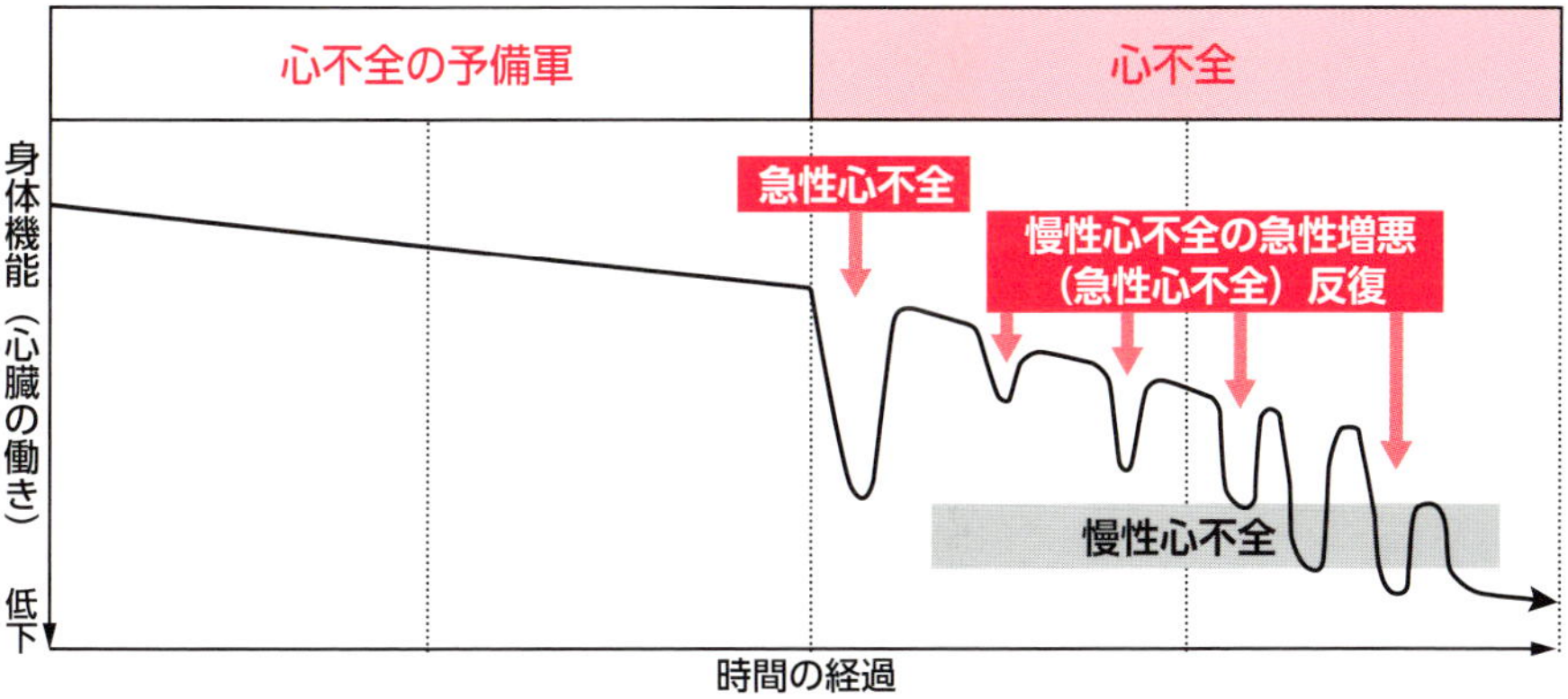

（参考：日本循環器学会・日本心不全学会編『急性・慢性心不全診療ガイドライン（2017年改訂版）』、ライフサイエンス出版）

全が悪化した段階。

ステージAやステージBは、心不全の予備軍ともいえる段階です。心不全を予防するためには、この段階で危険因子の治療や生活週間の改善を行うことが大切です。

心不全の予後

一般的に、心不全の患者さんの予《よ》後《ご》（心不全になったあと、どれだけ長く生きられるか）は不良であるといわれています。心不全は、悪化と回復をくり返しながら、徐々に進行していく病気で、完治がむずかしいからです。しかし、心不全を完全に治すことはできませんが、適切な治療を継続し、生活スタイルの管理をしっかりと行い、できるだけ心臓に負担をかけないように心がければ、急激な悪化を防ぎ、ふつうの日常生活を送ることは十分に可能です。

心不全2

心不全の治療

Point

- 心不全の治療の目的は進行を防ぎ、QOLを改善すること
- 心不全の治療は薬物療法が中心だが、悪化すれば非薬物療法も行われる
- 治療と並行して、減塩など日常生活の管理も重要

治療の主な目的は進行を防ぐこと

心不全は、進行の程度により4つのステージに分けられますが、ステージごとに治療目標が異なります。

ステージAでは心不全の原因となる虚血性心疾患などの器質的心疾患の発症予防、ステージBでは器質的心疾患の進展抑制と心不全の発症予防、ステージCでは予後の改善と症状の軽減が治療目標となります。ステージDの場合は、基本的にステージCと同様ですが、終末期心不全では症状の軽減が主な目標です（『急性・慢性心不全診療ガイドライン（2017年改訂版）』）。

心不全の薬物療法

心不全の治療は、薬物療法が中心となります。心不全の薬物療法の目的は、大きく分けて2つあります。第一は、息切れやむくみなどの症状を改善して生活の質（QOL）をよくすること。第二は、予後《よご》の改善、つまり心不全の悪化を防ぐことです。

第一の目的にもっとも適した薬は**利尿薬**です。心不全になると、体内に水分やナトリウムなどがたまり、血液のうっ滞が起こります。そのため、息切れやむくみといった症状があらわれます。利尿薬には、体内の水分やナトリウムの排出を促す働きがあり、心不全の症状を軽くします。

利尿薬の副作用としては、血液中のカリウムを減少させる「低カリウム血症」を起こすことがあります。

主な商品には、ラシックス、フルイトラン、ナトリックス、サムスカなどがあります。

第二の目的に適した薬としては、

心疾患の病類別に見た死亡者数の割合（2015年）

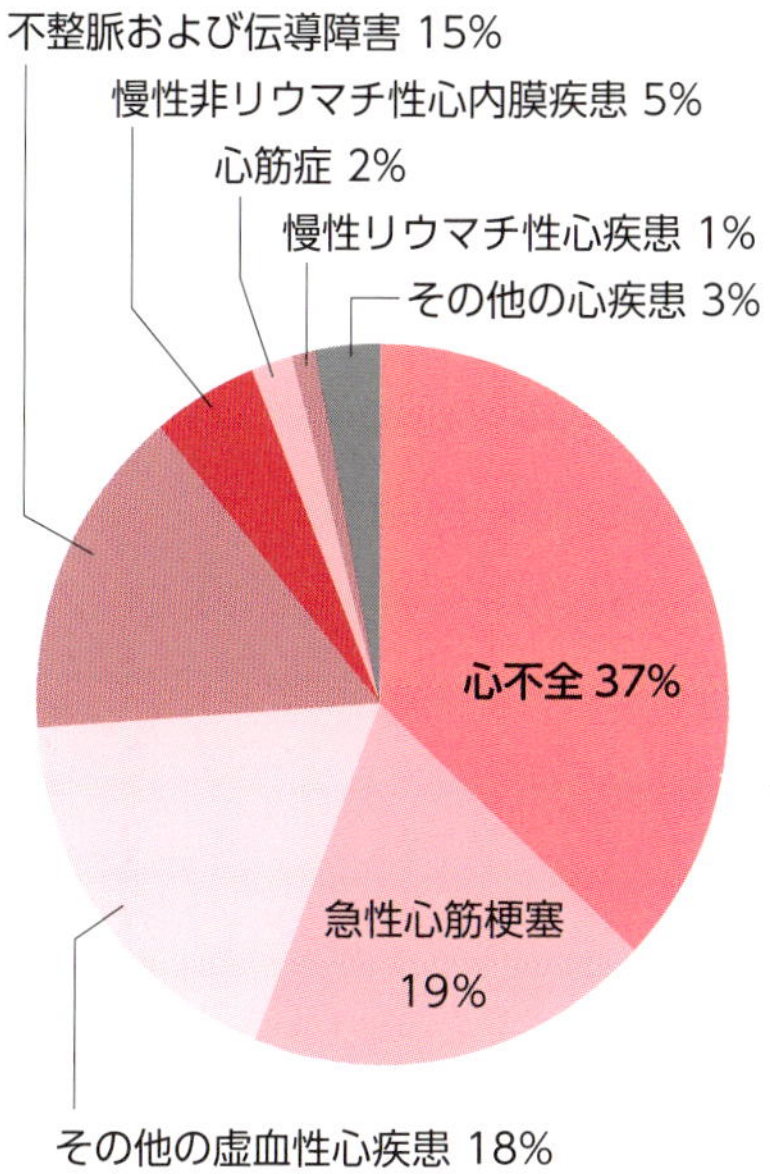

心不全および急性心筋梗塞による死亡者数の推移

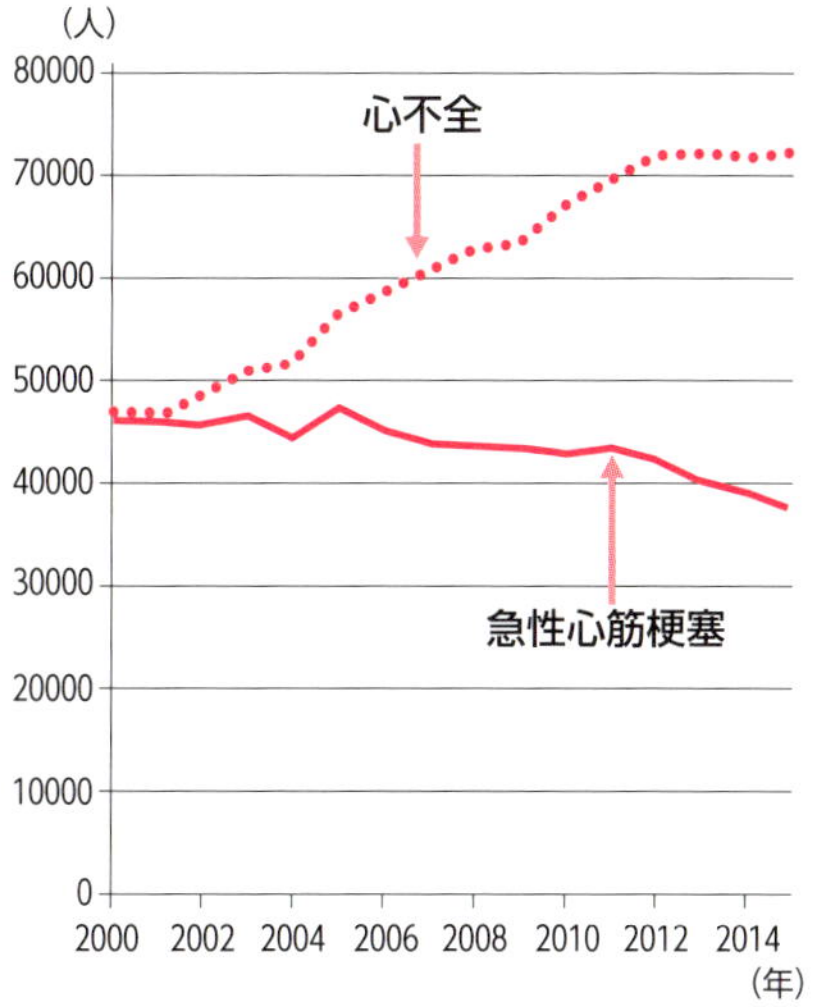

（厚生労働省「2015年人口動態統計」）

※心不全と急性心筋梗塞が心疾患死亡の半数以上を占め、
心不全による死亡者数は増加傾向にある。

（参考：日本循環器学会・日本心不全学会編『急性・慢性心不全診療ガイドライン（2017年改訂版）』、ライフサイエンス出版）

左心室の収縮機能の低下が原因で起こる「収縮不全」では、**ACE阻害薬（アンジオテンシン変換酵素阻害薬）**があります。

ACE阻害薬は、慢性心不全治療ではよく使われる薬で、血管を広げるだけでなく、心筋にも作用して、心不全の進行を遅らせる働きがあります。副作用として、「空咳《からせき》」が出ることがあります。

主な商品には、レニベース、ロンゲス、ゼストリルなどがあります。

ACE阻害薬が副作用などで使えない場合は、**ARB（アンジオテンシンⅡ受容体拮抗薬）**が使われることがあります。ARBには、ACE阻害薬同様、血管を広げ、心臓を保護する働きがあります。

主な商品には、ブロプレスなどがあります。

また、同じ系統の薬である**アルドステロン拮抗薬（カリウム保持性利**

尿薬）は、心臓の肥大などにかかわるアルドステロンというホルモンの働きを抑える作用があります。心筋の線維化を防ぐとともに、尿量を増やして血圧を下げます。

主な商品には、セララ、アルダクトンAなどがあります。

第二の目的のために使われる薬には、ほかにβ遮断薬《ベータしゃだん》があります。

β遮断薬は、心臓を収縮させる交感神経に作用することで、心拍数や心拍出量を減らし、心臓を休ませて保護する作用があります。これまでは、心臓の働きが低下している心不全の患者さんには使えない薬とされていましたが、少量から開始し、時間をかけて徐々に増量すれば、心臓の働きはむしろよくなっていくことがわかり、現在では、慢性心不全の治療では欠かせない薬となっています。

主な商品には、アーチスト、セロケン、メインテートなどがあります。

一方、左心室の収縮機能が保たれた「拡張不全」に対しては、現在、有効な薬はありません。利尿薬など、心不全の症状を抑える薬を使うとともに、拡張不全の患者さんは、高血圧や糖尿病などを合併していることが多いため、それらの疾患の治療を行います。

心不全の非薬物療法

心不全が悪化すると、生活習慣の改善や薬物療法だけでは進行を抑えることがむずかしくなります。そのような場合は、次のような非薬物治療が行われることがあります。

●心臓再同期療法（CRT）

心筋梗塞などで心臓の動きにねじれが生じ、心臓のポンプ機能が低下したときに、ペースメーカを使って心臓に電気刺激をあたえ、心室が収縮するタイミングのずれを調整する治療法です。

●植え込み型除細動器（ICD）

ICDは突然死をまねくような危険な不整脈が起きたときに、心臓に自動的に電気ショックをあたえたり、くり返し電気刺激をあたえたりすることで、心臓の拍動を正常な状態に戻す機器です。最近では、これにCRTの機能を付加したCRT－Dと呼ばれる機器を植え込むことも、心不全の患者さんでは増えています。

●補助人工心臓（VAD）

重症の心不全におちいった心臓のかわりに、血液を全身に送り出すポンプの働きをする機器です。補助人工心臓には、本体を体外に置く「対外設置型」と体内に埋め込む「植え込み型」があります。心停止やショックから救命する場面や、心臓移植を予定している人に待機的に使われることがあります。

日常生活の管理も重要な治療

心不全では、ふだんの生活の管理が非常に重要です。**特に大切なのは**

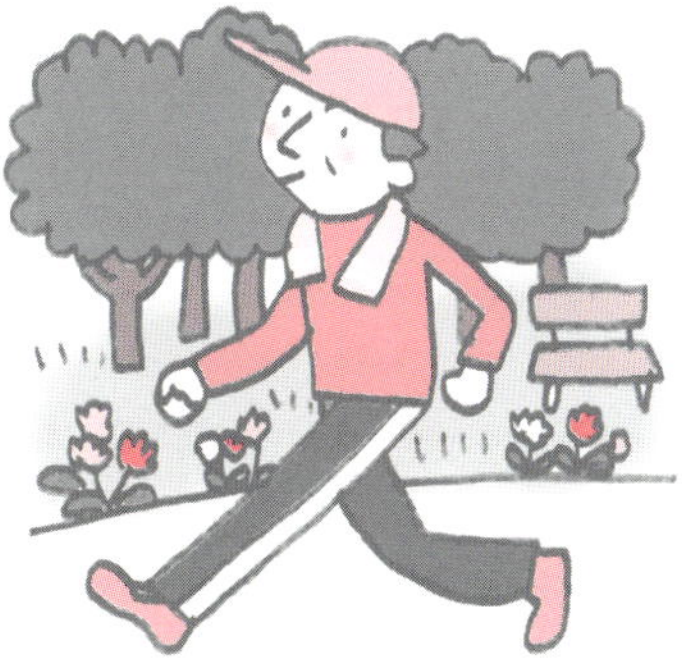

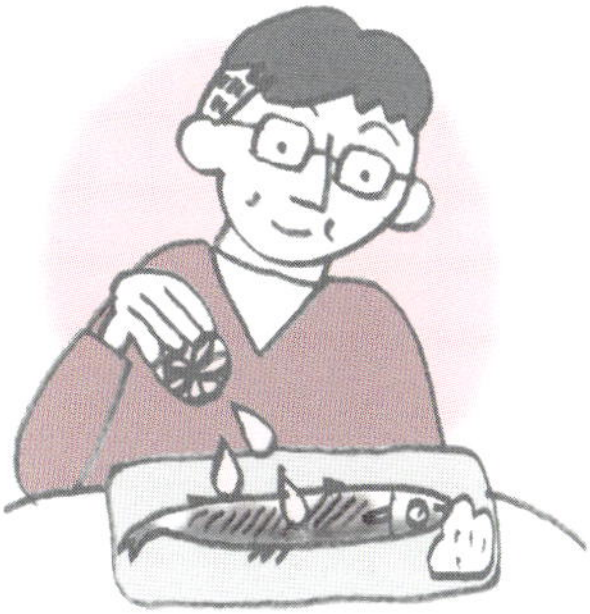

減塩で、これは医師や管理栄養士の指示をしっかり守ることが大切です（152ページ参照）。

ほかに、適度な運動や水分制限、体重管理など、さまざまな日常生活の管理が必要になってきます。

特に、運動は、これまでは心不全になったら安静が第一と考えられていましたが、運動能力が低下すると、逆に心不全の症状が悪化しやすいことがわかってきました。現在は、弱った心臓のリハビリとして、適度な運動がすすめられています（142ページ参照）。

心不全の緩和ケア

心不全の患者さんの約70%が75歳以上の高齢者です。社会の高齢化が進む中で、心不全の患者さんは今後ますます増えることが予測されています。

心不全は、残念ながら完治できる病気ではありません。悪化と回復をくり返しながら、心不全は徐々に進行していきます。

心不全が進行すると、呼吸困難、むくみ、全身の倦怠感、疼痛《とうつう》、食欲不振、便秘など、さまざまな症状があらわれてきます。

身体的な苦痛だけでなく、病気に対する不安や恐怖などの精神的な苦痛もあります。

心不全の緩和ケアでは、こうした患者さんのさまざまな苦痛や悩みに、治療の初期から対処することで、患者さん本人だけでなく、家族の苦しみもやわらげることを目的としています。そのためには、医師や看護師だけでなく、薬剤師、臨床心理士、管理栄養士、医療ソーシャルワーカー、臨床工学士など多くの分野の医療スタッフによる「チーム医療」が必要です。

特発性心筋症

Point

- 拡張型心筋症は心筋が薄くなってのびてしまう原因不明の難病
- 肥大型心筋症は心筋の一部が肥大して心室の内腔が狭くなってしまう病気
- 拡張型心筋症も肥大型心筋症も、根本的な治療法はない

特発性心筋症には2つのタイプがある

特発性心筋症とは、心臓をつくっている筋肉（心筋）に原因不明の変化が起こり、心臓の働きが低下する病気です。**特発性とは、原因が不明という意味**です。

特発性心筋症には拡張型と肥大型の2つのタイプがあり、それぞれ厚生労働省から難病（特定疾患）に指定されています。

●拡張型心筋症

拡張型心筋症は、心臓の壁をつくっている心筋が、しだいに薄くなってのびてしまうために、心室が拡張して収縮力が低下してくる原因不明の難病です。

心室が十分に収縮できなくなるので、ポンプとしての働きが低下し、動悸、息切れ、疲れやすい、むくみなどの心不全症状があらわれます。

症状が進むと、肝機能が低下して黄《おう》疸《だん》が出たり、心臓から血栓が飛んで脳梗塞を引き起こしたりします。さらに重篤な不整脈が出現すると、死に至ることもあります。

残念ながら、拡張型心筋症の根本的な治療法はありませんが、まずは激しい運動などを避け、塩分や水分を制限し、病気の進行を抑えることが第一です。心不全の症状が出たときは、安静が何よりも大切です。

治療は、**薬物療法が中心**となります。体に過剰にたまった水分を尿として排出する利尿薬、全身の血管を広げて心臓にかかる負担を軽くするACE阻害薬などの血管拡張薬、心筋を保護するARB（アンジオテンシンⅡ受容体拮抗薬）、心臓をできるだけ休ませるβ遮断薬などが使用されます。

危険な不整脈がある場合は、「両心室ペーシング機能付き植え込み型除細動器（ＣＲＴ－Ｄ）」を装着したり、補助人工心臓手術（人工心臓を装着する手術）や、拡張した心筋の一部を切除する手術(左室形成術)を行うこともあります。

重症例では心臓移植も検討されます。

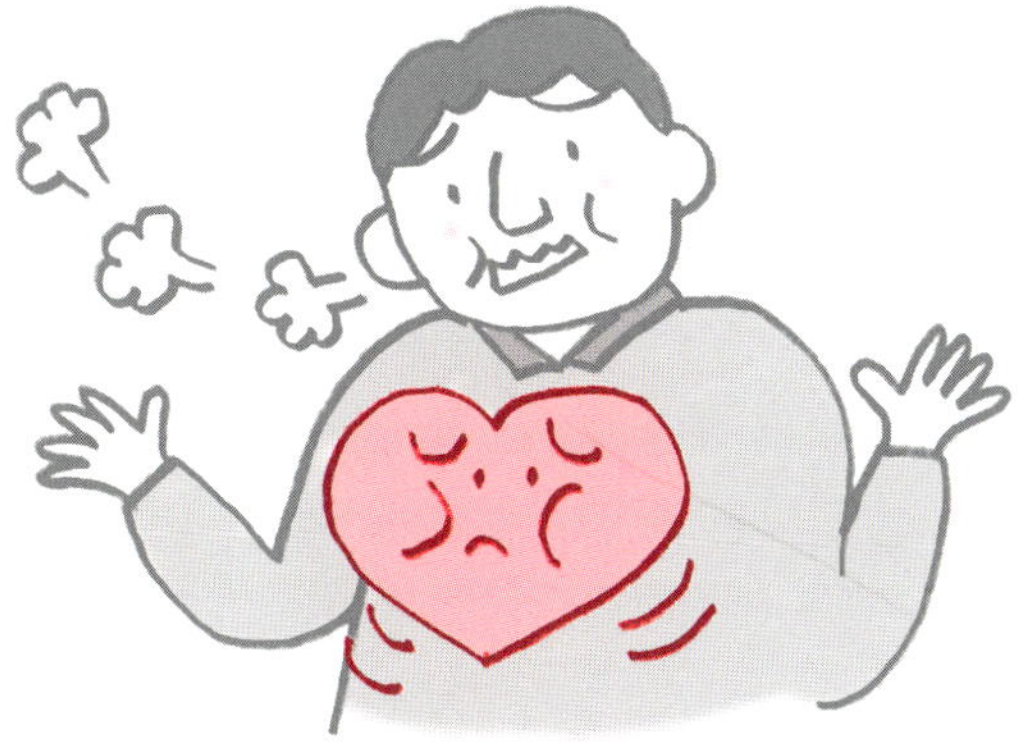

●肥大型心筋症

肥大型心筋症は、心筋の一部が肥大して厚くなるために心室の内腔が狭くなってしまう病気です。

症状や病気の程度はさまざまで、ほとんど無症状で将来に心配のないものから、重症の心不全症状が見られるケース、不整脈などのために突然死するケースまでいろいろです。

心室の中隔《ちゅうかく》が肥大して大動脈への出口がふさがり、血液の流れに支障をきたすと(閉塞性肥大型心筋症)、動悸、息切れ、胸痛、めまいなどの症状があらわれ、失神を起こすこともあります。たとえ症状がなくても、心不全症状があらわれると急速に進行する場合もありますので、定期的に専門医の診察を受ける必要があります。

大動脈への出口がふさがっていなければ（非閉塞）、ほとんど症状はありませんが、まれに危険な不整脈が出現することがあります。

心電図に異常があらわれるので、健康診断で心電図をとれば発見されやすい病気です。

原因はまだわかっていませんが、一部は遺伝と関係していることがわかっており、家族内で発病する例が見られます。最近は、遺伝子の異常も発見されており、今後は病気を発症する前に、遺伝子診断で発見できるようになる可能性もあります。

根本的な治療法はありませんが、激しい運動を避けたりすることによって、病気の進行や突然死の危険を防ぐことができます。また、β遮断薬を使ったり、重症な場合は、肥厚した心筋を切り取る手術（左室形成術）や、心筋の一部を薬で壊死《えし》させて肥大を治す治療もあります。

危険な不整脈に対しては、植え込み型除細動器（ＩＣＤ）が有効です。

そのほかの心臓病2

心筋炎・心膜炎・心内膜炎

Point

- 急性心筋炎はほとんどがウイルスが原因で、劇症型に移行すると突然死も
- 急性心膜炎も多くはウイルスが原因だが、原因不明の場合も多い
- 心内膜炎は心臓弁膜症や先天性心疾患の人がかかりやすい

炎症性の心臓の病気

●心筋炎

心筋炎は、心臓の筋肉（心筋）に炎症を起こす病気です。そのため、心臓のポンプそのものの機能が低下して心不全をきたすことがあります。

急性と慢性がありますが、**急性の場合、ほとんどがカゼウイルスが原因**です。発熱、せき、のどの痛み、下痢、吐き気などの症状があらわれたあと、胸痛、息苦しさ、失神などの心不全症状を起こしたり、ショック症状を起こしたりします。

急性の場合は、カゼとの鑑別がむずかしく、放置すると、突然死する「**劇症型心筋炎**」に移行する危険もあります。心筋細胞が炎症によって破壊されてしまうためで、急性心筋炎は心臓突然死の原因の一つといわれています。

慢性の場合は、ほとんど症状がありません。原因は、細菌、ウイルス、真菌など、はっきりしている場合と、薬剤による副作用、「サルコイドーシス」と呼ばれる難病や膠原《こうげん》病など自己免疫疾患によるものなどがあります。

原因として一番多いウイルス性心筋炎の場合は、ウイルスに効く薬はないため、心不全や不整脈に対する治療が中心となります。心筋症と診断されたら、たとえ症状が軽くても、重症化しないように入院して安静にすることが大切です。

ウイルス性の場合は自然に回復するケースも少なくありませんが、劇症型心筋炎の場合は、薬物療法だけでは効果がなく、「経皮的心肺補助装置（ＰＣＰＳ）」を使うことがあります。これは、心臓と肺の両方の

●心膜炎

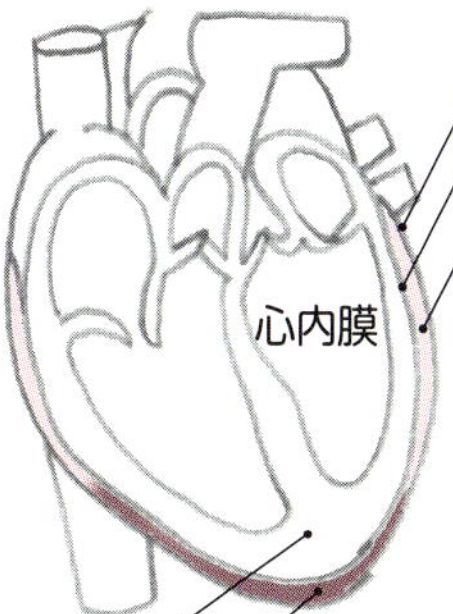

心臓をおおっている膜に炎症が起き、炎症にともなって滲出液が増えると、液が心膜の内側にたまる。その量が増えると、心臓の拡張がさまたげられ、心臓内に十分な血液が入れなくなる（心タンポナーデ）

●心筋炎

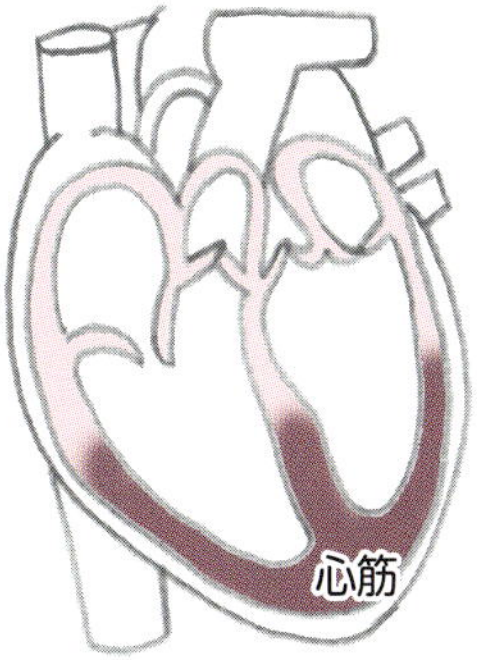

心内膜と心外膜の間にある心筋に炎症を起こす

機能を補助するもので、いわゆる人工心肺装置を用いる方法です。

●心膜炎

心臓の外側をおおっている膜に炎症が起こる病気を心膜炎といいます。その結果、膜（正確には壁側《へきそく》心膜）とその中にある心臓の筋肉（正確には臓側《ぞうそく》心膜）が癒着して、胸の痛みが起こることがあります。

心電図をとると、心筋梗塞と似た変化が見られるため、心筋梗塞とまちがわれることがあります。**心膜炎の痛みは、深呼吸をすると強くなり、しかも数時間以上、場合によっては何日もつづく**ので、心筋梗塞と鑑別できます。

急速に炎症反応を起こす場合は、「**急性心膜炎**」といい、慢性に経過（通常6カ月以上）する場合を「**慢性心膜炎**」といいます。

急性心膜炎は、感染、外傷、自己免疫疾患、甲状腺機能低下症、薬物、尿毒症などが原因となって起こります。感染によるものがもっとも多く、その原因のほとんどがウイルスです。原因が不明の場合も多く、その場合は「**特発性心膜炎**」といいます。

慢性心膜炎は、急性心膜炎が完全に治癒しないまま移行するほか、結核、腫瘍、放射線治療、心臓手術後などに多く起こります。

炎症にともなって、滲出《しんしゅつ》液が多く出ると、心膜の内側にたまることがあります。その量が増えると、心臓の動きが制限され、「**心《しん》タンポナーデ**」と呼ばれる状態になることがあります。心タンポナーデになると、血圧低下やチアノーゼを起こします。そのため、すみやかに心膜液を抜く必要があります（心膜液のドレナージ）。また、炎症により心膜の線維化や肥厚が起きてかたくなるため、心臓の拡張が制限されることがあります。これを「**収縮性心膜炎**」といいます。症状として、手足のむくみや腹部の膨満感などが起こります。

心膜炎の治療は安静が基本です。また、心筋炎や心タンポナーデなどの重篤な合併症を引き起こす可能性があるため、基本的には入院治療が必要です。胸痛や発熱に対しては鎮痛薬や抗炎症薬を、細菌性の場合は抗菌薬を使います。自己免疫疾患や腫瘍などが原因の場合は、その原因疾患の治療を行います。

●感染性心内膜炎

心臓の弁に細菌がとりついて弁を破壊し、弁の開閉が不完全になる

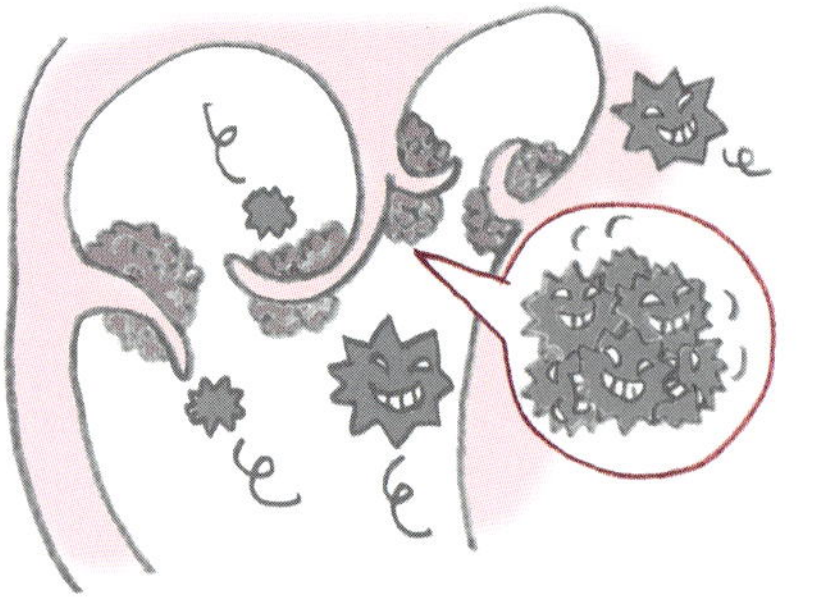

収縮性心膜炎の治療は、利尿薬を用いますが、十分にコントロールできない場合は、かたくなった心膜を外科手術で切除します(心膜切除術)。ただし、癒着が強く困難な場合もあります。

●心内膜炎

心臓の筋肉の内側、つまり血液に面した部分を心内膜といいますが、その心内膜に炎症が起きるのが心内膜炎です。敗血症の一種で、非常にまれな病気ですが、危険な病気です。

心内膜炎の中でも、よく知られているのが「**感染性心内膜炎**」です。感染性心内膜炎は、多くの場合、もともと弁に異常があって、そこに細菌が巣（いぼ状の感染巣。疣腫《ゆうしゅ》）をつくって弁を破壊し、弁の開閉が不完全になるために、急速に心不全を起こします。また、疣腫のかけらがはがれて脳の血管に運ばれると、脳梗塞や脳動脈瘤《りゅう》の原因となります。

心内膜炎は、心臓弁膜症や先天性心疾患の人がかかりやすい病気で、また、歯の衛生状態のよくない人や抜歯治療を受けた人、長年透析治療を受けている人、糖尿病などのために免疫状態の悪い人などもかかりやすいといわれています。人工弁の入っている患者さんも感染の危険性があります。

症状は、38度以上の悪寒やふるえをともなう高熱、呼吸困難、頻脈などから、微熱が何週間もつづいて体重が減ってくるなど、多彩です。

治療は、感染と心臓弁膜、それぞれに対する治療が必要です。感染に対する治療としては、抗菌薬の点滴投与を行いますが、1カ月以上つづける必要があり、長期間の入院となります。心臓弁膜に対する治療は、弁膜の破壊のされ方によって異なりますが、損傷している弁を手術で修復、または置換します。

そのほかの心臓病3

肺高血圧症・肺性心

Point

- 肺高血圧症になると右心室が拡張し、右心不全の原因となる
- 右心不全になると、むくみや肝臓の腫大などが起こる
- 肺高血圧症は、まず原因となっている病気の治療を行うことが重要

本来低い肺動脈の血圧が高くなった状態

　肺の血圧は、ほかの部分の血圧よりもはるかに低く、肺動脈の血圧はふつうの動脈圧の3分の1か4分の1程度にすぎません。そのため、肺に血液を送り込む右心室の筋肉も、全身に血液を送る左心室にくらべると、約3分の1程度の厚さですみます。ところが、何らかの原因で肺動脈が狭くなったりかたくなったりすると、肺の血管抵抗が増し、肺動脈や右心室の血圧が高くなります。これを「肺高血圧症」といいます。この状態になると、肺に血液を送り込むのにより強い力が必要になるので、右心室は拡張し、その筋肉も厚くなります。

　このように、肺高血圧に対して右心室の働きが補いをつけている間はいいのですが、それがまにあわなくなると、**右心不全となり、むくみや肝臓がはれて大きくなったりする**原因となります。この病態を「肺性《はいせい》心《しん》」といいます。

　肺の病気が原因の場合には、肺高血圧症や右心不全は比較的ゆっくり起こりますが、肺の血管そのものの異常で肺高血圧を起こす「**肺動脈性肺高血圧症**」（指定難病）の場合には、いくぶん病気が速く進行します。さらに、足の静脈にできた血栓が遊離し心臓に流れて行き、そのあと肺血管に血栓が詰まる「**肺塞栓**」では、急速に右心不全やショックにおちいることがあります。

　肺高血圧は、**原因となっている病気の治療を行うことが先決**で、それが肺性心の治療にもなります。原因がはっきりしない場合には、その症状を取り除く治療を行います。

そのほかの心臓病4

心臓弁膜症

Point

- 心臓弁膜症には弁の開きが悪い「狭窄症」と閉じが悪い「閉鎖不全症」がある
- 軽症の場合は基本的に「経過観察」。日常生活の改善で悪化を防ぐ
- 重症の場合は「弁置換術」や「弁形成術」を検討

弁が十分に開かない狭窄症と閉じない閉鎖不全症（逆流症）

心臓は全身に血液を送るポンプの役割をしていますが、内部は4つの部屋に分かれており、血液が一方向に流れ、それぞれの部屋に逆流しないように、部屋と部屋の間には「弁《べん》」と呼ばれるとびらがついています。

心臓の右側にあるのが三尖弁《さんせん》と肺動脈弁、左側にあるのが僧帽弁《そうぼう》と大動脈弁です。その4つの弁のいずれかが、狭窄《きょうさく》または閉鎖不全を起こし、うまく働かなくなった状態が心臓弁膜症です。

ドアのように働く弁が開きにくくなり、血液が通りにくくなった状態を「**狭窄症**」、弁がきっちり閉じずに血液が逆流してしまう状態を「**閉鎖不全症（逆流症）**」といいます。狭窄と閉鎖不全が同時に起きたり（**狭窄兼閉鎖不全症**）、いくつかの弁に狭窄や閉鎖不全が起こることもあります（**連合弁膜症**）。

弁の障害によって起こる症状

4つある弁のうち、どの弁に障害が起こっているかによって、症状はちがってきます。狭窄も閉鎖不全も、軽症の場合は特に自覚症状はありません。症状が進むにつれて、疲労、倦怠感、息切れ、むくみ、めまいなどの心不全症状や不整脈を合併して動悸があらわれてきます。

さらに重症になると、特に体を動かしたわけでもないのに、心不全症状があらわれます。

心臓弁膜症の治療方針

■心臓の血液の流れと4つの「弁」

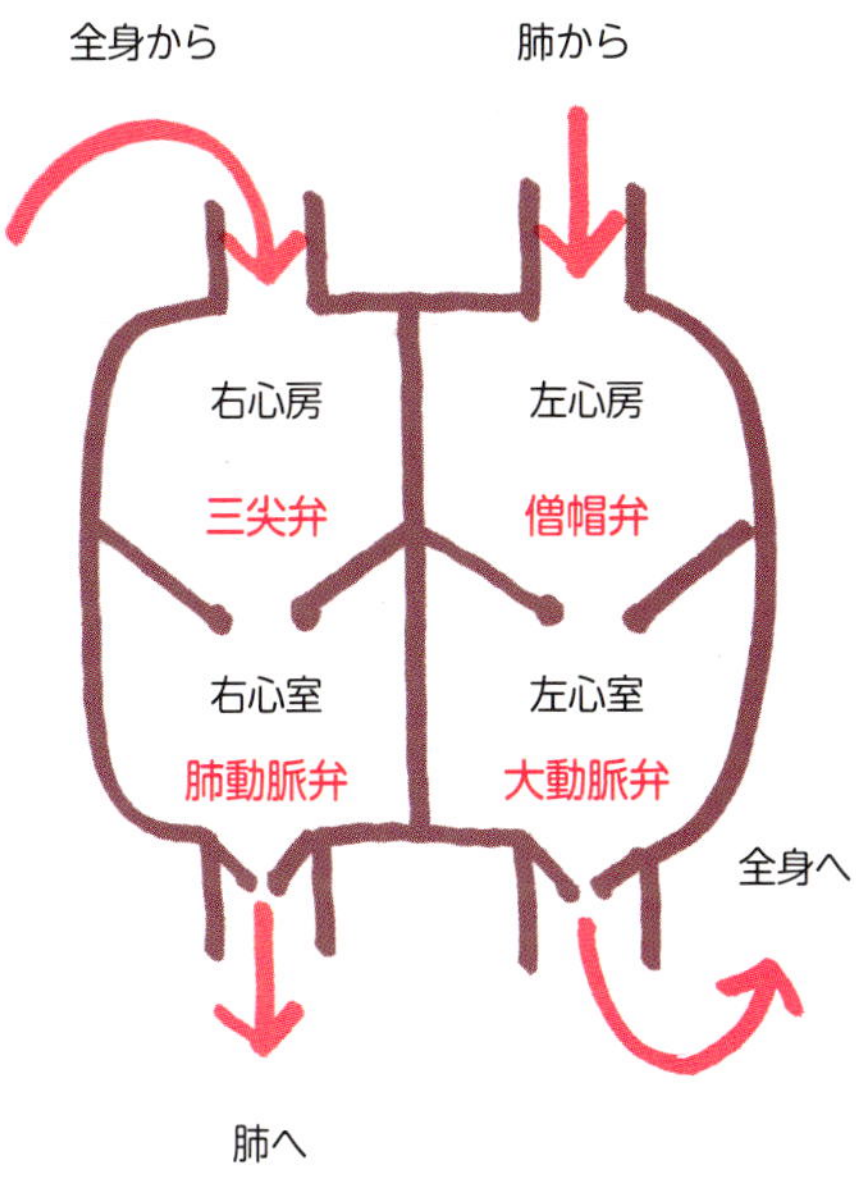

■心臓弁膜症のタイプ

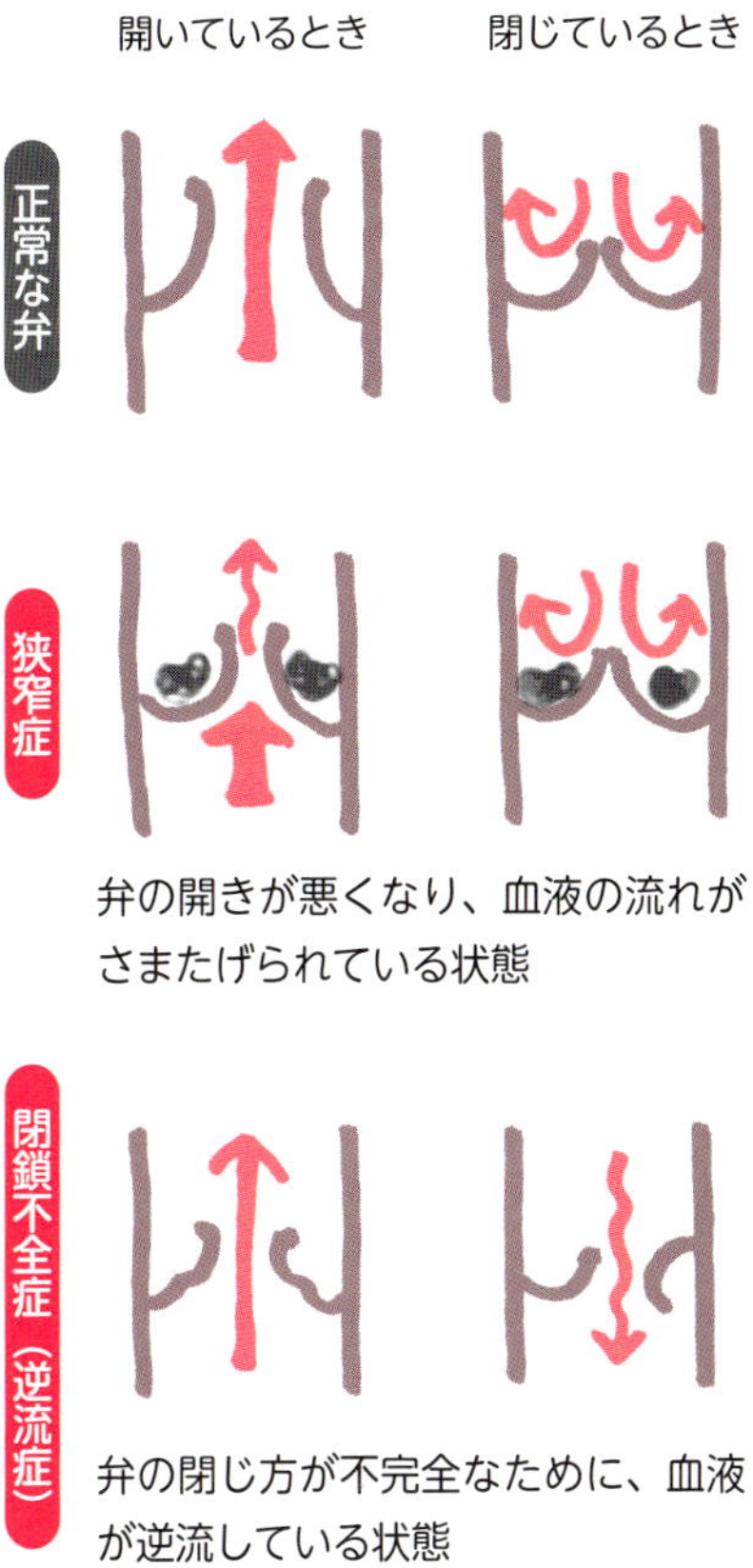

弁の開きが悪くなり、血液の流れがさまたげられている状態

弁の閉じ方が不完全なために、血液が逆流している状態

心臓弁膜症の治療は、自覚症状がない場合には、特に治療をせずに「経過観察」します。中等度以上の弁膜症でも、心臓の機能が障害されていなければ、日常生活の改善（規則正しく生活する、過労や暴飲暴食を避ける、水分や塩分をとりすぎない、禁煙するなど）で心臓への負担を軽くして、病気がそれ以上悪化しないようにします。

それでも病気が進行して、めまいや息切れなどの心不全症状が出てきたら、症状に合わせて薬物療法を行いますが、薬物療法は弁膜症の治療ではなく、あくまでも症状を改善するためのものです。

症状が進み、心不全となって日常生活に支障をきたしたり、症状の悪化がいちじるしいときには、「弁置換術」や「弁形成術」などの手術を検討します。

心臓弁膜症の外科治療

心臓弁膜症の外科治療では、なるべく自分の弁を残す手術が考慮されます。弁の壊《こわ》れ方がそれほどひどくない場合は、弁を修復する治療、すなわち弁形成術を選択します。弁の壊れ方がひどくて修復がむずかしい場合には、人工の弁に取りかえる弁置換術を選択します。どの方法を選択するかは、壊れた弁の種類や程度によっても変わってきます。

人工弁は、大きく分けて、「**機械弁**」と「**生体弁**」の2種類があります。機械弁はカーボンやチタンなどからつくられ、生体弁は豚の大動脈弁や牛の心膜からつくられます。機械弁は耐久性にすぐれていますが、血栓ができやすいので、一生、抗凝固薬（ワルファリンなど）を飲みつづけなければなりません。一方、生体弁は、血栓ができにくいので、心房細動がなければ、術後3～6カ月だけの服用ですみます。ただし、機械弁より耐久性が劣るので、15～20年で2～3割の人が再手術が必要となります。

心臓弁膜症のタイプ

心臓の弁の故障は、前述したように、「弁が開きにくい、あるいは、なかなか開かない」という狭窄症と、「弁が開いたままである、あるいは、閉じてもすきまがある」という閉鎖不全症（逆流症）の2つに分けられます。心臓弁膜症のタイプは、ほとんどが、この2つの故障と4つの弁との組み合わせで分類されます。

ただし、心臓弁膜症のうち、「三尖弁狭窄症」と「肺動脈狭窄症」は先天性に起こるのみで、めったに見られません。

MEMO

機械弁と生体弁

機械弁は耐久性が生体弁よりすぐれていますが、血栓ができやすいという欠点があります。一方、生体弁は、機械弁より耐久性が劣るので、再手術が必要になる場合もあります。

一般的に、年齢が若い人は、一生もつと考えられる機械弁を選択し、高齢者の場合は、年齢の点から、あるいは血栓塞栓症のリスクが高いために、生体弁を選ぶことが多いようです。

しかし、最近は、生体弁の耐久性が向上してきたことと、仮に再手術となっても、その手術のリスクが減ってきたことから、生体弁を選択する年齢が次第に若くなる傾向にあります。また、機械弁の場合は、血栓ができるのを防ぐために、一生、抗凝固薬を飲みつづけなければなりませんが、そのわずらわしさから生体弁を選ぶケースも増えています。

■心臓弁膜症の治療の流れ

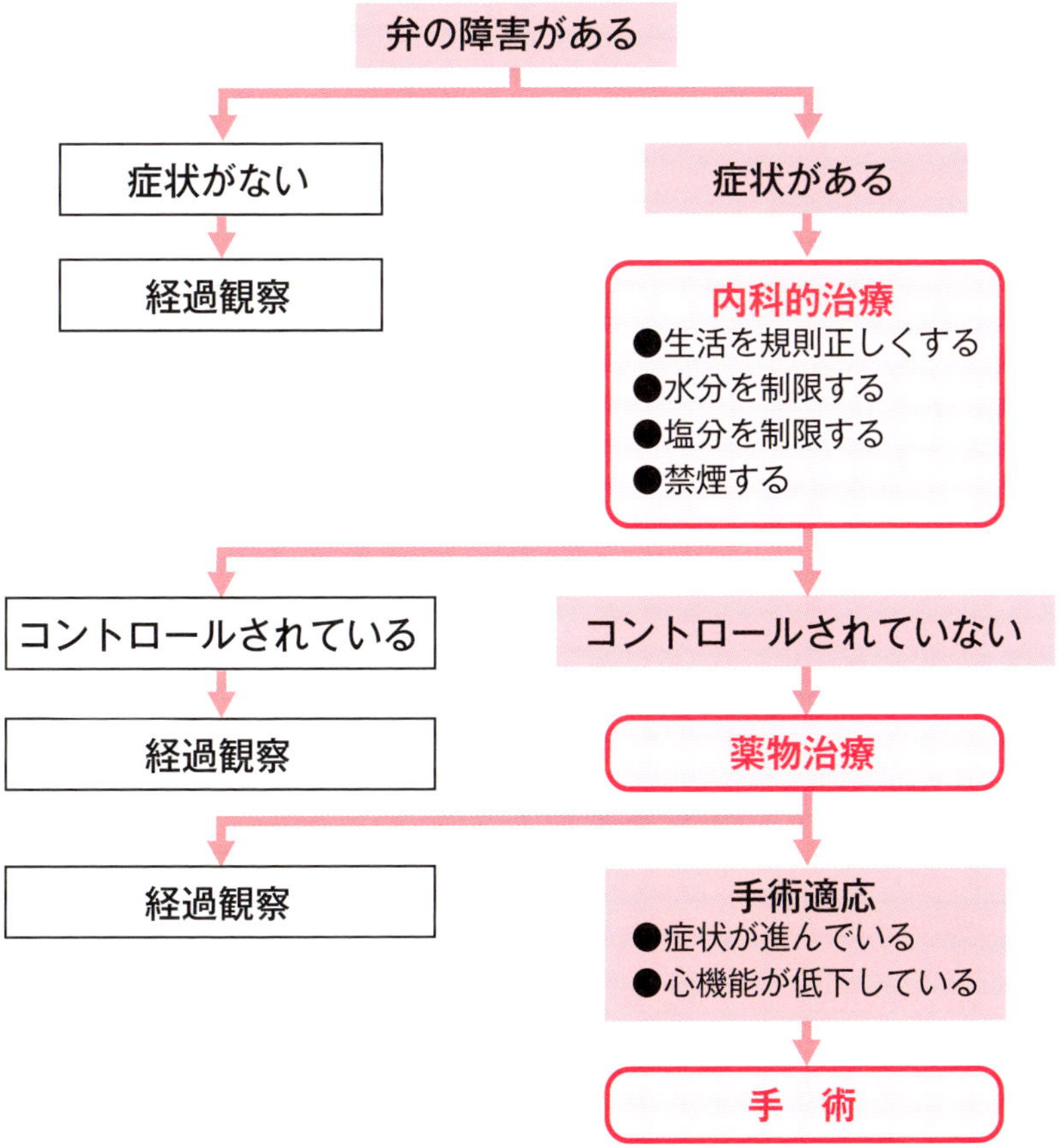

●大動脈弁狭窄症

左心室と大動脈の境界にあるのが大動脈弁です。大動脈弁狭窄症は、この大動脈弁が十分に開かなくなることで起こります。

弁に異常を起こす原因としては、先天的なものと後天的なものがあります。先天的なものとしては、本来三枚の大動脈弁の弁尖《べんせん》が二枚しかない「**二尖弁大動脈弁狭窄症**」などがあります。後天的なものとしては、まれですが、溶連菌《ようれんきん》感染で起こるリウマチ熱が原因の「リウマチ性大動脈弁狭窄症」があります。また、加齢や動脈硬化などによる「**加齢性大動脈弁狭窄症**」も増えています。

大動脈弁狭窄症では、弁の口が大きく開かないために、左心室から大動脈（全身）に十分な血液を送り出すことができません。そのため、左心室の中の圧力が高い状態がつづき、左心室の壁（心筋）に無理な力が加

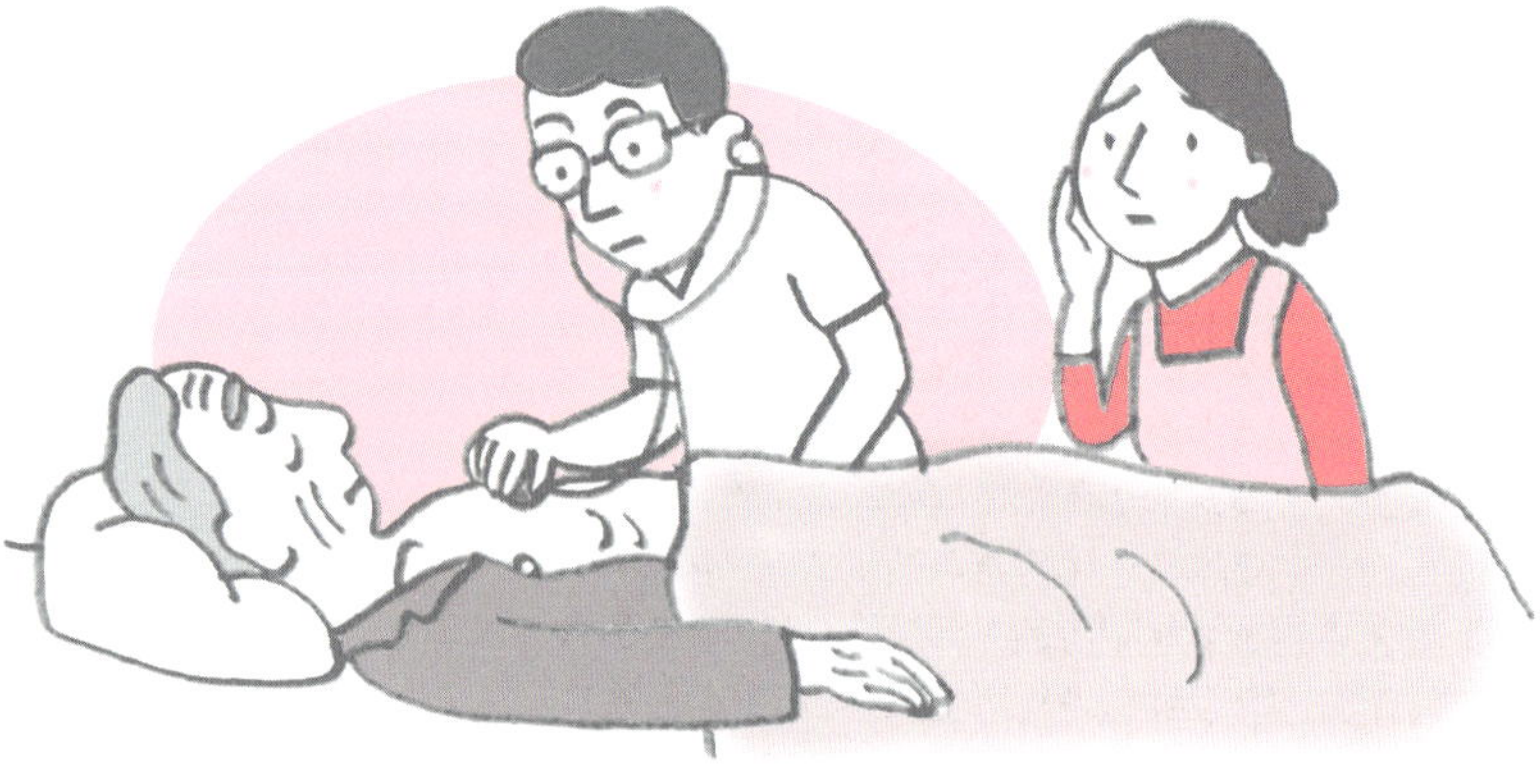

加齢や動脈硬化による「加齢性大動脈弁狭窄症」も増えている

わって、しだいに厚くなっていきます（心肥大）。また、大動脈に十分な血液が流れないので、血圧は低下します。

　このような状態がつづくと、やがて、息切れ、動悸などの症状が出てきます。運動時にめまいや失神、あるいは胸が圧迫される、締めつけられるなどの狭心痛が起こるようになったら重症で、不整脈のために突然死することもあります。

　治療は、軽度から中等度の場合は経過観察で様子を見ます。重症の場合は、手術で人工弁に置きかえる弁置換術を検討します。

　重症の大動脈弁狭窄症の患者さんで、高齢などのために体力が低下していたり、ほかの病気などのリスクがあって外科手術が受けられない人には、カテーテルを使った低侵襲の大動脈弁置換術（**経カテーテル大動脈弁置換術。TAVI**《タビ》）という治療法があります。TAVIは、日本では2013年10月に保険適用となった比較的新しい治療法ですが、欧米では広く普及しており、ドイツでは大動脈弁置換術の4割がTAVIで行われています。

●大動脈弁閉鎖不全症（大動脈弁逆流症）

　大動脈弁閉鎖不全症は、大動脈弁の閉まりが悪いために、左心室から大動脈に押し出された血液が左心室へと逆流してしまう病気です。血液が逆流すると、全身に血液を十分に送ることができないため、左心室から送り出す血液の量が不足しないように、左心室の容積を大きくしてカバーしようとします。その結果、左心室がしだいに拡張し、心臓の働きが低下します。

　原因としては、加齢や高血圧、感染症などによる大動脈弁の変化があげられます。大動脈が著明に拡張すると、それに引きずられて大動脈弁を支えている部分も拡張して、弁がうまく閉まらなくなることがあります。そのような異常としては、大動脈瘤や大動脈解離などのほか、先天的な疾患「マルファン症候群」（下段MEMO参照）などがあげられます。

大動脈弁閉鎖不全症は、症状があらわれにくいため、かなり重症になるまで気づかずにいる人もいます。上の血圧が高く、下の血圧が低くなることで疑われることもあります。動悸や息切れ、狭心痛などが出てきますが、症状が出てきたときは、かなり重症な状態です。重症例では、まれですが、突然死の危険もあります。

治療は、軽度から中等度の場合は経過観察のみで治療の必要がないことがほとんどです。重症の場合には、弁置換術を検討します。同時に大動脈の手術をすることもあります。

●僧帽弁狭窄症

左心房と左心室の境界にあるのが僧帽弁で、この僧帽弁に狭窄が起こるのが僧帽弁狭窄症です。狭窄が起こると、左心房から左心室に流れ込む血液が少なくなり、そのため左心房の圧が高まり、肺循環のうっ血が起こります。その結果、「肺水腫《はいすいしゅ》」が生じることがあります。また、左心房が拡張すると「心房細動」という不整脈を起こすことがあります。

僧帽弁狭窄症でもっとも注意しなければならないのは、血栓によって起こる「塞栓症」です。心房細動が加わると、よけいに左心房内の血液をうっ滞させるために、血栓ができやすくなるからです。その血栓が脳の血管に詰まれば脳梗塞を、心臓の冠動脈に詰まれば心筋梗塞を、腹部血管に詰まれば腹部臓器の塞栓症、四肢《しし》の血管に詰まれば脱疽《だっそ》（血液の

MEMO

マルファン症候群

マルファン症候群は、大動脈、骨格、眼、肺、皮膚、硬膜などの全身の結合組織が脆弱《ぜいじゃく》になる遺伝性疾患です。

結合組織が脆弱になることで、大動脈瘤や大動脈解離、高身長、側弯《そくわん》などの骨格変異、自然気胸などを起こします。大動脈瘤や大動脈解離を起こすと、突然死をきたすことがあります。大動脈瘤は、大動脈弁閉鎖不全や心不全を引き起こすことがあり、大動脈解離では末梢臓器循環不全を起こすことがあります。

主な治療法としては、大動脈解離に対しては、人工血管置換術を行います。大動脈瘤には降圧薬などの薬物療法を行います。

マルファン症候群は厚生労働省の難病（特定疾患）に指定されています。

流れが悪いために組織が壊死《えし》すること。壊疽《えそ》ともいう）などを引き起こします。

原因は、**リウマチ熱**によるものがほとんどですが、まれに先天性や、加齢にともなう弁の硬化変性で起こるものもあります。最近はリウマチ熱に対する治療が迅速に行われるようになり、僧帽弁狭窄症は昔よりずいぶん少なくなっています。

症状としては、進行すると、動悸や息切れ、全身の倦怠感などが見られます。

治療は、軽度の狭窄であれば、薬物療法を行います。心不全症状が出るなど重症の場合は、弁の状態を見て、カテーテルで弁を広げる手術や外科的な弁置換術を行います。

●僧帽弁閉鎖不全症（僧帽弁逆流症）

僧帽弁閉鎖不全症は、僧帽弁が完全に閉じないために、左心室から左心房へ血液が逆流して起こる病気です。最近、増加している心臓弁膜症です。

原因はさまざまで、僧帽弁が変性したために閉じが悪くなったり、僧帽弁を支える腱索《けんさく》（ひも状のもの）が切れるかのびたりして完全に閉じなくなったことで起こる場合もあります（腱索断裂）。

軽度の場合、症状はあらわれませんが、逆流の程度が進むと、狭窄症と同様に、肺水腫や心房細動、血栓症などを引き起こします。また、大動脈の方向に十分な血液が送り出せないため、息切れや呼吸困難などの心不全症状が出てきます。

治療は、軽度から中等度では経過観察で、特に治療の必要はありません。重症になれば、弁置換術や弁形成術を検討します。

弁形成術では、カテーテルを使った「MitraClip《マイトラクリップ》（経皮的僧帽弁接合不全修復術）」という治療法が、2018年4月に日本で保険適用となりました。これは、胸を切ることなく治療できるので、外科手術が何らかの理由で受けられない患者さんに向いている治療法です。

●三尖弁閉鎖不全症（三尖弁逆流症）

三尖弁閉鎖不全症は、三尖弁がきちんと閉まらないために、収縮期に一部の血液が右心室から右心房へ逆流する病気です。

原因は、弁そのものの先天的な異常やリウマチ熱によるものと、肺性心など右心室の収縮期圧の上昇によって後天的に起こるものがあります。

症状は、軽度から中等度ではほとんどありません。重症になると、腹部不快感や全身倦怠感などの**右心不全症状**と呼ばれる症状があらわれます。また、下肢のむくみ、痛みをともなう肝臓のはれ、腹水なども出現

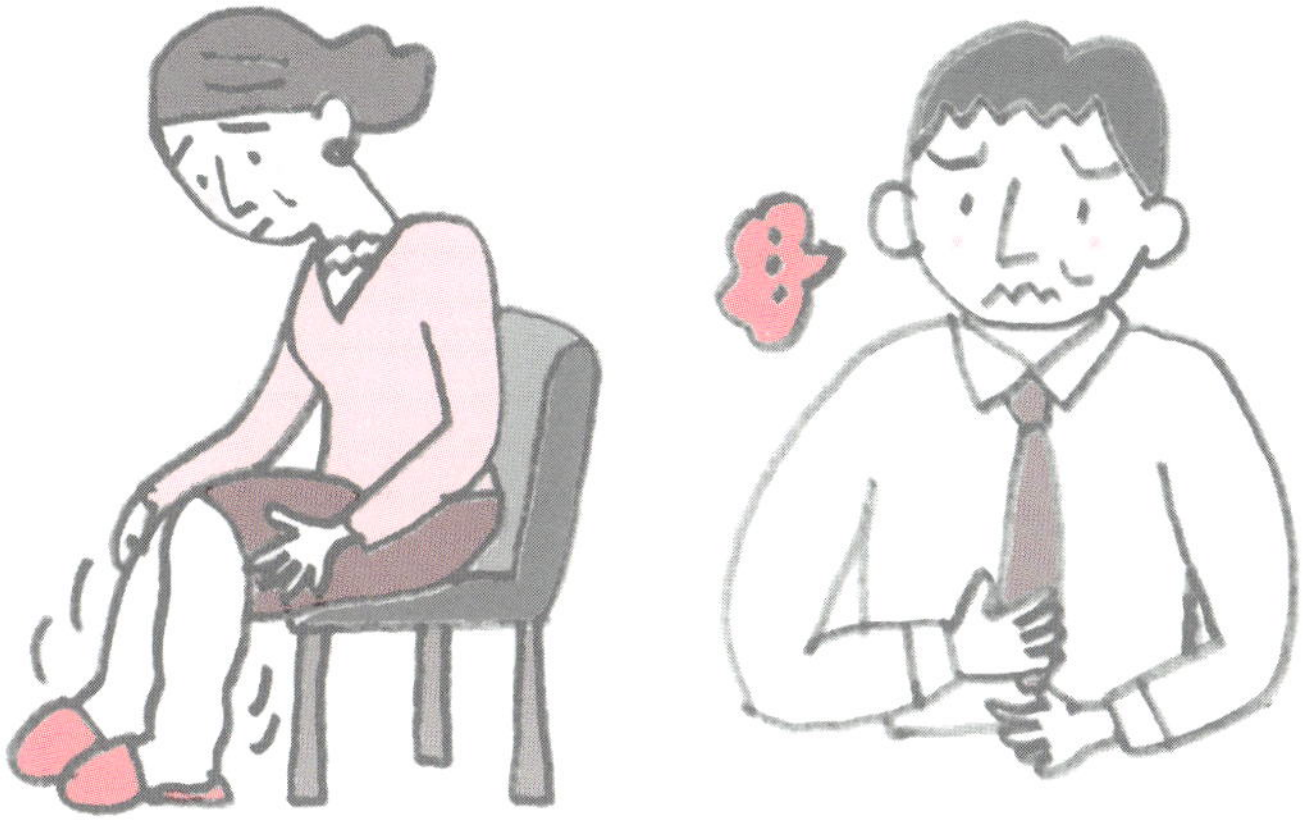

します。

自覚症状のない軽度の場合は、特別な治療は必要ありません。右心不全症状が出てきた場合は、利尿薬による治療を行います。右心不全症状が重症の場合は、弁輪《べんりん》縫縮《ほうしゅく》術という弁形成術を検討します。弁自体の構造に異常がある場合は、弁置換術を行うこともあります。

●肺動脈弁閉鎖不全症（肺動脈弁逆流症）

肺動脈弁閉鎖不全症は、肺動脈弁が何らかの原因できちんと閉じなくなり、そのため拡張期に肺動脈から右心室へ血液が逆流する病気です。

原因は、成人の場合、多くは肺高血圧症です。肺高血圧が肺動脈弁輪拡大を引き起こします。また、マルファン症候群なども、肺動脈弁輪拡大をもたらす原因となります。

肺動脈弁閉鎖不全症は、ふつう、症状はありませんが、ときに足首のむくみや疲労が起きます。

治療が必要なのは、ほとんどが肺高血圧や肺動脈弁狭窄症を合併している場合です。症状が進み右心不全症状があらわれた場合は、利尿薬などの薬物療法を行いますが、効果がなければ弁置換術を検討します。

●連合弁膜症

心臓の弁の2つ以上が障害を起こしている場合を連合弁膜症といいます。原因としては、リウマチ熱によるものがほとんどで、そのほか感染性心内膜炎によって僧帽弁と大動脈弁が同時に障害を起こすこともあります。

また、僧帽弁の障害が高度になると、その影響で三尖弁が障害を起こすこともあります。

症状は、障害される弁の組み合わせで、左心不全症状（息切れ）、右心不全症状（むくみ）が合併します。弁の組み合わせや各弁の障害の程度によって症状は異なります。

治療としては、症例ごとに、薬物療法のほか、重症の場合は弁置換術などの手術を検討します。

大動脈瘤・大動脈解離

Point
- 直径が5～6㎝になった大動脈瘤は手術で人工血管に置換
- 血管の壁の間に血液が流れ込む大動脈解離（解離性大動脈瘤）
- 大動脈解離や破裂では激痛が走り、死に至ることも

動脈硬化や高血圧が引き起こす病気

大動脈は、心臓の左心室から全身へ血液を送る、体の中で一番太い血管です。大動脈は、心臓から脳、消化管、腎臓などの臓器に向けて枝を出しながら、おへその下あたりで左右に分かれています。

この大動脈の一部がコブのようにふくれ上がる病変を「大動脈瘤《りゅう》」といいます。また、大動脈の内膜に亀裂ができ、その外側の中膜の中に血液が流れ込んで、大動脈がふくらむ病気を「大動脈解離《かいり》（解離性大動脈瘤）」といいます。大動脈瘤や大動脈解離も、動脈硬化や高血圧で弱った部分に起こりやすいとされます。

●大動脈瘤

大動脈瘤ができやすい場所は、心臓から出てすぐのところ（胸部大動脈瘤）と、おへその下で左右に分かれる手前のところ（腹部大動脈瘤）で、大動脈瘤の4分の3は腹部にできます。後者は外側から触れることもできます。

大動脈瘤ができても、破裂しない限り、自覚症状はほとんどありません。しかし、破裂すると症状は激烈で、激しい痛みだけでなく、大量の内出血を起こすので、あっという間にショック状態におちいってそのまま助からないのがほとんどです。

コブの直径が5㎝未満の場合は、破裂することはめったにないため、降圧薬で血圧を下げる治療を行います。**直径が5～6㎝になったら、破裂する危険が高くなるので、手術がすすめられます。**

手術は、大動脈瘤のできた場所によって異なりますが、もっとも一般的な手術は、胸部あるいは腹部を切

開して、コブの部分を人工血管に置きかえる手術です(人工血管置換術)。

また最近は、ステントグラフトを用いた血管内治療も行われています。これは、カテーテルを使って、バネつきの人工血管(ステントグラフト)を大動脈瘤のところに挿入してコブを治癒させる「ステントグラフト内《ない》挿《そう》術」という方法です。

ステントグラフト内挿術は、腹部は2007年、胸部は2008年に保険適用となりました。

ステントグラフト内挿術は、切開手術をしなくてもすむので、患者さんの**体への負担が少ない**のが利点です。ただ、この治療が行える医療機関は、まだ限られています。

●大動脈瘤ができやすい場所

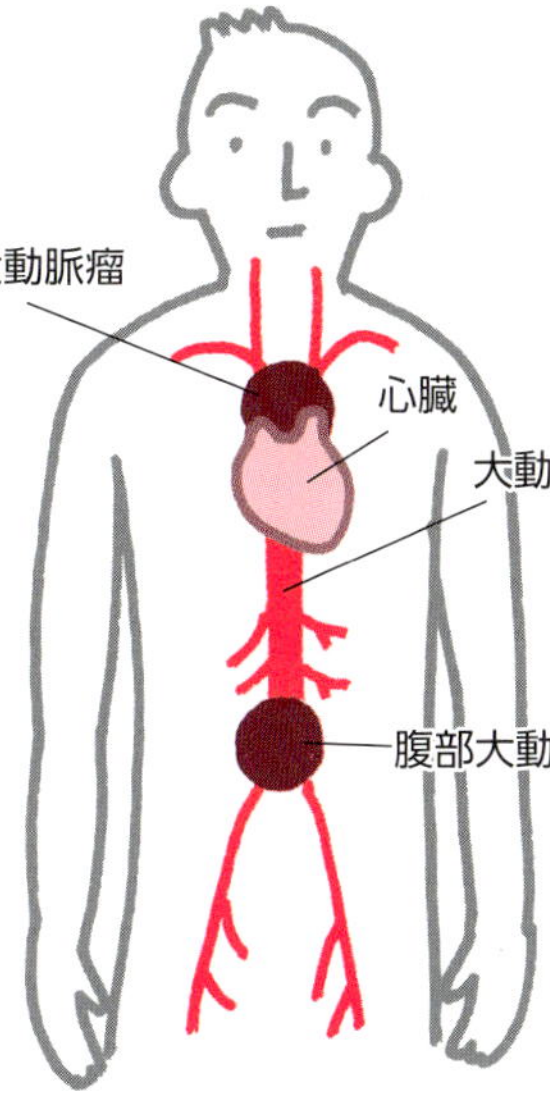

●大動脈解離が起こった血管

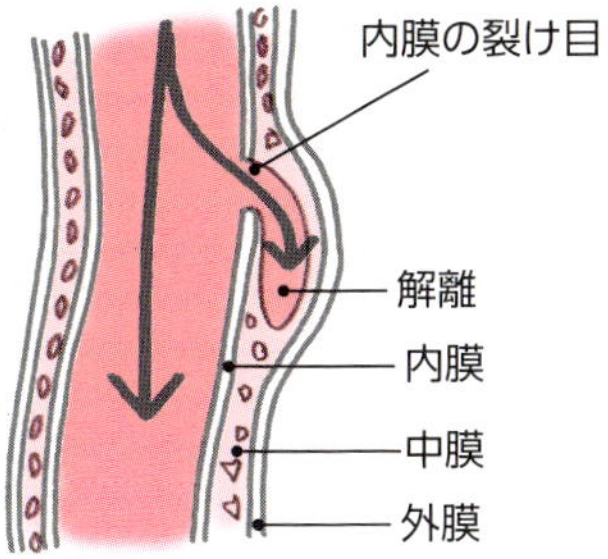

大動脈解離(解離性大動脈瘤)

大動脈解離は、大動脈の3層壁の一番内側の内膜に亀裂が入り、そこから血液が一気に流れ込んで次の中膜が裂け、解離を起こす病気です。

大動脈解離は、ほとんどの場合、**何の前触れもなく、突然、胸や背中の激痛とともに起こります。**裂け目が一気に大動脈の先の方に進むので、痛みは、しばしば、胸から背中や肩、腹部へと移動します。痛みをがまんしていると、解離はどんどん大きくなり、破裂すると致命的となるので、一刻も早く救急車を呼んで医療機関で治療を受けなければなりません。

治療は、解離している部位や症状によって異なります。**上行《じょうこう》大動脈(心臓を出て上に向かう動脈)に解離があれば、開胸して緊急手術**を行います。上行大動脈に解離がなければ、降圧薬で血圧を下げたり、痛みをやわらげる治療などを行いますが、破裂や血流障害があれば、やはり手術を行うこともあります。最近は、ステント内挿術で大動脈解離が治療できる場合もあります。

心臓神経症

心臓は「異常なし」

胸痛、動悸、息切れ、めまい、呼吸困難など、心臓病と同じような症状が出ているのに、心臓を調べても何の異常も見つからない病気を心臓神経症（心臓ノイローゼ）といいます。

心臓神経症は、身内の人や友人が心臓病で入院したとか、心臓病が原因で急死したといったような場面に遭遇したときによく見られます。健康診断で期外収縮があると指摘され、それがまったく心配ないものであるにもかかわらず、いまにも心臓発作で死ぬのではないかと不安になって起こることもあります。また、夜眠れないときに、ふと心臓の鼓動が気になりはじめ、心臓のある左側を下にして寝ることができなくなる、という人もいます。

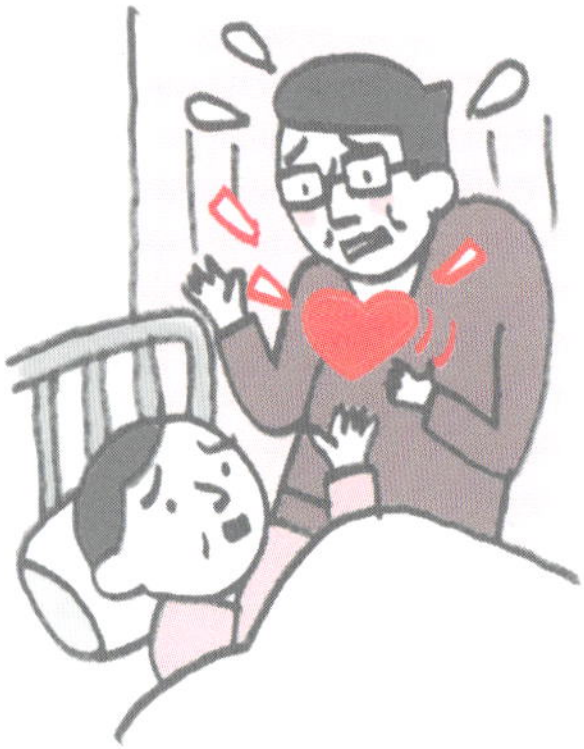

心臓は「心」が宿る臓器

心臓神経症は、心臓病を極度におそれ、心臓病ではないかという不安が強くなって起こると考えられます。

心臓のドキドキが気になって仕方がないといったことはだれでも経験することで、病気ではありません。しかし、それが気になって仕事も手につかないとか、医師からは何でもないといわれているのに、信用できずにほかの医師を受診するとなると、これは病的です。

心臓の語源は、「心」が宿る臓器という意味で、精神的な動揺があらわれやすいといえます。はじめての検査で緊張したり、心配事があって息がハーハーするだけで心電図に変化があらわれることがあります。どうしても心配な人は、ほんとうに心臓に異常があるのかどうか、専門医にかかってきちんと検査を受けることをおすすめします。

心臓神経症の治療は、基本的には必要ありませんが、動悸などの症状が気になって仕方がないという場合には、β遮断薬などを使って拍動を少しゆっくりさせる方法もあります。また、不安感を取り除くために、精神安定薬などを処方することもありますが、患者さん自身が「心配しなくてもだいじょうぶだ」と納得することが肝心ですので、医師に十分に本人が納得するまで説明してもらうことが大切です。

第4章

心臓リハビリと再発を防ぐ日常生活

早いほど効果的な「心臓リハビリ」

Point

- 心臓リハビリによって、低下した心機能や運動能力を回復させる
- 病気や生活に対する不安を取り除くことも心臓リハビリの目的の一つ
- 早めの離床がリハビリの第一歩

心機能、運動能力を回復させる心臓リハビリ

心筋梗塞や狭心症の発作などで治療を受けた人の心臓は、大きなダメージを受けており、心機能がいちじるしく低下しています。また、治療前から心臓に負担をかけないような生活をしていたために、運動能力や筋力なども落ちています。

その低下した心機能や運動能力を回復させる総合プログラムが「心臓リハビリ（心臓リハビリテーション）」です。

心臓リハビリの目的

発作を起こして苦しい思いをした人は、いつまた発作が起きるかもしれないという恐怖をかかえながら生活しています。そのため、退院後、どの程度までなら動いていいのかがわからず、安静にしすぎたり、運動を必要以上に制限しがちです。

そんな不安を取り除き、精神的に自信を持って日常生活に戻れるようにすることも、心臓リハビリの大きな目的の一つです。

また、心筋梗塞や狭心症の主な原因は、冠動脈の動脈硬化です。再発を予防するためにも、原因となっている動脈硬化の進行を防ぐことが大切です。そのためには、食事療法、運動療法、禁煙などが欠かせないので、その指導も行います。

心機能が安定したらできるだけ早くはじめる

心臓リハビリは、治療後できるだけ早くはじめたほうが効果的です。最近は離床《りしょう》（ベッドから起きて歩行などを行うこと）を手術の翌日か

■心臓リハビリの目的

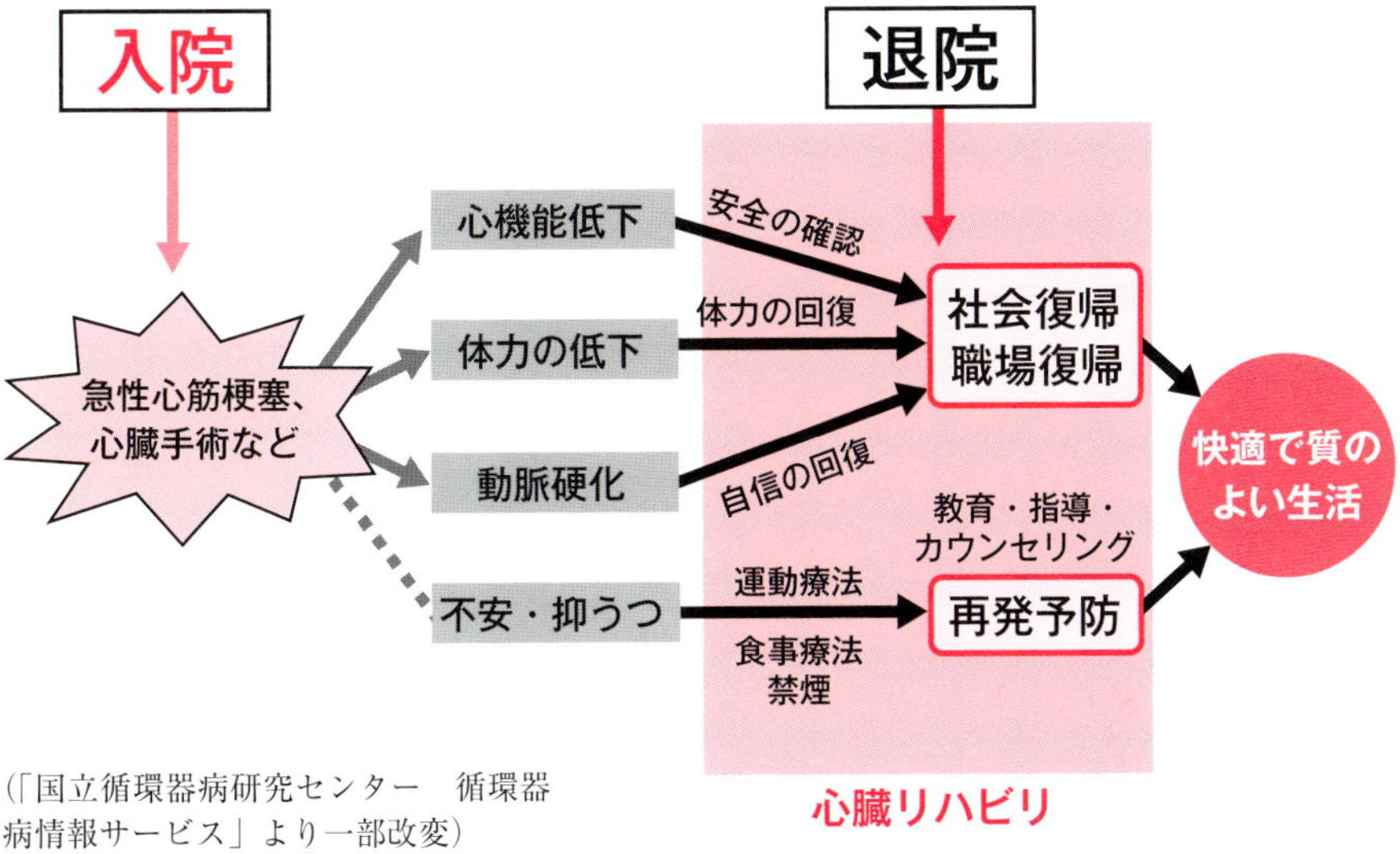

（「国立循環器病研究センター　循環器病情報サービス」より一部改変）

■心臓リハビリの効果

- 運動能力が増加し、楽に動けるようになる。
- 狭心症や心不全の症状が軽くなる。
- 不安やうつ状態が改善し、快適な社会生活を送ることができる。
- 動脈硬化のリスクを減らすことができる。
- 心筋梗塞の再発や突然死のリスクを減らすことができる。

ら、場合によっては手術当日から行うこともあります。

心臓リハビリで行う内容は、運動療法だけでなく、食事や日常生活に関する指導や、不安や抑うつなど精神的な面をカバーするカウンセリングも行います。プログラムは、行う時期によって、次の3つに分かれています。

●**急性期リハビリ**…発作後から退院までの、入院中に行うリハビリです。身のまわりのことができるようになるのを目的とします。

●**回復期リハビリ**…退院後、通院、あるいは在宅で、少しずつ運動レベルを上げていきながら、社会復帰の準備を進めるためのリハビリです。

●**維持期リハビリ**…社会復帰後も、できるだけ快適な生活が送れるように、再発予防のための運動療法や食事療法をつづけながら、自分自身で維持していくリハビリです。

入院中の心臓リハビリ

Point

- ●心臓リハビリは心機能が安定してからはじめる
- ●心臓の手術をしたあとは呼吸機能の回復も大切
- ●リハビリの内容は医師と相談しながらその人に合ったものに

急性期のリハビリは合併症の危険がなくなってから

　心臓の発作や手術をしたあとは、心臓の機能が不安定になり、不整脈や心不全、肺水腫などの合併症を起こしやすくなります。心臓リハビリは、心機能が安定し、これらの合併症を発症する危険性がなくなってから、その人の状態に合わせてスタートさせます。

　医療機関によってちがいますが、一般的には、入院直後の集中治療室での治療を終え、そこから一般病棟へ移った日からはじめるケースが多いようです。中には集中治療室にいるときからリハビリをはじめるところもあります。寝返りや起き上がりなどの基本的動作指導や、呼吸などの練習を行い、少しずつ自分で身動きができるようにします。

　特に、心臓の手術をしたあとは、全身麻酔と胸の手術の影響で、深呼吸が制限され、痰《たん》を出すのもむずかしくなっています。そのため、手術後は、呼吸機能の回復を促すリハビリ訓練も重要です。

　心臓リハビリのプログラムは、運動や食事、排泄、身のまわりのことなど、少しずつ自分でできることが増えて行くようにプログラミングされていますが、退院までにどこまで回復させるかは、人によって異なります。心筋梗塞だけの人、心不全も合併している人、脳にダメージがある人などでは、プログラムの進め方もちがってきます。

　心臓リハビリによって、社会復帰できるまでの回復を目標とするのか、日常生活ができるレベルの回復を目標とするのかは、その人の社会的背景によって異なります。医師とよく

■心臓リハビリの時期的区分（参考）

	第1期	第2期	第3期
時期区分	急性期（1～2週間）	回復期（2～3カ月）	維持期（生涯を通じた期間）
身体能力	発症	退院　社会復帰	リハビリ施行 リハビリ非施行
リハビリの場所	●入院	●通院リハビリ ●在宅リハビリ	●在宅リハビリ ●地域リハビリ施設
リハビリの内容	●急性期治療 ●段階的負荷 ●機能評価 ●生活指導 ●禁煙指導	●機能評価 ●運動療法 ●カウンセリング（職業、心理、食事）	●運動療法 ●二次予防（再発予防）
リハビリの目標	●身のまわりの活動	●退院 ●社会復帰・復職	●生涯にわたる快適な生活の維持

（「国立循環器病研究センター　循環器病情報サービス」より一部改変）

相談して、その人に適したプログラムを進めていくことが大切です。

万一にそなえて万全の体制で

心臓リハビリは、弱っている心臓にストレスをかけるので、常に不整脈などのリスクを想定しながら、慎重に行われます。

ただし、心電図をとりながら、何が起きてもすぐに対応できるような状態で行うため、心配はありません。

精神的な不安を乗り越えるのも、リハビリの目的の一つですから、こわがらずに進めていくようにしましょう。

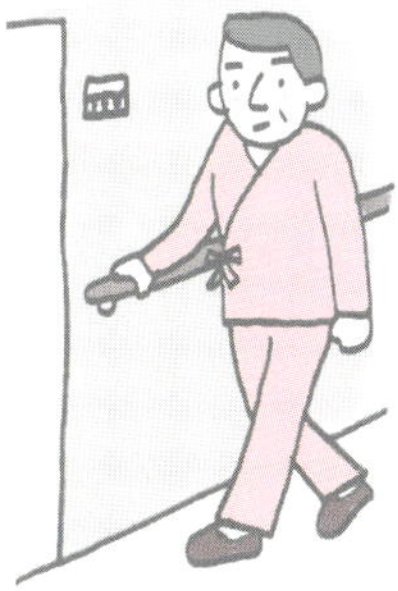

退院後の心臓リハビリ

Point
●退院後は通院、あるいは在宅でリハビリをつづける
●退院後は心臓に負荷をかけすぎない程度に運動をすることが大切
●どの程度の運動までならよいかは運動強度の基準「メッツ」を目安に

退院前に生活指導のカウンセリングを受ける

心臓リハビリは、退院すれば終了というものではありません。死亡率の低下や再入院の防止といった心臓リハビリの効果は、退院後もリハビリをつづけることで得られるものです。

退院後も、通院、あるいは在宅で心臓リハビリをつづけていくために、退院前に、食事のことや、薬の服用方法、運動療法の進め方、日常生活での注意点など、さまざまな指導を受けます。

適度な運動といっても、その「適度」の程度がわからなかったり、どの程度ならよいのかなど、わからないことはたくさん出てきます。退院前に、不明な点はしっかりと確認しておくようにしましょう。

通院しながらのリハビリ

心臓リハビリを行っている病院では、退院後も、回復期心臓リハビリのプログラムが組まれています。定期的に通院しながら、さらに運動レベルを上げた練習をつづけることになりますが、病院まで交通機関を利用してやって来るのは、それだけで心臓にストレスがかかります。

そのため、退院後は、通院しながらの心臓リハビリは実施せず、在宅でのリハビリのみを指導する病院も少なくありません。

メッツ表を運動レベルの目安に

心臓リハビリでは、自転車エルゴメーターやトレッドミルを使った運動負荷心電図検査を行います。これ

■ 運動強度の基準となる「メッツ」

※日常生活と運動の、主なメッツを抜粋して紹介します。自分の可能なメッツを知っておくとよいでしょう。

メッツ	運動
2.3	ストレッチング
2.5	ヨガ
3	ボウリング　太極拳　ピラティス　社交ダンス
3.5	ゴルフ（手引きカートを使って）
4	ラジオ体操第１　卓球　パワーヨガ
4.3	ゴルフ（クラブをかついで運ぶ）
4.5	水中ウオーキング(中等度)　ラジオ体操第２
4.8	水泳（ゆっくりとした背泳ぎ）
5	かなり速歩（平地、107m／分）　野球・ソフトボール　サーフィン
5.3	水泳（ゆっくりとした平泳ぎ）
6	ゆっくりとしたジョギング、水泳（のんびり泳ぐ）　バスケットボール
7	ジョギング　サッカー　スキー　テニス
8	サイクリング（約20㎞／時）
8.3	ランニング（134 m／分）　水泳（ふつうの速さのクロール）
9	ランニング（139 m／分）
10	水泳（速いクロール）
10.3	柔道　空手
11	ランニング（188 m／分）

メッツ	生活活動
2	ゆっくりした歩行（平地、53m／分未満）　洗濯
3	ふつう歩行（平地、67m／分）　家財道具の片づけ　子どもの世話（立位）
4	階段を上がる（ゆっくり）　自転車に乗る（16㎞／時以下、通勤）　ペットと遊ぶ（歩く／走る、中強度）
5	ペットと遊ぶ（歩く／走る、活発に）
6	スコップでの雪かき
8	荷物の運搬（重い）
8.3	荷物を上の階へ運ぶ
8.8	階段を上がる（速く）

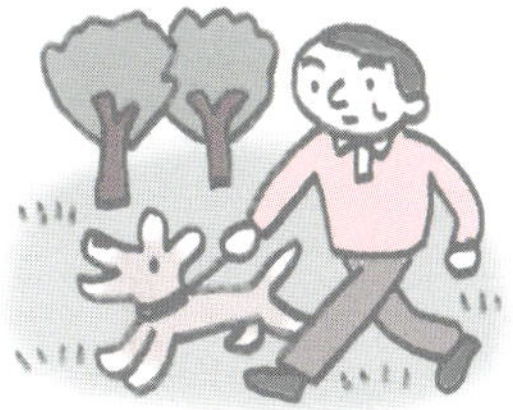

によって、どの程度まで心臓に負荷をかけていいのかの目安がわかります。

運動強度の基準としているのが「メッツ」という単位です。人間はイスに座って安静にしているだけでも体重1kgあたり1分間に3・5mLの酸素を必要とします。これを1メッツという単位であらわします。この2倍の酸素を必要とする運動が2メッツ、3倍が3メッツということになります。メッツは、アメリカスポーツ医学界による運動強度の基準ですが、さまざまな運動や作業がどのくらいの強度かということをメッツという単位であらわしています。たとえば、検査の結果6メッツまでOKであれば、水泳（のんびり泳ぐ）をしてもだいじょうぶということになります。このメッツという運動指標は、**自分の安全な運動限界を知る手がかりとして有効**です。

運動する習慣をつける

Point
- 運動は心肺機能を高め、再発防止に役立つ
- 心臓リハビリに向いているのはウオーキングなどの「有酸素運動」
- 運動は無理をしないで毎日つづけることが大切

心機能の回復に運動療法は欠かせない

運動をすると、心肺機能が上がり、心臓病の再発防止に効果があります。また、運動は心臓病の危険因子である、動脈硬化、高血圧、脂質異常症、糖尿病、肥満などの改善にも有効です。急性期の心臓リハビリが終わったあとも、在宅で運動療法をつづけるようにしましょう。

ただし、**不整脈のタイプや心臓病の種類によっては、逆に症状を悪化させるおそれもある**ので、運動をはじめるときは、事前に医師と相談し、適切な運動量や内容を確認することが大切です。

心機能を強化する有酸素運動

心機能を上げるのに効果的な運動は、酸素を十分に取り入れながら行う「有酸素運動」です。有酸素運動には、ウオーキング、軽いジョギング、水泳、サイクリング、ラジオ体操などがあります。

中でも**おすすめの有酸素運動は、一人で簡単にはじめられるウオーキング**です。自分のペースで進められますし、散歩をかねてのウオーキングは、気分もスッキリして、ストレス解消にもなります。

無酸素運動は心臓の負担に

いくら運動が体にいいといっても、短距離走、筋力トレーニング、ダンベル体操、スクワット、腕立て伏せのような、瞬間的に筋肉を使う「無酸素運動」は、かえって心臓に負担をかけるので、避けたほうがよいでしょう。こうした運動は、血圧と脈

運動の効果

- 運動能力が増加し、楽に動けるようになる。
- 全身の血液循環が改善し、心疾患のリスクを減らす。
- 心臓への負担が軽減し、心不全症状が軽くなる。
- 精神面で自信がつき、うつ状態や不安が軽くなる。
- 動脈硬化の元となる、高血圧、脂質異常症、糖尿病が改善する。
- 基礎代謝が上がり、肥満予防につながる。
- 血管の機能や自律神経の働きがよくなる。
- 心不全による再入院率や死亡率が改善する。
- 社会復帰や趣味活動の再開が可能となり、QOL（生活の質）が改善する。

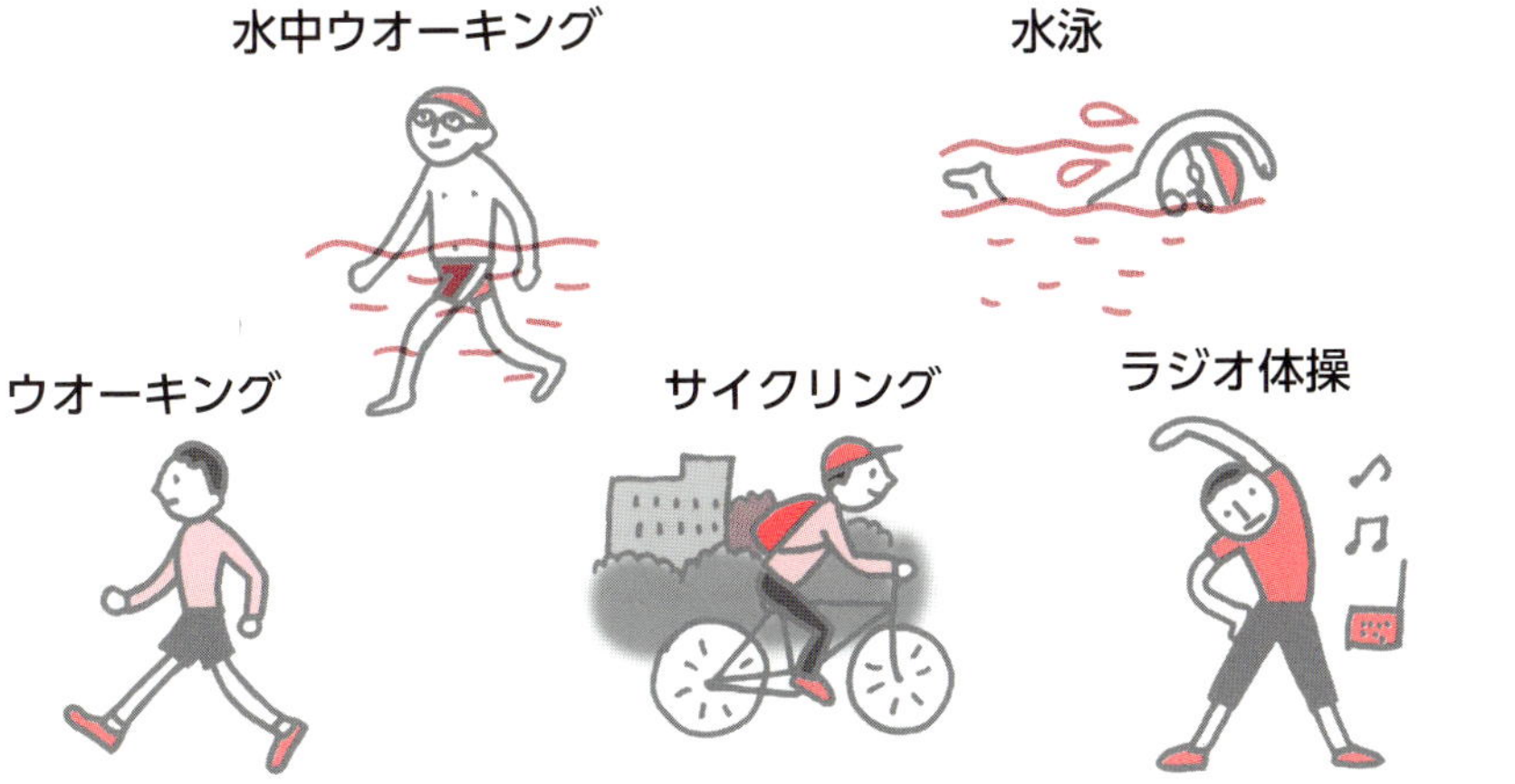

拍が瞬間的に上がるため、心臓にトラブルをかかえた人にはおすすめできません。

毎日の生活に有酸素運動を取り入れる

運動の理想は、**毎日30分程度の有酸素運動を行うこと**です。ただし、無理をしてまで毎日行う必要はありません。中高年の場合、軽い運動なら毎日でもよいのですが、少し強い運動なら週に2〜3回にし、間に休みをはさむとよいでしょう。強い運動でなくても、ほどほどの強度の運動を習慣としてつづけることがコツです。

早期の、まだ体が慣れていないときの運動は心臓によくありません。

また、運動は徐々に行うことも大事で、スタート時のウォーミングアップ、終了時のクールダウンを心がけましょう。

バランスのよい食事を心がける

Point
- バランスのよい食事と、塩分や脂質、カロリーをとりすぎないことが大切
- 5大栄養素に加え、第6の栄養素である「食物繊維」も重要
- バランスのよい食事をするには少量ずつ多品種の食品をとるのがコツ

動脈硬化や高血圧を予防する食生活が基本

食事療法の一番のポイントは、心臓病の危険因子となる動脈硬化や高血圧の予防です。動脈硬化や高血圧が予防できれば、脂質異常症、糖尿病、肥満などの予防にもつながります。具体的には、**バランスのよい食事をする、塩分を控える、脂質をとりすぎない、カロリーをとりすぎない**、といった点です。

バランスのよい食事とは

健康を維持していくためには、5大栄養素といわれる「炭水化物（糖質）」「たんぱく質」「脂質」「ビタミン」「ミネラル」に加え、第6の栄養素といわれる「食物繊維」が欠かせません。これらの栄養素を、毎日、バランスよくとることが必要です。

5大栄養素の中で、炭水化物、たんぱく質、脂質は、体のエネルギー源となります。また、ビタミンやミネラル、食物繊維には、体の調子をととのえる働きがあります。

●炭水化物（糖質）

ごはん、パン、めん、糖分などの炭水化物は、総摂取エネルギーの約60％（50～60％の範囲）にします。

●たんぱく質

肉、魚、大豆製品、卵などのたんぱく質は、総摂取エネルギーの約15％（15～20％の範囲）にします。

たとえば、1日の適正エネルギーが1800㎉の人の場合、約1080㎉を炭水化物でとり、約450㎉を脂質でとり、残りをたんぱく質などで補うのが理想的です。

なお、たんぱく質は、できるだけ「必須アミノ酸」（147ページMEMO参照）がバランスよく含まれている良質なものをとるように心がけます。

●脂質

肉、魚、油脂、種実類などの脂質は、総摂取エネルギーの約25％（20～30％の範囲）にします。ただし、脂質の中で、動物性脂肪に含まれる「飽和脂肪酸」をとりすぎると、LDL（悪玉）コレステロールや中性脂肪が増えますので、青背の魚などに多く含まれるオメガ3（n－3系）の「多価不飽和脂肪酸」の摂取を心がけます。

●ビタミン、ミネラル

野菜やくだものにはビタミンだけでなく、余分な塩分を体から追い出して血圧を下げてくれるミネラルであるカリウムが豊富に含まれています。できれば1人1日350gの野菜をとり、そのうち緑黄色野菜は120g以上とるようにしましょう。にんじんなら中1／2本、ほうれんそうなら1／3わで約100gです。野菜は、生で食べるよりも煮物やおひたしにしたほうが、たくさん食べられます。

また、くだものは1人1日200

■ 3大栄養素のバランス

栄養バランスのよい食事とは、炭水化物（糖質）、たんぱく質、脂質の3大栄養素を下のようなバランスで摂取し、ビタミン、ミネラルも十分に補給することです。第6の栄養素といわれる食物繊維の摂取も欠かせません。

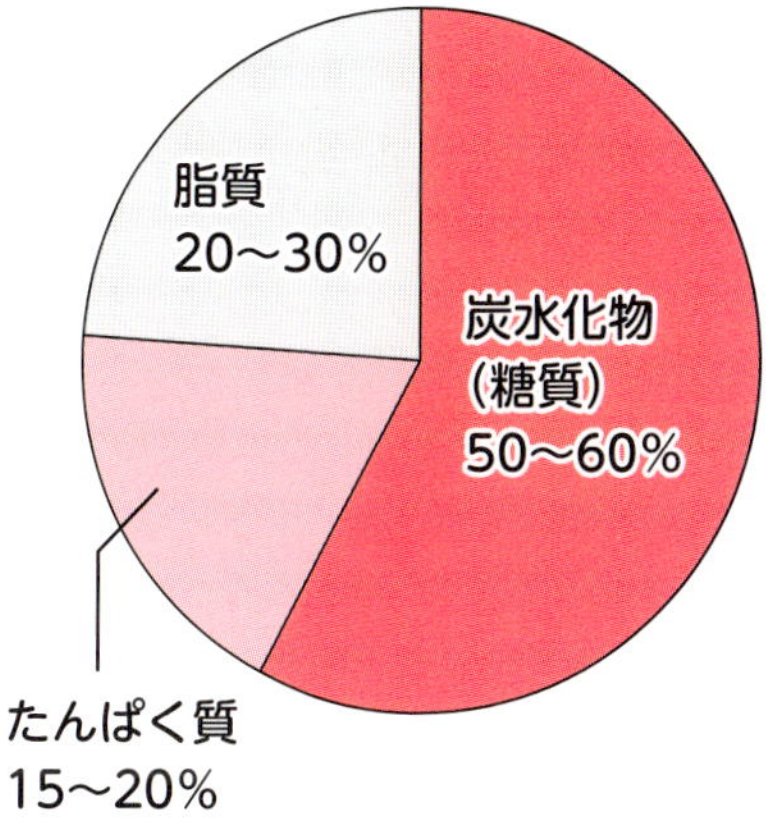

■ 6大栄養素の役割

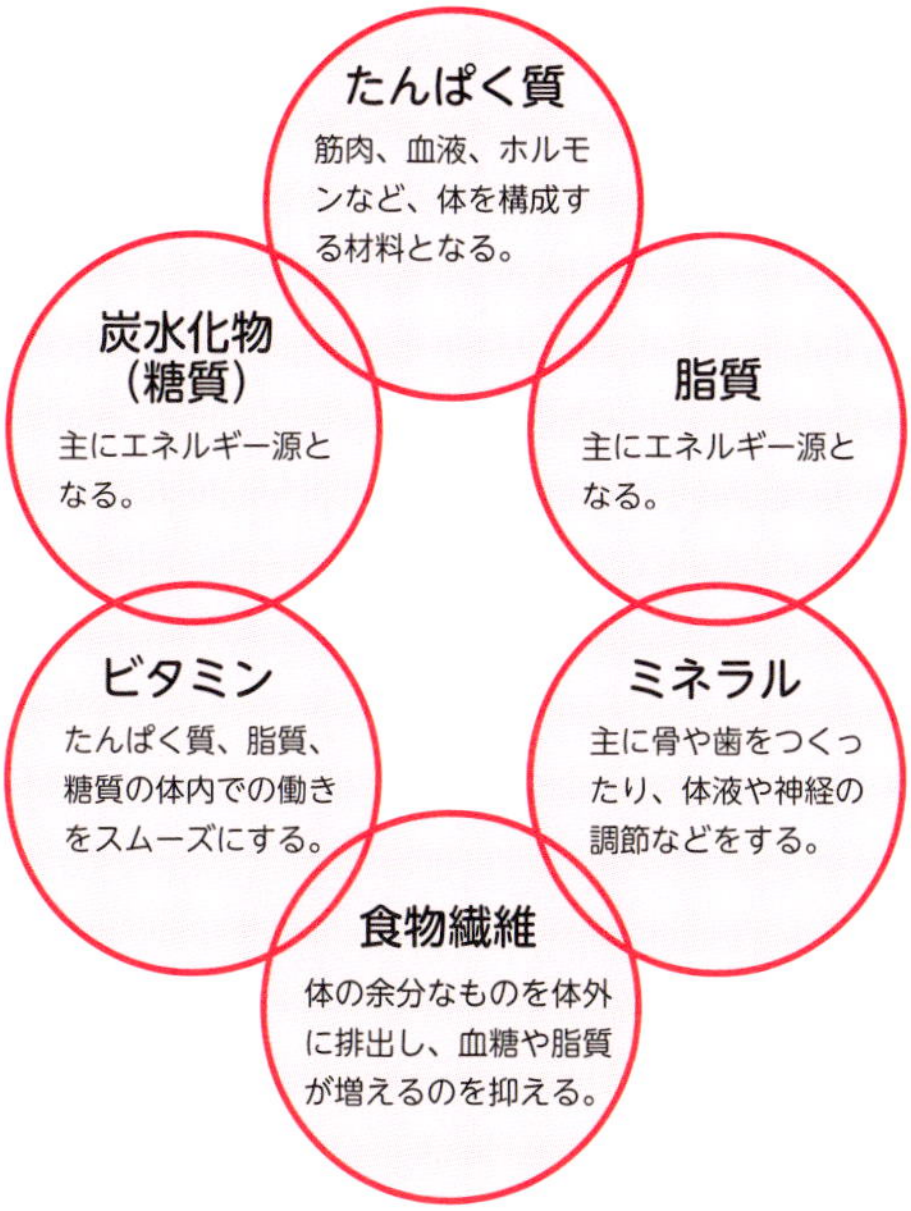

gが摂取量の目安です。

●食物繊維

食物繊維には、腸を通過するときに、有害な物質を吸着して体外に排出する働きがあります。このとき、血圧を上げるナトリウム（塩分）も吸着して、便といっしょに排出されます。また、動脈硬化の促進因子でもあるコレステロールの吸収を抑えて、体外への排出を促してくれる働きもあります。食物繊維は、1日に25g以上摂取するように心がけます。

少量ずつ多種類の食品をとるのがコツ

食品は、種類によって含まれる栄養素が異なります。体に必要な栄養素をバランスよくとるためには、できるだけ多種類の食品（食材）を少量ずつとることがポイントです。そうすれば、それぞれの食品に含まれるさまざまな栄養素をまんべんなくとることができ、結果的に栄養素のバランスがよくなります。

かつては、1日30品目の食品（食材）をとるとよいとされましたが、すべての栄養素を過不足なくとることは、専門の栄養士でもむずかしいことです。

さまざまな栄養素をかたよることなくとる簡単な方法があります。それは食卓の「彩《いろど》り」を豊かにすることです。彩りがきれいな料理というのは、実は栄養素をバランスよく含んでいるということの証拠です。白、赤、黄、緑、黒、茶……などの色がなるべくたくさん入った料理を食べることで、自然に栄養のバランスがとれてきます。

彩りを豊かにするための食材には、次のようなものがあります。できるだけ多くの色の食材を組み合わせるようにしましょう。

●白色

白い食材の代表は、ごはんやパン、めん類などです。これらの食材には炭水化物が豊富に含まれています。豆腐も白い食材の代表で、良質のたんぱく源であるだけでなく、降圧効果のあるマグネシウムも多く含まれています。

●赤色

赤色の食材の代表は肉や魚です。肉や魚には、たんぱく質が豊富に含まれています。また、肉類には炭水化物からエネルギーをつくるときに必要なビタミンB_1や、悪玉コレステロールや中性脂肪を減らして動脈硬化を予防するビタミンB_2なども含まれています。魚には、悪玉コレステロールや中性脂肪を減らし、善玉コレステロールを増やす働きがある脂質が含まれています。また、トマト、赤ピーマン、にんじんなどの赤い野菜には、動脈硬化の予防に効果があるカプサンチンという色素が含まれています。トマトやりんご、すいかなどにはカリウムも豊富です。

●黄色

黄色の食材は、かぼちゃ、卵、黄ピーマン、ナッツ類などです。黄色い色素に含まれるルテインという物質は強い抗酸化作用を持っています。また、ナッツ類には、降圧効果のあるマグネシウムが豊富です。

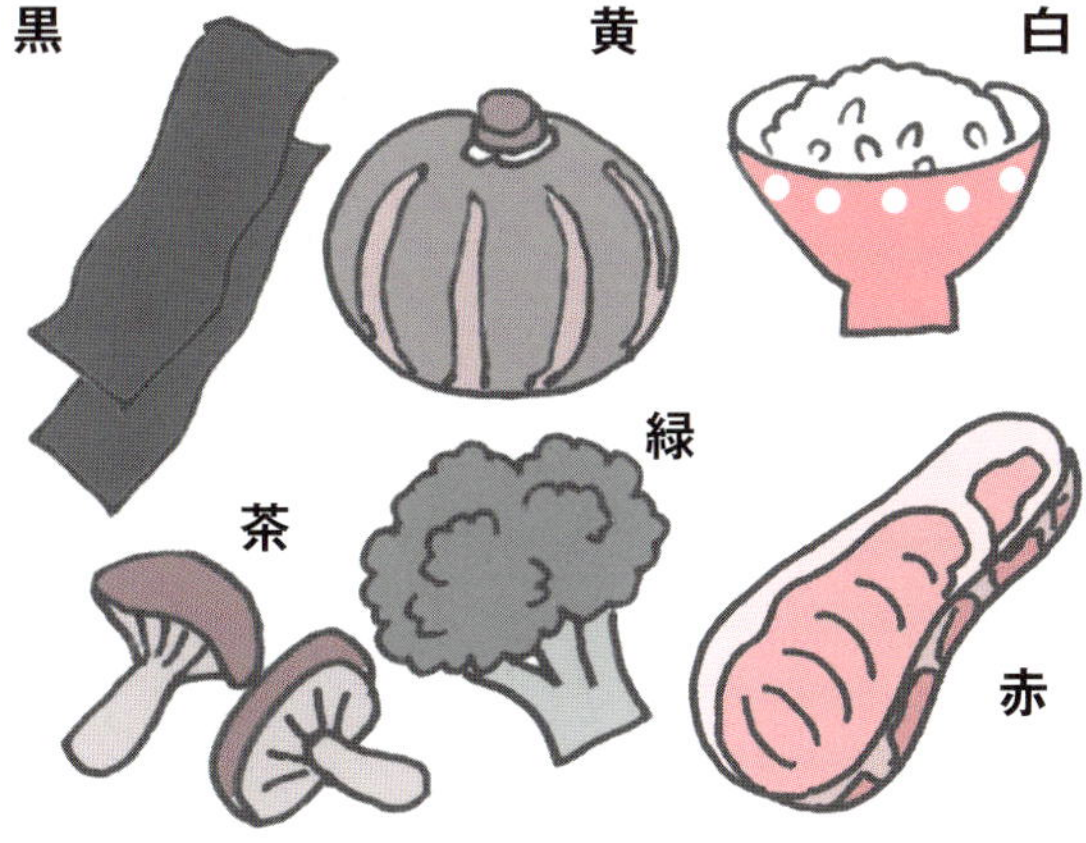

●緑色

緑色の食材の代表は、ほうれんそうやブロッコリー、にら、小松菜、春菊、パセリなどの野菜です。これらの野菜にはビタミンAやC、カリウムなどが多く含まれています。

●黒色

黒色の食材には、昆布、ひじき、のり、きくらげ、黒豆、黒ごまなどがあります。ひじきや昆布には、食物繊維のほか、降圧効果のあるマグネシウムなども多く含まれています。

●茶色

茶色の食材としては、しいたけ、まいたけ、なめこ、納豆などが代表です。きのこ類には食物繊維が多く含まれている上に、悪玉コレステロールが増えるのを抑える働きもあり、動脈硬化などの改善に有効です。

MEMO

必須アミノ酸

私たちが体内でつくれないアミノ酸を「必須アミノ酸」といいます。これは全部で9種類あり、すべて食べものから摂取しなければなりません。良質なたんぱく質というのは、この9種類のアミノ酸が理想的な配分で含まれている食品のことです。こうした食品を「アミノ酸スコアが高い食品」といいます。

アミノ酸スコアが100点（満点）なのは、牛肉、豚肉、鶏肉などの肉類、あじ、いわし、鮭など加工されていない魚類、鶏卵、牛乳などの動物性たんぱく質です。

一方、植物性たんぱく質は、動物性たんぱく質にくらべると、アミノ酸の配分がアンバランスですが、大豆とその加工品（豆腐や納豆など）は、例外的にアミノ酸スコアが100点のすぐれた食品です。

くだものでビタミン・酵素を補給

●加熱処理すると失われてしまうビタミンや酵素も、生のくだものには豊富に含まれているので、季節のくだものを毎日とる。
●くだものは１日に 200g 程度が目安。

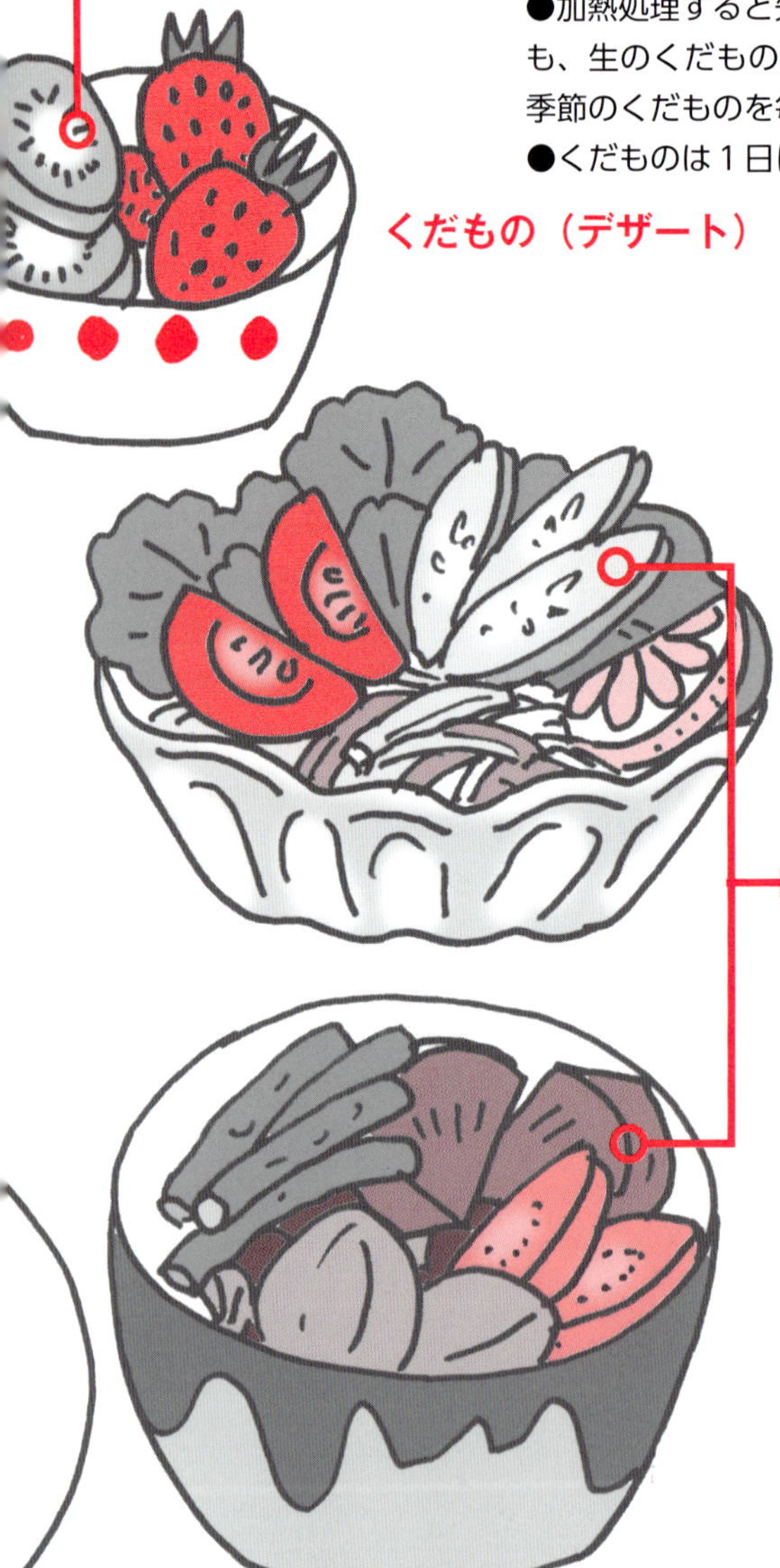

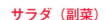

食物繊維・ビタミン・ミネラル源となる
副菜

●野菜、きのこ類、海藻類などを使ったサイドメニュー。汁物も含まれる。
●野菜は１日に 350g 以上とる。そのうち緑黄色野菜（にんじん、ブロッコリー、ピーマン、トマトなど）は 120g 以上とる。
●野菜と別に、きのこ類や海藻類、いも類、根菜などもできるだけとる。

■バランスのよい献立のつくり方

献立を考えるときは、塩分だけでなく、栄養のバランスにも配慮することが必要です。基本は「主食１品」＋「主菜１品」＋「副菜１～２品」です。油脂はとりすぎないように注意し、牛乳やくだものなども積極的にとるように心がけましょう。

エネルギー源となる
主食

●ごはん、パン、めん類などが主食。主要栄養素は炭水化物。
●ごはんの場合は、塩気のあるおかずが合うので、塩分のとりすぎに注意する。また、牛乳や乳製品を１日のどこかでとるように心がける。牛乳は１日に 200cc（ヨーグルトなら 180g）程度とるようにする。
●パンの場合は、洋風のおかずが合うため、脂質のとりすぎに注意する。また、海藻類や大豆製品をとるように心がける。
●めん類を主食にする場合は、いろいろな具をのせたり、おかずをつけたりして、栄養のバランスをとる。
●めん類の汁は塩分が多いので、残す。

ごはん（主食）

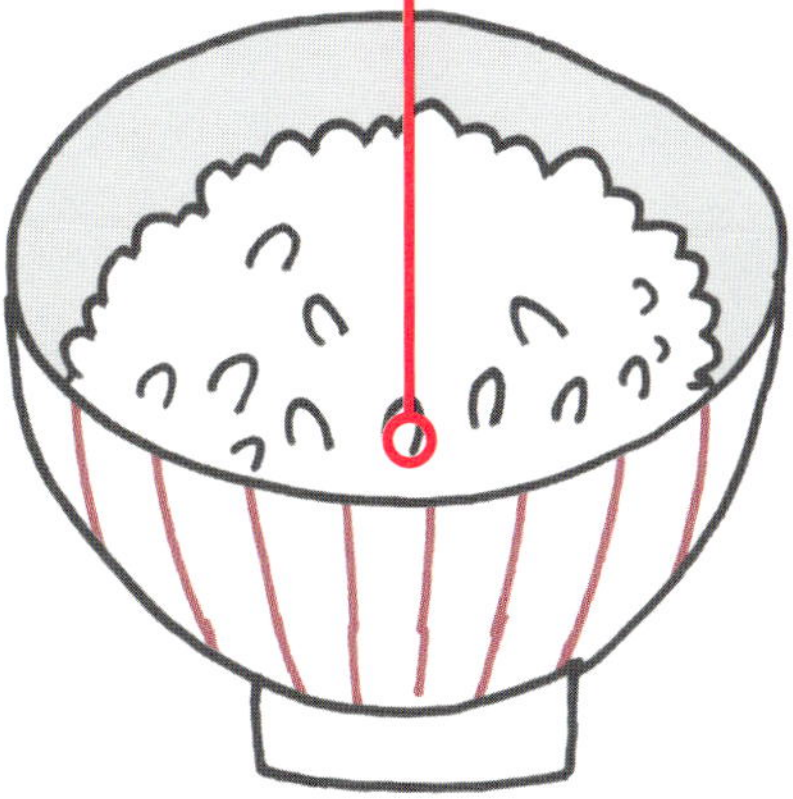

ステーキ（主菜）

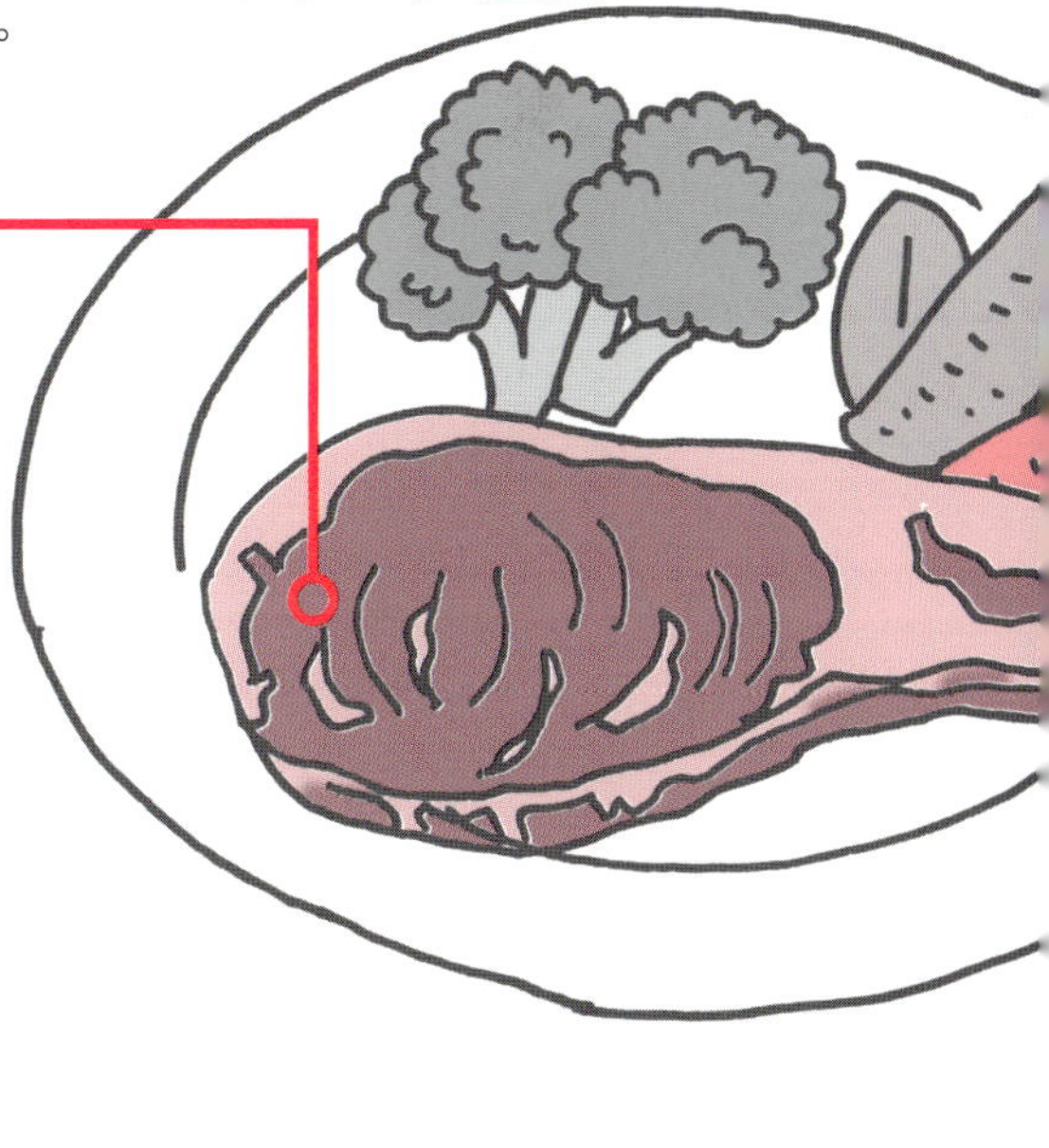

たんぱく源となる
主菜

●肉、魚、大豆、卵などメインのおかず。
●肉や魚、卵など動物性のおかずだけにならないように、１日に１回は大豆製品（豆腐、納豆、油揚げなど）のおかずにする。

外食の上手なとり方

Point
- 外食は栄養バランスが悪くなりがち。メニューの選び方に注意する
- 外食するなら和定食がおすすめ。弁当なら幕の内弁当が栄養バランスがよい
- 1日3食の中で栄養のバランスをとるように工夫する

外食は高カロリー、高塩分、野菜不足になりがち

外食の一番大きな問題は、**栄養バランスの悪いメニューが多い**ということです。

特に、ラーメンやカツ丼、カレーなどの単品メニューは、炭水化物（糖質）ばかりで、野菜などはほとんどとれません。また、ファストフード店やファミリーレストランなどで食べる料理は、ボリューム感やパンチを出すために、油や砂糖、塩分が多く使われているので、高カロリー、高塩分になりがちです。

外食は栄養がかたよりがちですので、どうしても不足してしまう栄養素は、次の食事で補うなどして、1日の食事の中で栄養のバランスをとるように工夫しましょう。

外食する場合は、次のような点に注意することが大切です

●丼《どんぶり》ものやめん類などの単品料理でなく、できるだけ定食を選ぶ。定食も、魚の刺身や焼き魚が主菜で、野菜の煮物や海藻のサラダなどのついた和定食がおすすめ。ただし、つけものは塩分が多いので、要注意。

●肉よりも魚や野菜を中心としたおかずを選ぶ。天ぷらやハンバーグ、とんカツなどのカロリーの高いメニューは避ける。肉を食べる場合は、できるだけ脂肪分の少ない肉（ヒレ肉など）を選ぶ。

●ピラフやチャーハン、カレーなどは、ごはんがたっぷりで、油脂の使用量も多く高カロリーなので、なるべく避けるか、食べるならごはんやカレーのルーを適宜残すようにする。

●丼ものやめん類を選ぶときは、なるべく具《ぐ》の種類が多いものを選ぶ。あるいは、野菜サラダやおひたし、

野菜ジュースなどをプラスする。おにぎりやサンドイッチを買うときも同様にする。

●ラーメン類は、動物性脂肪のラードやバラ肉などが使われていることが多く、しかも高カロリーで塩分も多めなので、できるだけ控える。

●めん類や汁もののスープや汁には塩分が多いので、半分以上残す。

●ミートソースやクリームを使ったスパゲッティ類は油脂が多く含まれているので避ける。スパゲッティなら、和風スパゲッティかトマトソースを使ったスパゲッティで、野菜や魚介の具が多いものにする。

●ごはんは全部食べないで、少し残すようにするか、最初から少なめによそってもらう。

●洋食の場合は、塩分の多いパンよりライスにする。

●デザートは避ける。

●コンビニ弁当なら栄養バランスのよい幕の内弁当がおすすめ。

●すしは、すし飯そのものにかなりの塩分が含まれているので、つけじょうゆは必要最小限にする。

●ファミリーレストランなどで食べる場合は、メニュー表などに表示されているエネルギー量、塩分量などを事前にチェックする。

■外食メニューの選び方・食べ方

1 定食を選ぶ

栄養のバランスをとるために、主食と主菜、副菜がセットの定食を選ぶ。肥満している人は、特に和定食がおすすめ。

2 低エネルギーのメニューを選ぶ

できるだけ油を使わないか、油の使用量の少ないメニューを選ぶ。避けたいメニューは、天ぷら、ハンバーグ、とんカツ、ピラフ、チャーハンなど。

3 丼ものやめん類は野菜料理をプラスする

丼ものやめん類を選ぶときは、なるべく具の種類の多いものを選ぶ。丼ものやめん類は野菜不足になりがちなので、野菜サラダやおひたし、野菜ジュースなどを追加する。

4 自分の食事量に合うように食べ残す

ごはんは全部食べないで、少し残すようにするか、最初から少なめによそってもらう。

塩分を控えた食生活を

Point

- 塩分をとりすぎると血中の水分が増え、心臓に負担をかける
- 心疾患のある人は1日の食塩摂取量は6g未満に抑える
- 市販の食材自体にも塩分が多く含まれているものがあるので注意する

食塩の摂取量は1日6g未満が目標

心臓病の食事療法でもっとも気をつけなければならないのは、塩分のとりすぎです。

塩分をとりすぎると、血中のナトリウム濃度が高くなり、正常な濃度に戻そうとして、血中に水分が取り込まれます。その結果、**血液全体の量が増加し、心臓に負担がかかってしまう**のです。

せっかく退院しても、自宅で塩分をとりすぎたために、ほんの数日で心不全発作を起こし、再び病院に搬送されたという例もあります。

塩分は、生活習慣病を予防するためには、健康な人でも、男性なら1日8g未満、女性なら7g未満にするように指導されていますが、すでに心疾患のある人は、1日の塩分摂取量を6g未満になるようにしましょう。また、人によっては、それ以上の塩分制限を指導されることもあります。

見えない塩分に注意

市販の食材には、それ自体に塩分がたくさん含まれているものがあります。たとえば、あじの干物1枚には約2・4g、食パン2枚には約1・5gもの塩分が含まれています。**6gという塩分量は、食材の塩分料だけですぐにオーバーしてしまうほどの量**なのです。

調味料の塩やしょうゆなどを控えるだけでは、とても塩分の制限は守ることができません。食材の塩分量が記載されている「カロリーブック」などを見ながら、こまめに塩分量をチェックするようにしましょう。

■ 塩分のとりすぎを防ぐコツ

●だしのうまみを上手に利用する

昆布や干ししいたけなどでとっただしの「うまみ」を利用することで、薄味でもおいしく食べられる。

●酢や柑橘類の酸味を生かす

塩やしょうゆのかわりに、酢や柑橘類（レモン、ゆず、すだちなど）の酸味を生かすと、減塩の物足りなさを補うことができる。

●香味野菜やハーブを使う

青じそ、ねぎ、みつ葉、パセリ、セロリ、にんにく、しょうがなどの香味野菜やハーブをうまく利用すると、薄味の料理でもメリハリがつく。

●香辛料（スパイス）を活用する

とうがらし、こしょう、カレー粉などの香辛料を使って、味付けに変化をつける。

●減塩調味料を使う

●加工食品はできるだけ避ける

かまぼこ、はんぺんなどの練り製品やハムやベーコンなど肉の加工食品は、少量でも塩分が多い。

●干物などは塩分をカットして食べる

魚の干物などは、ボウルに入れ、熱湯をかけてしばらくおいてから焼くと、塩分を大幅に減らすことができる。

●洋風のメニューを取り入れる

洋風の食事は和風の献立より低塩分。

●しょうゆやソースはかけないで、つけて食べる

●料理はあたたかいうちに食べる

あたたかいうちなら、薄味でもおいしく食べられる。

●汁もの（ラーメン、みそ汁）は飲み干さない。

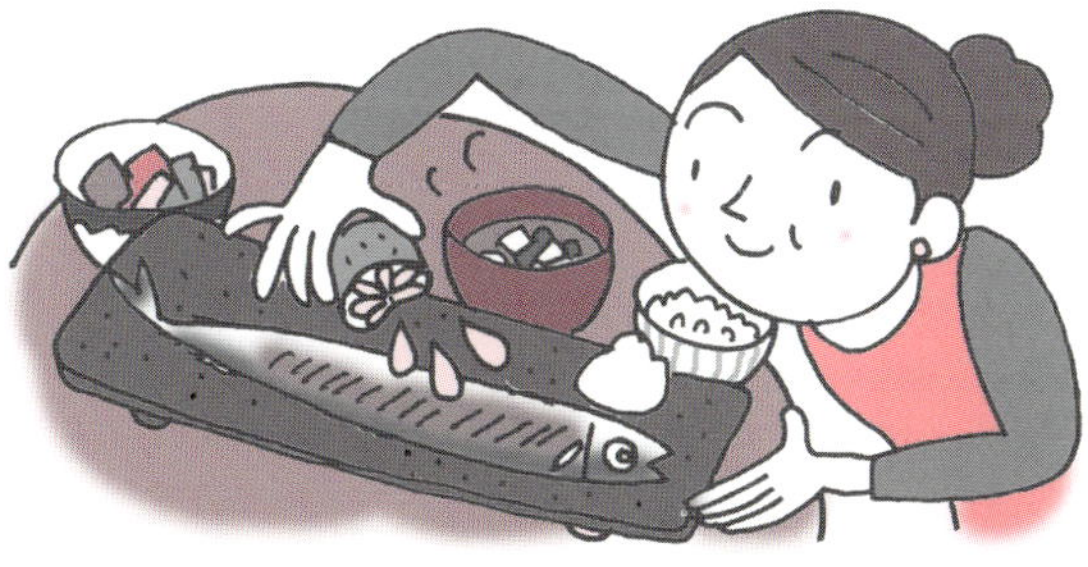

脂肪は「質」を考えてとる

Point

- 肥満は心臓に負担をかけるだけでなく、「動脈硬化」の原因ともなる
- 無理なダイエットは筋肉を減らし、逆に太りやすくなる
- 食事療法に適度な運動を組み合わせることが大切

脂質のエネルギーは炭水化物の2倍

1日の総摂取エネルギーのうち、肉、魚、油脂、種実類などに含まれる**脂質（コレステロールや中性脂肪など）の割合は、約25％（20～30％の範囲）が理想**です。たとえば、1日の総摂取エネルギーが1800kcalの人であれば、脂質でとるエネルギーは約450kcal（360～540kcalの範囲）となります。

しかし、食事の欧米化にともなって、日本人の脂質の摂取量は年々増加しています。厚生労働省の「国民健康・栄養調査」によれば、この50年で3倍近く摂取量が増加し、これにともなって、心臓病の危険因子である脂質異常症や糖尿病などの患者さんも増加しています。

脂質の持つエネルギー量は1gあたり9kcalと、**たんぱく質や炭水化物の4kcalの倍以上**あり、脂質のとりすぎは肥満に直結します。

食材を選んで「不飽和脂肪酸」中心に

脂肪の主要成分である脂肪酸には、「飽和《ほうわ》脂肪酸」と「不飽和脂肪酸」があります。

飽和脂肪酸は、ヤシ油やパーム油など一部の植物油や、バター、ラードなどの動物性脂肪、ベーコンなどの加工食品、生クリームなどの乳製品に多く含まれています。飽和脂肪酸をとりすぎると、血液中の中性脂肪や悪玉コレステロールを増やし、動脈硬化を進行させることにつながるといわれています（最近は別の説もあります）。

一方、不飽和脂肪酸は、青背の魚や、オリーブ油、ごま油などの植物

■脂肪酸の種類

分類		系	脂肪酸	多く含む食品
不飽和脂肪酸	一価不飽和脂肪酸		オレイン酸	オリーブ油、菜種（キャノーラ）油、紅花（サフラワー）油、アボカド、アーモンドなどナッツ類に多い。
	多価不飽和脂肪酸	オメガ6（n-6系）	リノール酸	ひまわり油、コーン油、大豆油、ラー油、ごま油、サラダ油、紅花油、くるみ、松の実などに多い。
		オメガ3（n-3系）	α-リノレン酸	えごま油、くるみ、しそ油、菜種（キャノーラ）油、サラダ油、亜麻仁(あまに)油などに多い。
			EPA・DHA	さんまやさばなど青背の魚に多い。

油に多く含まれ、飽和脂肪酸とは逆に、悪玉コレステロールを減らし、善玉コレステロールを増やす働きがあります。

不飽和脂肪酸は、さらに「一価《いっか》不飽和脂肪酸」と「多価《たか》不飽和脂肪酸」に分かれます。この2つのうち、**特に悪玉コレステロールを減らす働きが強いのは多価不飽和脂肪酸**です。

脂肪は、できるだけ不飽和脂肪酸を多くとるように心がけましょう。ただし、不飽和脂肪酸は、同時に酸化されやすいという性質があるため、抗酸化ビタミンであるビタミンEなどもいっしょにとるようにするとよいでしょう。

3つの脂肪酸をバランスよくとる

体によいとされる不飽和脂肪酸も、とりすぎるとやはり肥満の原因となりますので、注意が必要です。

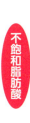

また、健康を維持するためには、飽和脂肪酸、一価不飽和脂肪酸、多価不飽和脂肪酸の3つをバランスよくとることが大切です。配分の目安としては、**飽和脂肪酸1、一価不飽和脂肪酸1、多価不飽和脂肪酸1・5の割合**にするとよいでしょう。

調理するときは、

①肉類はできるだけ脂肪分の少ないものを選ぶ。

②油はオリーブ油を利用する。

③1日2食を魚や大豆製品とし、1食を肉類とする。

といった点を心がけると、理想的な配分に近づけることができます。

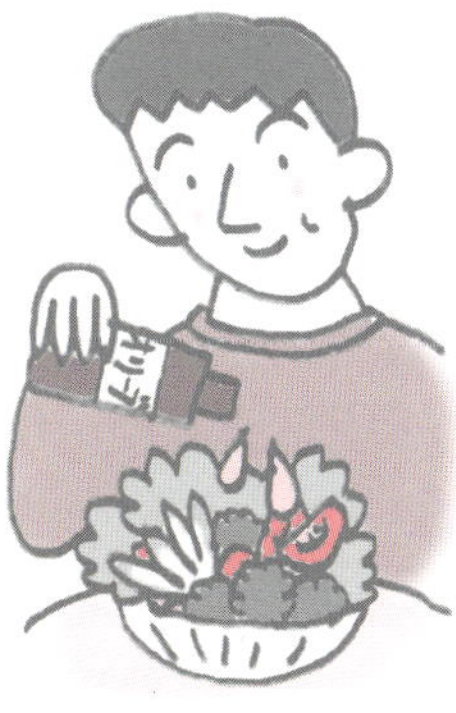

食べ方を工夫して「肥満」を解消する

Point

- 肥満は心臓に負担をかけるだけでなく、「動脈硬化」の原因ともなる
- 無理なダイエットは筋肉を減らし、逆に太りやすくなる
- 食事療法に適度な運動を組み合わせることが大切

肥満を防ぐには食べ方が肝心

太っていると、酸素や栄養分をたくさん全身に送り届けなければならないので、それだけ心臓に負担がかかります。また、**肥満は心臓病の危険因子である動脈硬化の原因**ともなります。

そのため、心臓のトラブルを予防するには、肥満の解消（予防）が欠かせません。

肥満を解消するには、まずは毎日の食習慣を見直すことからはじめましょう。食事は、ゆっくりとよくかんで食べることが大切です。早く食べると、脳の満腹中枢が指令を出す前に食べすぎてしまうためです。

食事療法だけでなく運動もプラスすることが大切

ダイエットというと、極端な食事制限をして、急激に体重を落とそうとする人がいます。しかし、食事制限だけの減量をつづけていると、体重はしだいに減らなくなるだけでなく、**大切な筋肉が減って代謝力が落ち、逆に太りやすくなります。**

また、食事制限のためにエネルギーの消費量が減っていますので、制限前の食事量に戻すと、確実にリバウンドしてしまいます。

リバウンドして戻る体重のほとんどは脂肪です。制限前と同じ体重だとしても、中身は筋肉が脂肪に置きかわってしまうのです。

減量は、1カ月で1～2kg程度が、無理のない減量です。

効率的に体重を落とすには、**バランスのよい食事を3食きちんととり、それに有酸素運動をプラスすること**がポイントです。

■過食を防ぐ食べ方のコツ

これまでの自分の食べ方（食習慣）を見直し、食べすぎない食べ方を身につけましょう。

●ゆっくり、よくかんで食べる

食べはじめてから「満腹中枢」が満腹感を感じるまでには15～20分かかります。「早食い」は食べすぎにつながります。また、ひと口食べたらはしを置き、ゆっくりとよくかんで食べましょう。

●朝食を抜かない

1日2食だと、食事と食事の間が長くなるので、インスリンの分泌が活発になり、中性脂肪が増え、肥満につながります。また、1食抜くと、空腹のために次の食事が「どか食い」や「早食い」になりがちです。さらに、1日に必要な栄養素をバランスよくとることもできなくなります。1日3食を欠かさずに食べることが大切です。

●夕食を軽めにする、夜食を控える

夕方以降は休息と休養の時間帯になるので、夕食をたくさん食べると、エネルギーが余って体脂肪の蓄積を促します。夕食を軽めにするには、エネルギーがありそうな料理はなるべく昼食に食べるようにしたり、夕食後のくだものや乳製品の摂取を控えます。また、夜食を控えることも大切です。

●主食より先に野菜料理や汁ものからはしをつける

食物繊維が多い野菜料理や、具のたくさん入った汁ものから先に食べると、早めに満腹感が得られ、ごはん（炭水化物）の食べすぎを防ぐことができます。また、食物繊維を先におなかに入れておくと、その後の炭水化物や脂肪の急な吸収を抑えてくれます。

●外食やインスタント食品を控える

摂取エネルギーを抑えるためには、外食やインスタント食品の利用をできるだけ控えることも大切です。糖分の入った飲料も控えましょう。

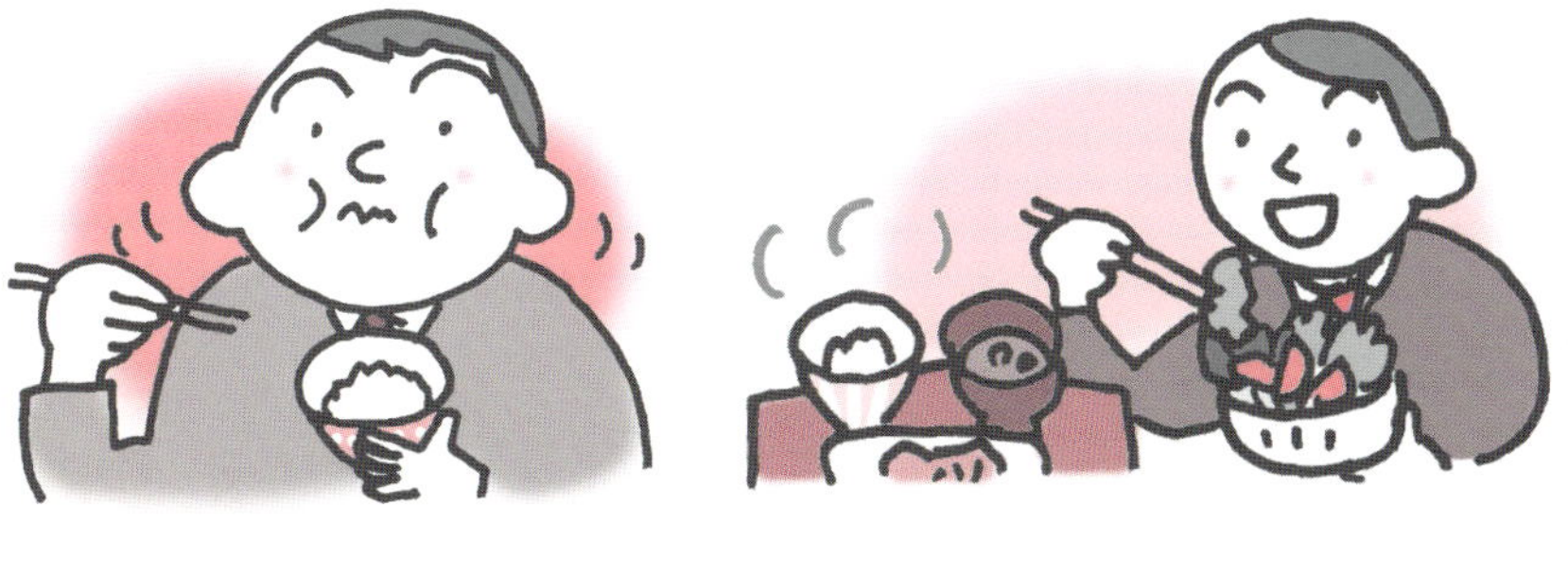

日常生活の注意点

Point
- ●水分のとりすぎに要注意。体重の急な増加は心臓に負担をかける
- ●喫煙は百害あって一利なし。飲酒はほどほどに。便秘は心臓病には大敵
- ●ぬるめの半身浴と質のよい睡眠はストレス解消にも役立つ

水分をとりすぎない

水分をとりすぎると、血液量が増え、心臓の負担が大きくなるので、摂取する水分量にも十分に気をつける必要があります。ただし、水分の制限は、塩分の制限ほど厳密に行わなくてもだいじょうぶです。水分制限が特に必要な場合とは、**腎機能が悪い場合、重症の心不全の場合、心不全の管理がむずかしい場合**などです。

また、水分制限は、症状や年齢、体格、季節などでも異なりますので、水分制限の必要性については医師に確認しましょう。

体重は毎日はかって急な増加に注意する

入院中は減っていた体重が、退院すると急に増えるケースがあります。これは、自宅に帰るとどうしても塩分の摂取量が増え、そのために水分を多くとりすぎることが原因と考えられます。

体重の急増は、心臓に負担がかかっていることを知らせる危険サインです。それを見逃さないためにも、毎日決まった時間に体重をはかり、急な体重の増加がないかどうかをチェックするようにしましょう。体重の変化がわかる「体重日誌」をつけることをおすすめします。

歯周病予防もしっかりと

歯周病菌が血液中に入ると、血管が炎症を起こし、心筋梗塞や狭心症などの原因になります（28ページ参照）。

歯周病は、食後の歯みがきでしっ

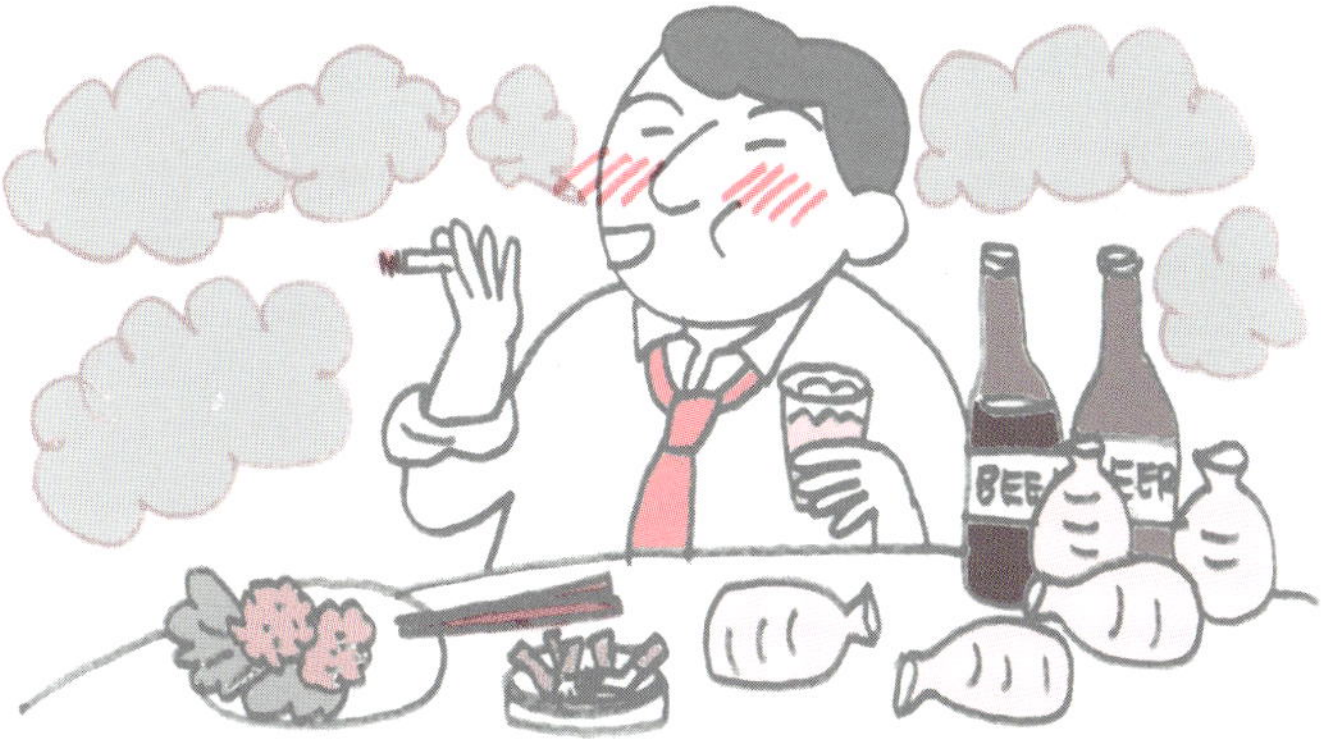

タバコは「百害あって一利なし」。お酒はほどほどに

かり歯垢《しこう》（プラーク）を取ることで予防できます。ただし、自分では歯垢を完全に取り除くことはむずかしいので、定期的に歯科を受診するようにすると安心です。

喫煙は自殺行為

タバコには、400種類以上もの化学物質が含まれています。発がん性の有害物質も多く、まさにタバコは「**百害あって一利なし**」です。

中でも、タバコの煙に含まれるニコチンには、血管を収縮させる作用があるので、血圧を上昇させ、心臓に大きな負担をかけます。また、タバコを吸うと、一酸化炭素も体内に取り込みますが、一酸化炭素が赤血球と結合することで、動脈硬化が進み、不整脈や心筋梗塞などのリスクを高めます。

特に、起床時の一服は平常時の2倍以上も血圧を上昇させるといわれます。また、1本の喫煙で、血圧の上昇が約15分つづくという報告もあります。

虚血性心疾患の発病率は、喫煙を5年間やめると、最初からタバコを吸っていない人とほぼ同程度に低くなるといわれています。

禁煙は、いまからでも決して遅くはありません。どうしても自分の力で禁煙できない場合は、病院の禁煙外来を受診するのもよいでしょう。

飲酒は適量を守ることが大切

少量のアルコールは、血管を拡張させて血圧を下げる効果があります。また、血行をよくするので、安眠効果やストレス解消効果もあります。

ただし、これはあくまでも適量の飲酒の場合です。**適量以上を飲むと、肥満、動脈硬化、高血圧、糖尿病、不整脈（特に心房細動）などの原因**になります。

お酒の1日の適量は、ビールなら中びん1本（500mL入り缶ビールなら1本)、日本酒なら1合、ウイスキーならシングル2杯まで、ワインならグラス2杯までとされています。

アルコールには利尿作用があり、飲んだ水分以上の尿が出るため、脱水になりやすくなります。その意味でも、飲酒後の入浴や激しい運動は厳禁です。

便秘に要注意

便秘にともなう排泄時のいきみは血圧を上昇させます。特に、冬の寒い夜中などにトイレで強くいきむのは大変に危険です。心臓病の人は、便秘にならないように気をつけましょう。

便秘にならないためには、次のような点を心がけましょう。

●便意がなくても、毎日、決まった時間にトイレに行く。胃や大腸は朝食後に刺激を受け、活発に動くので、トイレに行くのは朝食後が望ましい。

●朝食前に冷たい水や牛乳を飲む。

●食事では、食物繊維の多い野菜やくだもの、穀類、豆類、海藻類などを多くとる。

便秘がひどい場合は、医師に緩下《かんげ》薬を処方してもらってもよいでしょう。

また、**トイレを適温にしておく**ということも大切です。寒い季節には暖房をしたり、便座をあたためるなどの工夫も必要です(暖房便座機能つきのトイレがおすすめ。便座の熱だけでもトイレ全体があたたまります)。

なお、和式トイレは、しゃがむ、立つという動作自体が心臓の負担になるので、要注意です。

入浴はぬるめのお湯で

入浴は、血行をよくし、疲労回復やストレス解消に役立ちますが、入浴方法によっては心臓にストレスをかけます。入浴中に狭心症や心筋梗塞の発作を起こす人も少なくありません。入浴中に発作を起こすと危険なので、家族がいる時間帯に入浴するようにし、入浴中は、ときどき声をかけてもらうと安心です。

入浴で注意すべきポイントをあげてみます。

●**ぬるめのお湯に短時間つかる**…熱いお湯に入ると、交感神経が刺激され、脈が速くなります。血圧は一時的に上昇しますが、しばらくすると下がります。この血圧の変動が、心臓に負担をかけます。さらに、発汗などによって、血液が濃くなり、発作を起こすリスクが高まります。心臓に負担をかけない入浴法は、週に2~3回程度、ぬるめのお湯(40度より少し低め)に5~10分程度入る

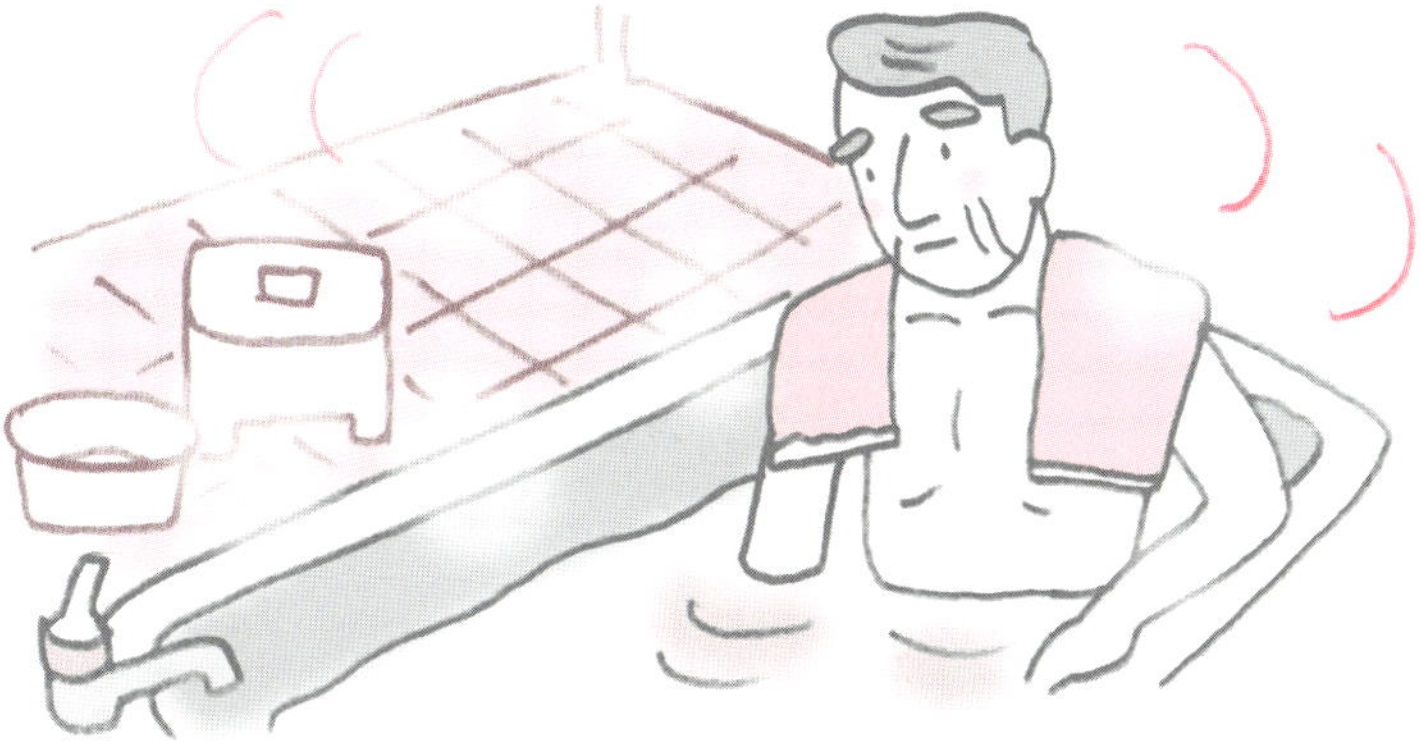

ことです。長湯は、心臓に負担をかけるのでやめましょう。

●半身浴がおすすめ…お湯に首までつかると、水圧の影響で血圧が上昇します。入浴は、心臓への負担が少ない半身浴にしましょう。半身浴の仕方は、まずお湯の量を少なくして、みぞおちから下だけお湯につかるようにします。上半身が寒いときは、肩から乾いたタオルをかけます。

●かけ湯をしてから入る…急激な血圧の変動を防ぐために、湯船に入るときには必ずかけ湯をして、体をお湯に慣らしてから入りましょう。いきなりお湯（特に熱いお湯）につかるのは禁物です。なお、寒い時期は、急激な血圧の変動を防ぐために、あらかじめ脱衣所や浴室の室温を20度前後にあたためておくことも大切です。

●ゆっくりと力を入れずに洗う…体を洗うときに、力を込めてゴシゴシと洗うと、いわゆる無酸素運動となるので、心臓に負担がかかります。イスに座って、ゆっくりと、軽い力で洗うようにします。立ったまま洗うのはやめましょう。

●温泉はふつうの入浴より負担が大きい…温泉にはさまざまな薬効がありますが、ふつうの入浴より負担が大きいので、注意が必要です。入るのは1日1回、さっと入る程度にし、毎日は入らないようにしましょう。

質のよい睡眠を十分にとる

睡眠中は、脳をはじめ、体中が休息します。睡眠は、体内のバランスやコンディションがととのえられる大切な時間です。体中の筋肉が弛緩《しかん》して血圧が下がるため、血管にかかる負担も軽くなります。また、心拍数が減るので、心臓の負担も軽くなります。

逆に、睡眠が足りない状態がつづくと、血圧が上がり、血管に損傷がある場合は、修復されずに動脈硬化が進行します。また、ホルモンバランスの乱れや代謝の異常をまねき、心臓病の大きな危険因子である脂質異常症や糖尿病にもつながります。

心臓の負担を軽くするためにも、心臓病を引き起こす危険因子を増やさないためにも、十分な睡眠が必要です。

深くて、質のよい睡眠を得るためのポイントをあげてみます。

●眠りに快適な環境にする。室温は夏が25度前後、冬は18度前後、湿度50～60％が理想的。明るさはリビングの10分の1程度の明るさが安眠しやすい。

●寝る前には自分なりのリラックス法で気分を落ち着かせる（いやしの音楽、アロマなど）。

●就寝前の刺激物（アルコール、カフェイン）、喫煙は避ける。

●夜食は控える。

●無理に眠ろうとしないで、眠たくなったら床につく。

●眠る直前や眠れないときにスマホやパソコンなどは見ない。

●朝は、できるだけ決まった時間に起きる。休日だからといって長く寝るのは、睡眠のリズムをくずすので避ける。

●日中は、適度な運動をするなど、昼と夜でメリハリのある生活を送る。

睡眠中によくいびきをかく、ときどき呼吸が止まる、昼間眠くなる、といった症状があれば、睡眠時無呼吸症候群という病気の可能性があります。これも血圧を上昇させたり、心房細動などの不整脈を誘発することがあるので、専門医にみてもらうことをおすすめします。

温度の急激な変化に注意

あたたかいところから急に寒いところへ出ると、血管が収縮し、血圧が上がります。特に冬は、**室内と室外との温度差をなるべく少なくする**工夫が必要です。

具体的には、次のようなことに注意しましょう。

●暖房であたたまった家から外出するときは、あたたかい衣服で体が冷えないようにする。また、外出時には、マフラーやマスク、手袋などで皮膚の露出部分を少なくする。

●居間と浴室、トイレとの温度差が少なくなるように暖房や着衣に気をつける。

●冷たい水に手をひたしたり、冷たい水で顔を洗わない。

なお、夏でも、冷房が効きすぎた部屋から外へ出るときに血圧が上がり

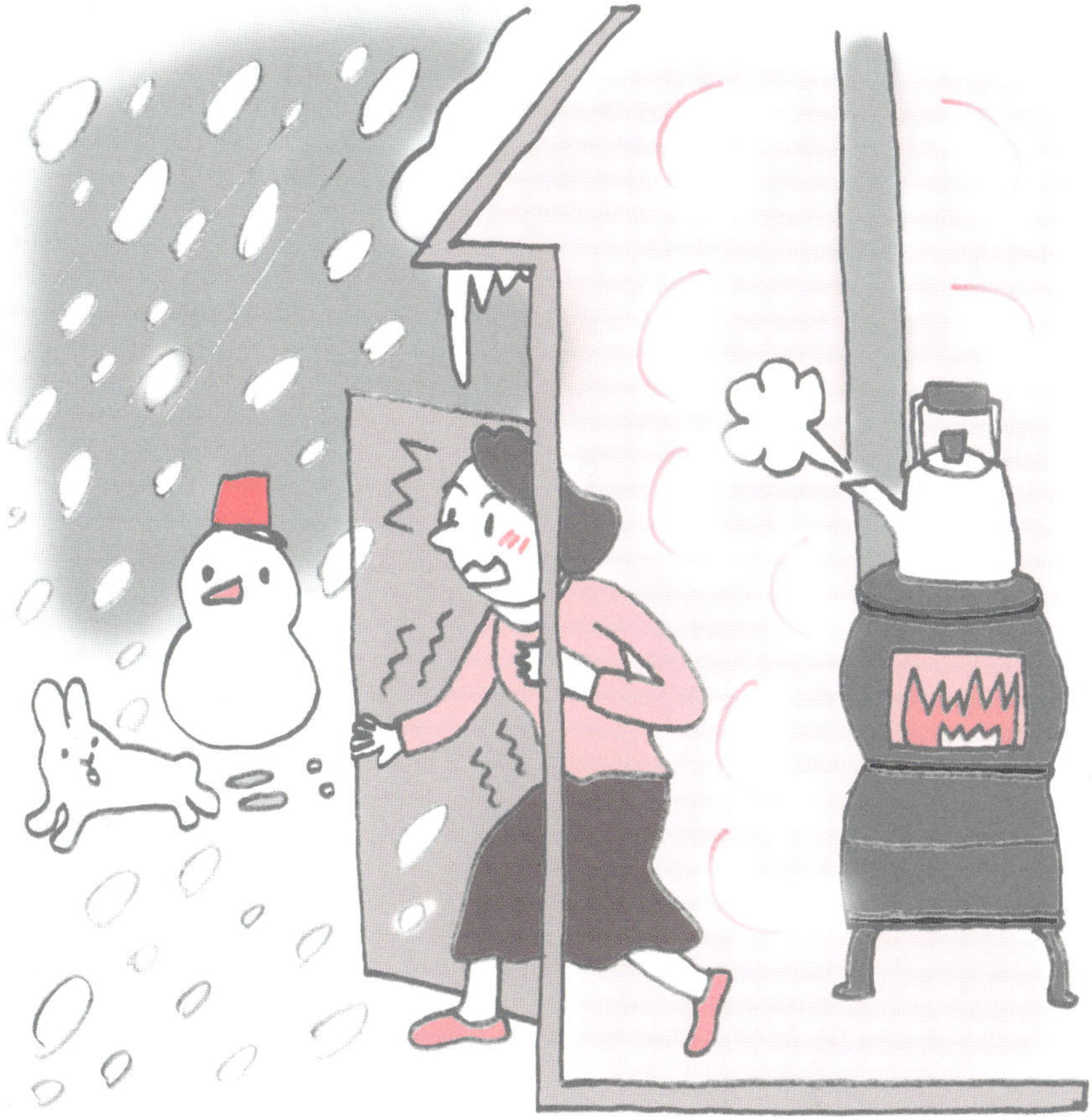

ますので、外気との温度差が5度以上にならないように注意しましょう。

また、**暑い時期には、水分補給を欠かさない**ことも重要です。暑いと、大量の汗をかくために、体の中の水分が不足しがちになり、その結果、血液が濃くなって血栓ができやすくなります。こまめに水分を補給し、脱水状態にならないようにしましょう。

自動車の運転はできれば控える

自動車の運転は、静かに座っているのと同程度の運動量で、それ自体は特に心臓の負担になることはありません。しかし、運転中は精神的に緊張をしいられるため、心拍数や血圧が一時的に上昇し、狭心症や心筋梗塞を起こしたり、不整脈がはじまって、事故を起こす可能性があります。

重症の不整脈のある人や、心筋梗塞を起こして退院したばかりの人、狭心症をよく起こす人などは、自動車の運転はやめておくほうが安全です。運転に不慣れな人も同様です。

医師から運転を許されている人でも、スピードを出しすぎたり、運転中にイライラしたり、長距離運転をするのはやめ、異常を感じたら、すぐに停車するように心がけましょう。

性生活は、運動同様無理はしない

性行為は、軽度の運動と、興奮、血管拡張、多呼吸などをともないます。ただし、階段や坂道の歩行と同じぐらいの運動なので、日常生活がふつうに送れる状態であれば、まず問題はありません。

入院していたような場合は、退院後は1カ月くらいかけて、少しずつ病前の性生活に戻していくようにします。

また、ニトログリセリンを用意しておき、胸痛が起こったら性行為を中止し、すぐに薬を口に含むようにしましょう。

性行為は、運動をするときと同様に、体調を考え、無理をしないことが大切です。

性行為を控えたほうがいいのは、体が疲れているときや、アルコールを飲んだあとです。特に暑かったり、寒かったりする場所、刺激的な設備のあるホテルなどは避けるようにしましょう。また、婚外性交渉などでは興奮の度合いが強くなりがちなので、注意が必要です。

また、バイアグラなど勃起不全改善薬の自己判断による使用は、血圧が低下し、危険な状態になる可能性があります。特に、バイアグラとニトログリセリンとの併用は禁止されています。気になることがあれば、主治医に相談しましょう。

旅行時の注意点

旅行のときは、活動量の増加、塩分の多い食事、薬の飲み忘れなどで心不全を悪化させる可能性があります。

旅行をするときは、余裕のあるスケジュールを組みましょう、電車の乗り継ぎなどで、急いだり、緊張したりすることのないようにしましょう。疲れたら必ず休憩するなど、**自分のペースで、無理をしないで行動することが大切**です。

海外旅行のときには、病名や服用中の薬のリスト、既往症、アレルギーの有無などが書かれた旅行用の「**英文診断書**」を持っていると、具合が悪くなったときに役立ちます。英文診断書については、主治医に相談してみましょう。

肥満度と適正体重

問題となるのは内臓脂肪型肥満

肥満は、高血圧や糖尿病、脂質異常症などの生活習慣病をまねく危険因子の一つです。

また、肥満の人に狭心症や心筋梗塞が多いことも知られています。これは肥満が動脈硬化の原因となるからです。ほかにも、肥満で睡眠時無呼吸症候群になったり、心房細動を発症しやすくなることが知られています。

肥満には皮下脂肪型肥満と内臓脂肪型肥満がありますが、特に要注意なのは、内臓まわりに脂肪がたまる内臓脂肪型肥満です。内臓脂肪型肥満かどうかは、おへその位置でおなかまわりをはかり、男性で85㎝以上、女性で90㎝以上あれば、内臓脂肪の蓄積があると認められます。

内臓脂肪は、食べすぎや動物性脂肪のとりすぎ、運動不足などが少しつづいただけでたまってしまいますが、その反面、食事の改善や運動をして体重を減らすと、比較的容易に減らすことができます。

減量にあたっては、まず、自分の「肥満度」を知る必要があります。肥満度をはかるには、BMI値を使います。BMI値18・5以上25未満が普通体重とされていますが、生活習慣病のある人は、25より下の22を目標にするのがよいとされています。

自分の肥満度がわかったら、次に、自分の「適正体重（標準体重）」を割り出します。そして、この自分の適正体重に少しでも近づくように減量をし、それを維持するように努めましょう。

BMI＝体重（kg）÷身長（m）÷身長（m）

BMI	判定
18.5未満	低体重（やせ）
18.5以上25未満	普通体重
25以上30未満	肥満度1
30以上35未満	肥満度2
35以上40未満	肥満度3
40以上	肥満度4

適正体重（kg）＝身長（m）×身長（m）×22

ストレスを上手に解消する

Point
- 強いストレスは血圧を上昇させ、心拍数を上げる
- ストレスをため込まずに上手に解消することが大切
- ストレスを受けやすい「性格」がある。心あたりのある人は要注意

過度のストレスは心臓に負担をかける

ストレスは、心身にさまざまな影響をおよぼします。**強いストレスを受けると、交感神経が刺激を受け、血圧が上昇して心拍数が上がります。**また、副腎皮質ホルモンが活発につくられ、その働きで血中コレステロールの濃度が高まり、動脈硬化が進むことがわかっています。

強いストレスを受けつづけることは、狭心症や心筋梗塞の発症につながり、心肺機能の低下などもまねきます。

無理をしないで休むことを心がける

日々の生活の中で、ストレスの原因となるものをすべて取り去ることは不可能です。大切なことは、ストレスは「あって、あたりまえ」と考えて、**ストレスをため込まない**こと、そして**ストレスを上手に解消する**ことです。

そのためには、まず、十分な休息をとることです。規則正しい睡眠を心がけ、疲れたなと思ったら、無理をしないで一息つく、ということを習慣づけましょう。

趣味を楽しむ時間をつくりリラックスする

たとえ短い時間でも、毎日の生活の中に趣味を楽しむゆとりの時間を持つことは、ストレスを解消するのに効果的です。

カラオケに行く、映画を観る、ゆったりとお茶を飲む、庭の手入れをするなど、趣味を楽しんでいるときには、緊張がほぐれます。心身の疲労を回復する効果もあります。

楽しくリラックスできるのはどんなときか、自分の趣味を見つけて、それを上手に生活に取り入れ、ストレスの解消に役立てましょう。

ストレスを受けやすい性格

虚血性心疾患の発症には、その人の性格や行動パターンも大きくかかわっていると考えられています。

心臓病を起こしやすい性格は、積極的で活動的な「**タイプA行動型(A型性格)**」といわれるもので、その反対に、のんびりして、内向的で控えめといった性格を「タイプB行動型（B型性格）」といいます。

タイプA行動型の特徴は次のようなものです。

●積極的●活動的●意欲的●せっかちでイライラしやすい●出世欲が強い●野心的●負けずぎらい●競争心、闘争心が強い●勤勉で責任感が強い●完璧主義者

タイプA行動型の人が必ず心臓病になるということではありませんが、心あたりのある人は、できるだけストレスを少なくするように心がけ、強いストレスを受けたときには、ため込まずに、うまくストレスを解消する方法を身につけることが大切です。

■簡単にできるストレス解消法

●運動を楽しむ（ウオーキング、サイクリング、水泳など）
適度な運動は、ストレス解消と体力づくりが同時に行える非常によい方法です。

●趣味や旅行を楽しむ
どんなことでも、何か趣味があるとストレス解消に役立ちます。趣味を楽しむ時間的余裕がなければ、音楽を聴いたり、映画を観たり、カラオケで歌ったりすることもよい気晴らしになります。

●自然を楽しむ
公園や森の中などを散策することはもちろん、庭やベランダでガーデニングを楽しむだけでも、よいストレス解消になります。

●腹式呼吸《ふくしき》
腹式呼吸は、胸ではなくおなかでする呼吸法です。5秒ほどかけて鼻からゆっくり息を吸い、15秒ほどかけて口から息を吐き出します。吸って吐くのに約20秒で、1分間に3回ほどの呼吸が目安になります。これを10回ほどくり返すと、気分がリフレッシュします。

ペースを守って仕事をつづける

Point

- 仕事に復帰する時期については医師とよく相談する
- 復帰後も無理は禁物。職場では意識的に休憩をとるようにする
- 心筋梗塞の再発作の多くは1年以内。定期的な検査で再発を防ぐ

自分の健康を第一に考え仕事への復帰をめざす

手術などの入院治療をしたあとは、リハビリをしながら、心臓の機能が回復するのを待ちます。仕事に復帰する時期については、主治医とよく相談して慎重に決めましょう。仕事の内容によっても、復帰できる時期がちがいます。心臓にトラブルをかかえていると、きつい肉体労働や、緊張感の強い仕事への復帰はむずかしいので、転職や職場の配置転換も考えなければならない場合もあります。

心臓に負担がかかる仕事としては、**「重いものを持ったり運んだりする仕事」「車など乗りものの運転」「営業」「長期、遠距離の出張のある仕事」**などがあげられます。肉体労働のほか、強い緊張感をともなう仕事は、心臓に負担をかけます。また、作業自体は軽いものであっても、勤務時間が長時間におよんだり、不規則であったり夜間であるような場合も、大きな負担となります。

復帰後も無理は禁物。定期的な検査を

完璧主義者で、仕事をバリバリとこなすような人が心臓病を発症しやすいといわれます。仕事に復帰しても、発症前と同じように仕事をすることは避け、意識的に休憩をとるようにし、一人で仕事をかかえ込まないように努めましょう。仕事に復帰できたからと安心せずに、定期的に検診を受け、薬も指示された通りに服用をつづけましょう。

心筋梗塞の再発作は1年以内に起きることが多いので、職場の理解を得て、無理のないペースを守ることが大切です。

■ 仕事に復帰した場合の注意点

- 運動を楽しむ（ウオーキング、サイクリング、水泳など）。
- 朝は早めに起きて、ゆっくりと支度をし、余裕をもって出かけましょう。
- できるだけ混雑する時間帯を避けて通勤しましょう。満員電車に乗るのは、心臓にトラブルのある人にとっては大変な「労働」です。
- 職場では、ときどき肩を回したり、深呼吸などをしてリラックスしましょう。
- こまめに休憩をとるようにしましょう。
- ストレスが強くかかる仕事を一人でかかえ込まないようにしましょう。
- 昼食に外食がつづく場合は、カロリーや栄養のバランスに気をつけましょう（150ページ参照）。
- 勤務時間は8時間をめどにし、残業は避けましょう。
- 仕事帰りの「つきあい」は、できるだけ控えましょう。
- 会社の理解を得て、単身赴任は避けるようにしましょう。

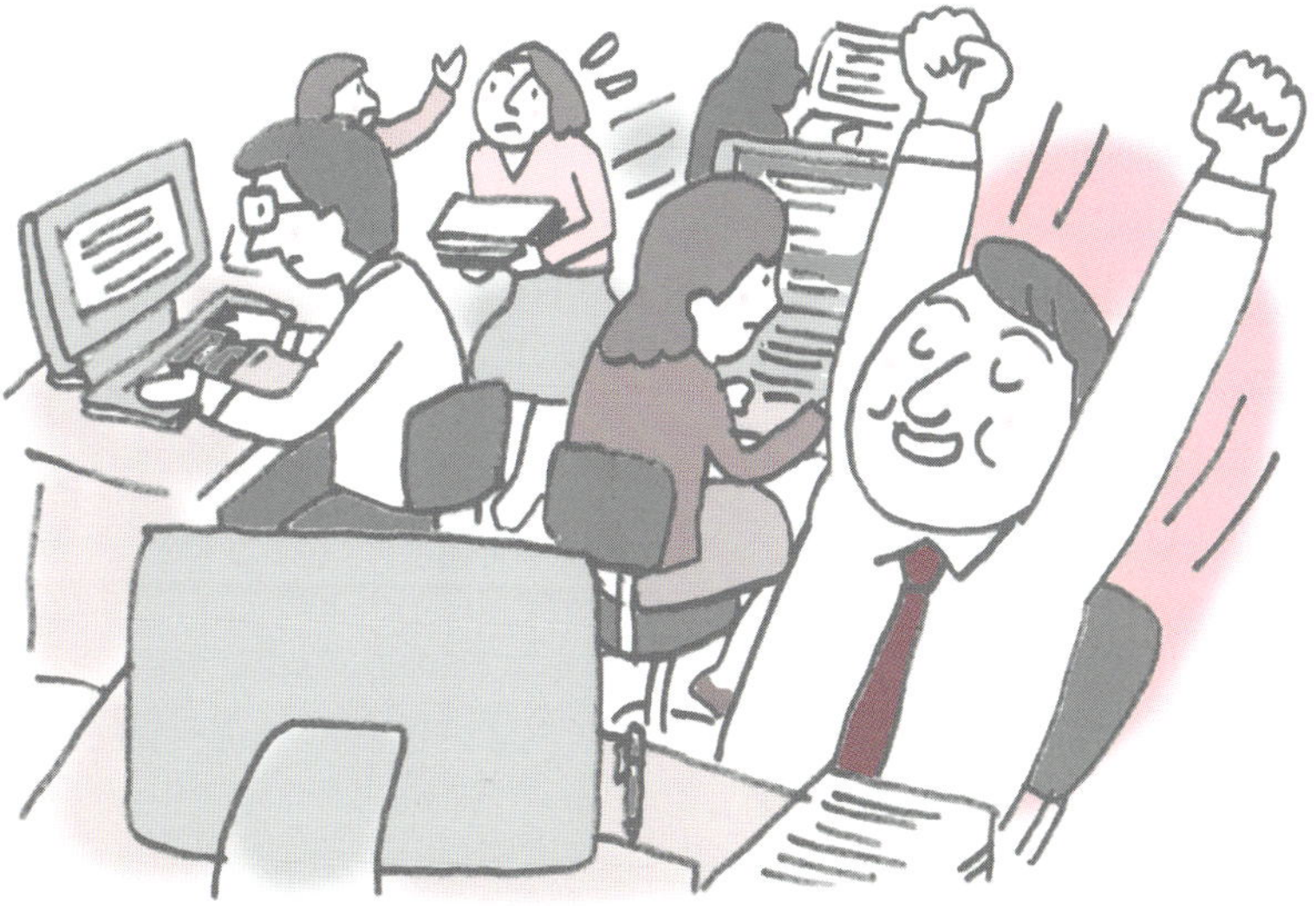

発作が起きたら→自分で行うこと

心臓の発作は、いつ起こるかわかりません。対応の仕方によっては命にかかわります。パニックにならずに、冷静に適切な対応ができるように、あらかじめ発作が起きた場合の対処法を頭に入れておきましょう。もちろん、強い発作が起きたときには、自分ではどうすることもできない場合もあります。心臓にトラブルをかかえている人は、自分の病気の状態をきちんと家族や職場の人などに伝えて、理解を得ておくことが大切です。そして、万一発作が起きた場合には、どのような処置が必要なのかを知っておいてもらいましょう。

1 安静にする

胸に痛みを感じたら、とにかく安静にして、心臓への負担を減らすことが大切です。立ち止まって何かによりかかる、イスや階段に座るなどしましょう。できれば、横になります。

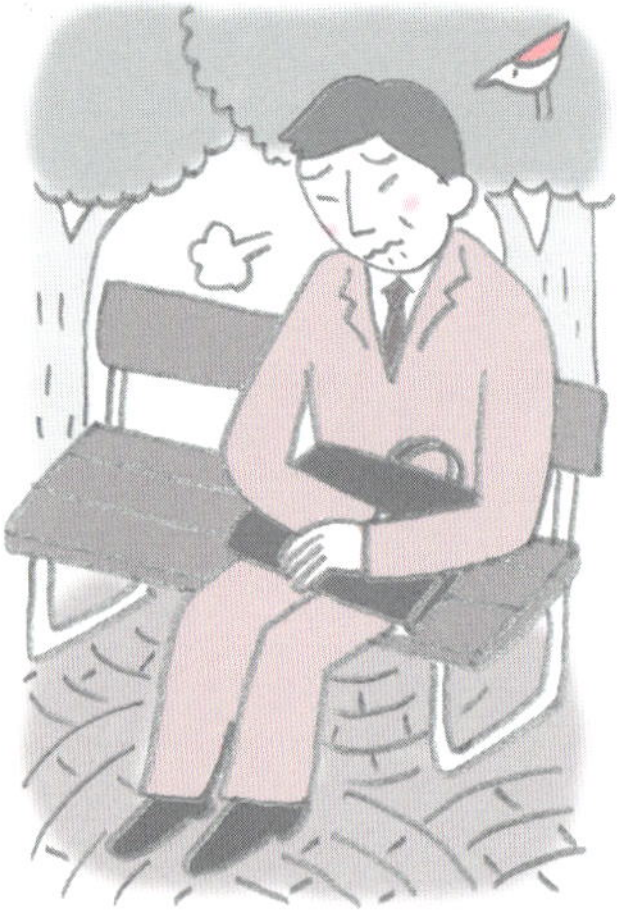

2 衣服をゆるめる

体を締めつけないように、ネクタイやベルトをゆるめたり、ボタンをはずします。

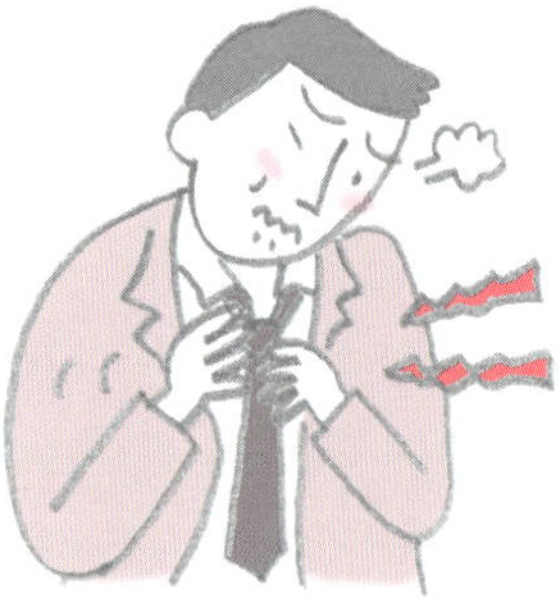

はじめての発作を起こしたあとは、必ず病院へ

はじめて発作を起こした場合、発作がおさまったからといって放置せずに、その日のうちに病院で検査を受けましょう（たとえ仕事が忙しくても）。心筋梗塞を起こしやすい不安定狭心症（44ページ参照）が考えられるからです。

そのほか
できたら

保温する

寒いと、血管が収縮して心臓に負担がかかります。できるだけ体を冷やさないようにしましょう。

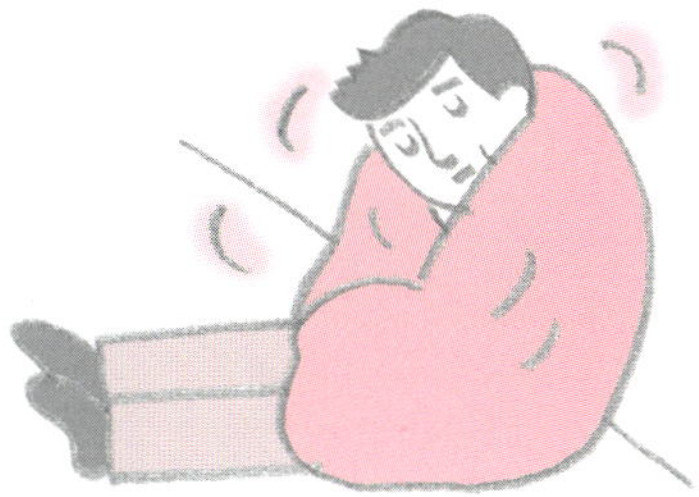

楽な姿勢をとる

背もたれによりかかる、机にうつぶせになるなど、自分で楽な姿勢をとります。

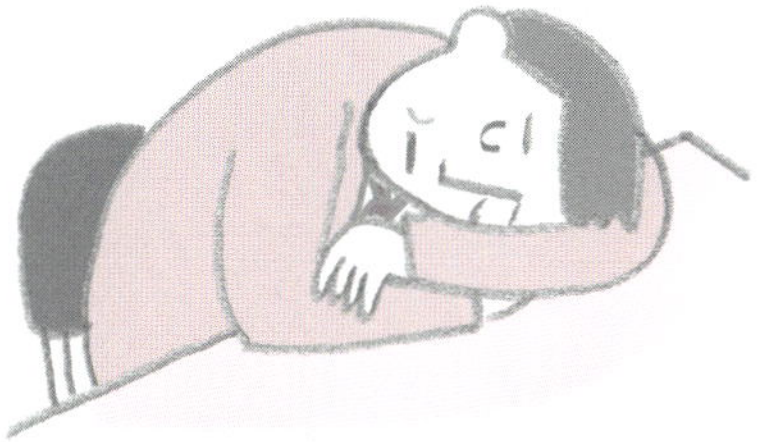

3 速効性硝酸薬を舌下する

ニトログリセリンなど速効性の硝酸薬を持っていたら、すぐに舌下します（胸痛発作の場合）。

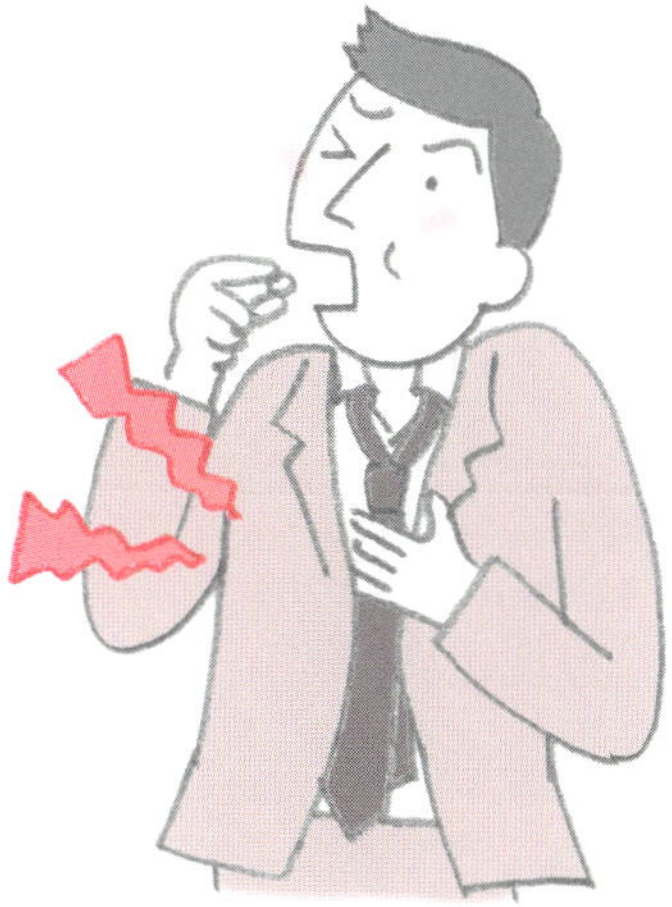

★硝酸薬で気分が悪くなったら

薬が効いて血圧が下がると、胸の痛みはおさまりますが、気分が悪くなることがあります。その場合は、横になって、足を高くすると楽になります。横になれないときは、前かがみに頭を低くします。

! こんなときは救急車を（174 ページ）

次のような場合は、心筋梗塞が疑われます。一刻も早く 119 番に電話をして救急車を呼び、周囲の人にも助けを求めましょう。

- 恐怖感をともなう、こらえきれない激しい痛みのとき。
- 吐き気があったり、冷や汗やあぶら汗が出てくる痛みのとき。
- 安静にしていても、痛みが15分以上つづくとき。
- 速効性硝酸薬を、 5分おきに2 ～3回使っても痛みがおさまらないとき。

心臓発作の応急処置 2

発作が起きたら→周囲の人が行うこと

心臓の発作では、激しい痛みで動けなかったり、意識を失うなど、本人がどうすることもできない場合があります。そのようなときには、その場に居合わせた人が助けの手をさしのべることで、命が救われることがあります。目の前でだれかが心臓発作を起こして倒れたらどうするか、前もって対処法を知っておくことは大切です。1分1秒の遅れが生死を左右します。ためらわず、一刻も早く行動することがポイントです。

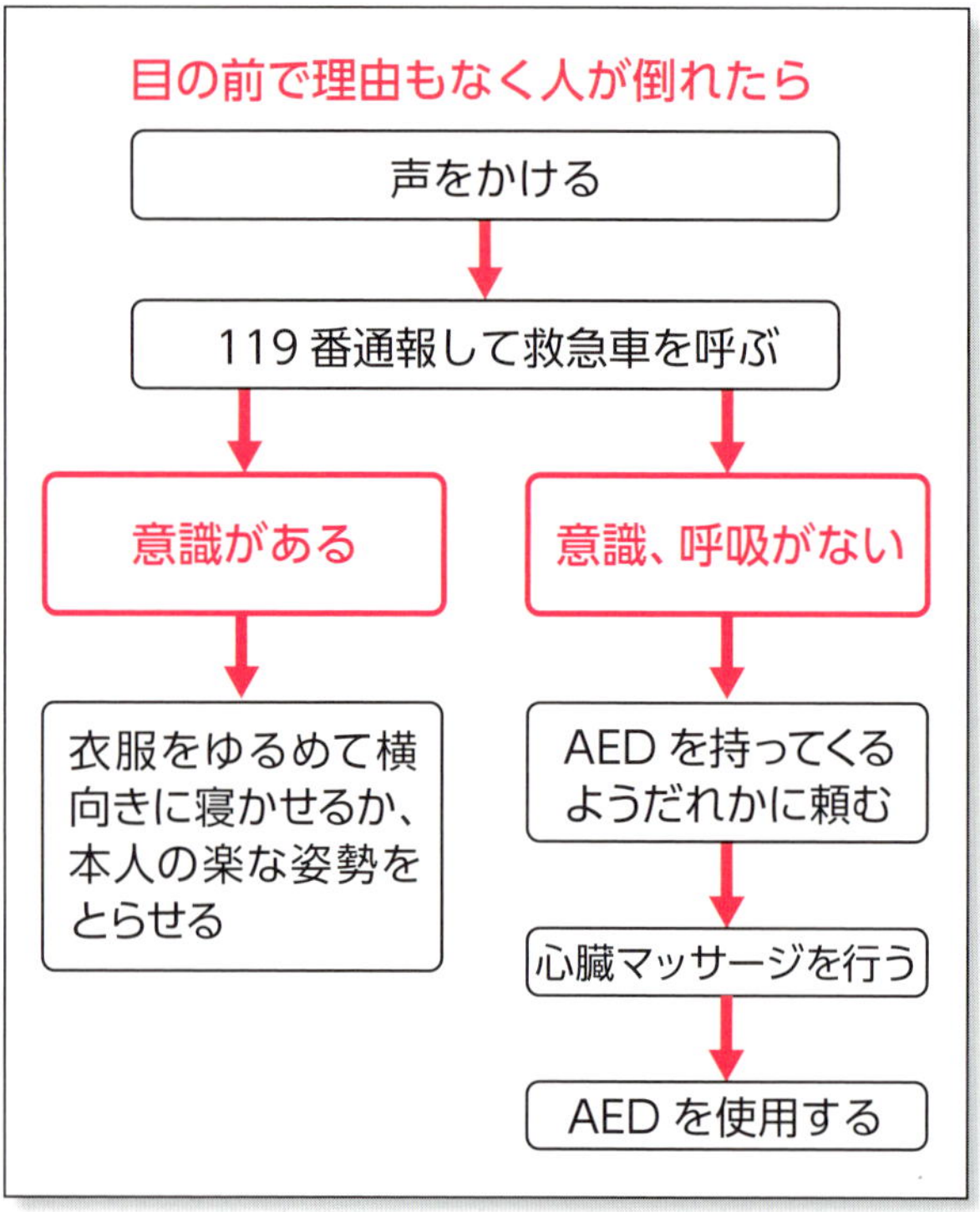
目の前で理由もなく人が倒れたら
声をかける
119 番通報して救急車を呼ぶ
意識がある
意識、呼吸がない
衣服をゆるめて横向きに寝かせるか、本人の楽な姿勢をとらせる
AED を持ってくるようだれかに頼む
心臓マッサージを行う
AED を使用する

❶ まず声をかける

「どうしましたか」「だいじょうぶですか」と声をかけましょう。軽くたたくなどして、意識があるかどうか、呼吸をしているかどうかなどを確かめます。

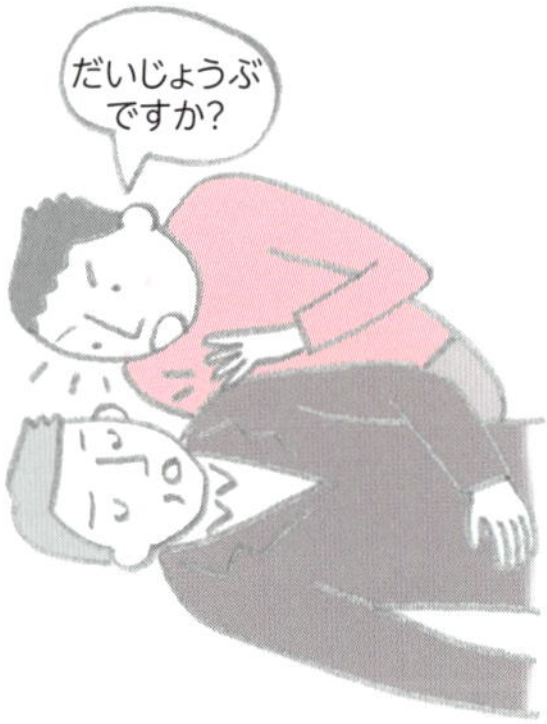
だいじょうぶですか?

❷ 救急車を呼ぶ（174 ページ）

119 番通報し、救急車を呼びます。倒れている人の状態などを伝えましょう。

❹ 心臓マッサージを行う（176ページ）

AEDが届くまで、心臓マッサージを行います。脳に酸素が行かなくなると、３分で脳の細胞が死滅しはじめます。心臓が停止してから、ただちに心臓マッサージを行うことが必要です。

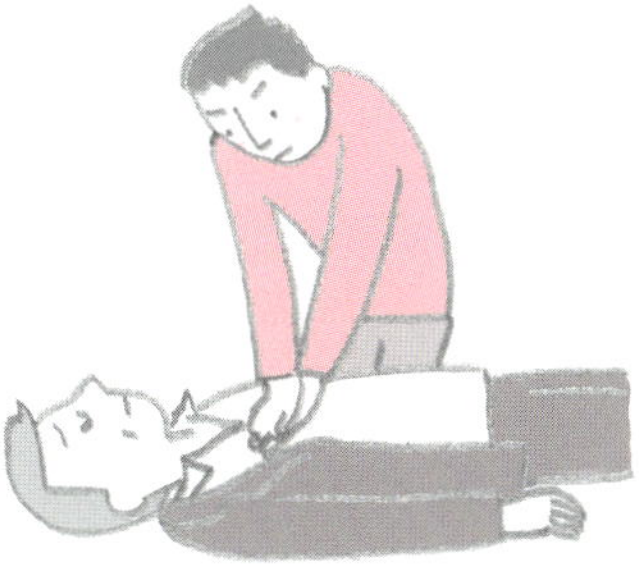

❺ AEDを使用する（178ページ）

音声ガイドにしたがって操作すれば、だれでも使用できます。もしAEDを必要としない状態なら、器械が判断して知らせてくれます。その場合には、たとえスイッチを押しても、電気ショックはかかりません。そのあとも、本人がいやがるか、救急隊員が到着するまで、心臓マッサージをつづけます。

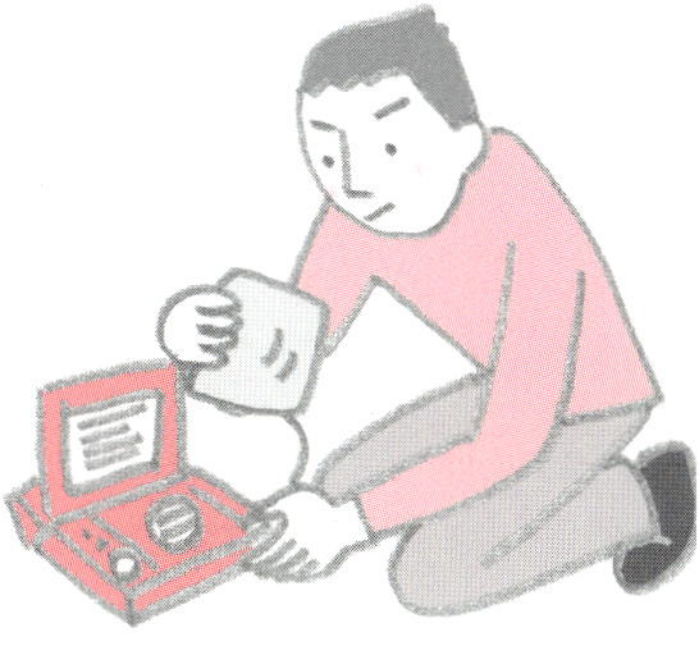

意識があったら

❸ 衣服をゆるめて横向きに寝かせるか、楽な姿勢をとらせる

安全な場所で救急車を待ちます。吐き気がある場合は、のどに吐いたものが詰まらないよう、横向きにします。水を飲ませたり、トイレに連れていったりするのは禁物です。待っている間に意識や呼吸がなくなったら、すぐに対処します。

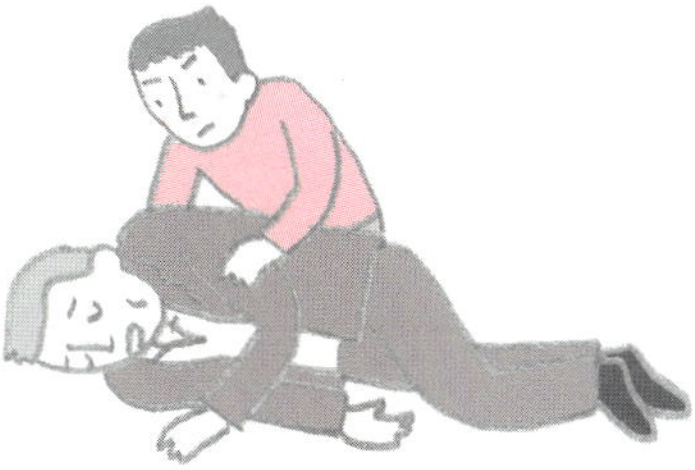

意識、呼吸がなかったら

❸ AEDを持ってきてとお願いする→❹❺

心臓が停止すると、意識が失われます。突然の心停止は、ほとんどが心室細動という不整脈で起こります。この不整脈を止めるには、電気ショックをあたえるしか方法がありません。一刻も早くAEDによる救命が必要です。周囲の人に、早くAEDを持ってきてもらうよう助けを求めましょう。

救急車の呼び方

通報から救急車の到着まで、地域差はありますが、平均で8・6分かかるといわれます（2017年の調査）。道路の状況などにより、もっとかかるケースもあります。心筋梗塞が疑われる場合、意識がない場合は、1分でも早い治療が必要です。ためらわずに119番に通報して、救急車を呼びましょう。

1 119番に電話をかける

市外局番は不要です。携帯電話からかける場合は、必ず携帯電話からであることを伝えましょう。折り返し電話がかかってくる場合もあるので、自分の携帯電話の番号と名前を正確に伝えることが大切です。

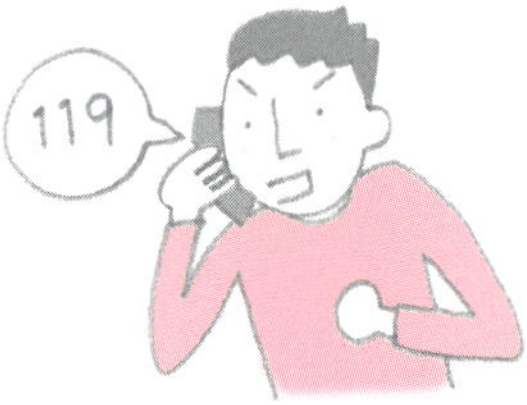

2 救急車をたのむ

電話がつながると、「救急ですか、火事ですか?」と聞かれますので、「救急です」「救急車をお願いします」と答えましょう。

3 質問にそって、こちらの様子を伝える

あわてて一方的にしゃべっても、うまく伝わりません。消防署の質問にそって、落ち着いて答えましょう。

●病人の状態

病人の性別や大体の年齢、「胸を押さえて急に倒れた」「呼んでも反応がない」「息をしていない」など、できるだけ詳しく状態を伝えましょう。もしかかりつけの病院がわかっていれば、病院名、担当医、病名なども伝えます。

●場所

以前は「目標となる建物や施設は何かありますか」と聞かれることがありましたが、最近は住所をいっただけで通じる場合が多くなっています。なお、携帯電話にGPS機能がついている場合は必ずONにしておいてください。

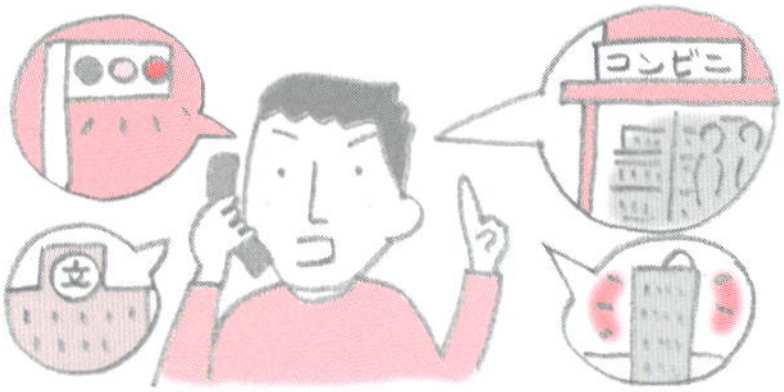

4 指示にしたがう

場合により、応急処置の方法を教えてくれることもあります。よく聞き、指示にしたがいましょう。

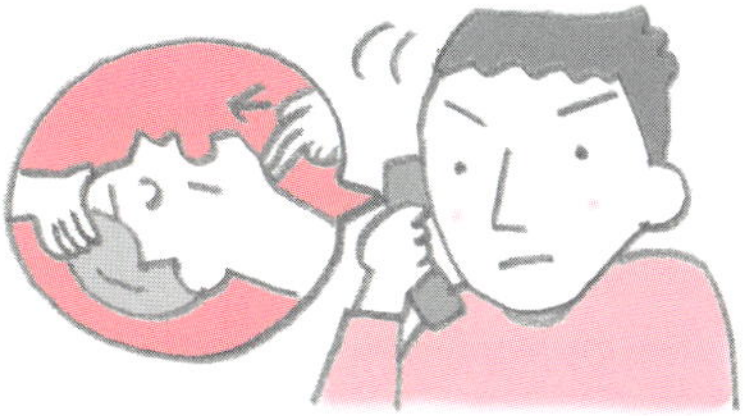

5 サイレンが聞こえたら、迎えに出る

特に場所がわかりにくい場合など、広い道路まで迎えに出て、誘導しましょう。

6 救急車が到着したら

隊員に状況を伝えます。家族や友人など、状況のわかる人が救急車に同乗しましょう。保険証や、財布、家からの搬送なら病人のくつなど、荷物をまとめておくとよいでしょう。

救急隊員に伝えること

- 救急車が到着するまでに行った処置のこと。
- 救急車が到着するまでに起こった容態の変化。
- かかりつけの病院があれば、病院名と担当医名。
- 服用している薬があれば、薬の名前。

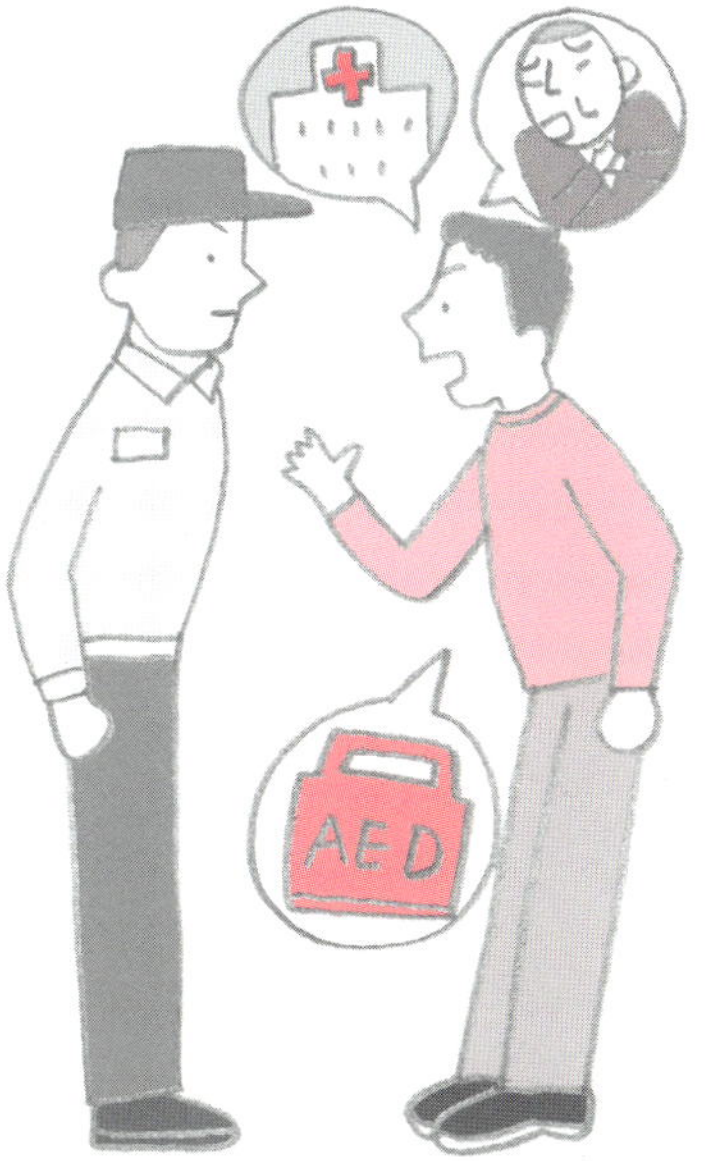

携帯電話で通報するときは

携帯電話で通報した場合、まず消防本部につながり、そこから管轄の消防本部、支署に転送されます。そのため、少し時間がかかることがあります。

必ず携帯電話からの通報であることを伝えましょう。到着を待つ間、移動すると電波が途切れてしまうこともあるため、なるべく移動はしないようにし、いつでも通信できる状態にしておきましょう。

ほかに人がいず、心臓マッサージが必要な場面では、「スピーカーフォン通話」をつづけながら心臓マッサージを行います。そのために、ハンズフリーモード設定の仕方に慣れておきましょう。

心臓マッサージ（胸骨圧迫）の行い方

心臓が止まると、血液の供給が止まるので、必要な酸素が届かなくなった細胞は次々に死滅していきます。一番早く死滅するのが、脳の細胞です。心筋細胞もすぐに弱っていきます。心停止から3分後には、影響が出ます。脳にダメージを残さないためには、救急車の到着を待たずに、少しでも早く心臓マッサージを行う必要があります。いざというときに備え、心臓マッサージの仕方を覚えておきましょう。

1 意識も呼吸もないことを10秒以内に確認したら、近くの人に119番通報とAEDを依頼して、自分はただちに（30秒以内）心臓マッサージ（胸骨圧迫）を開始する

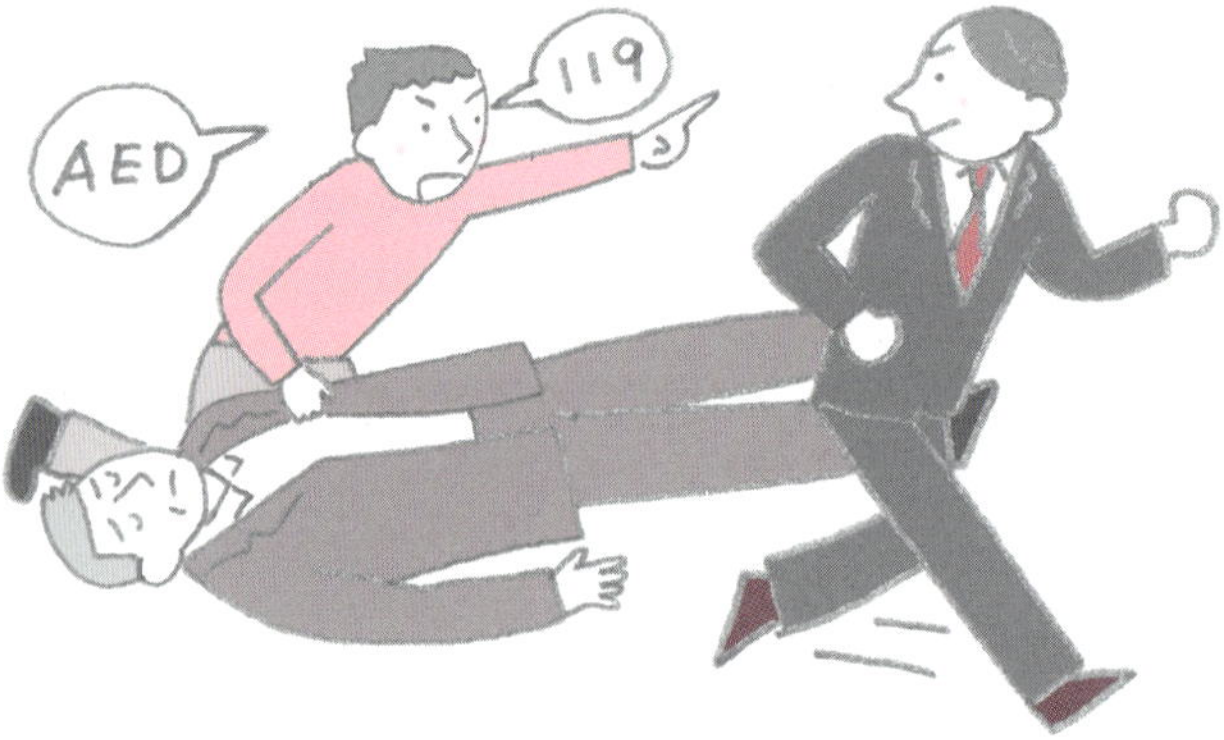

2 心臓マッサージ（胸骨圧迫）を行う

1分間に100回を超える速さで胸を5㎝以上強く圧迫し、心臓の中の血液を全身に送り出します。

①まず、倒れている人を、なるべく下がかたい床の上にあおむけにする。ベッドやソファの上のときは床におろす（担架で運んではいけない）。

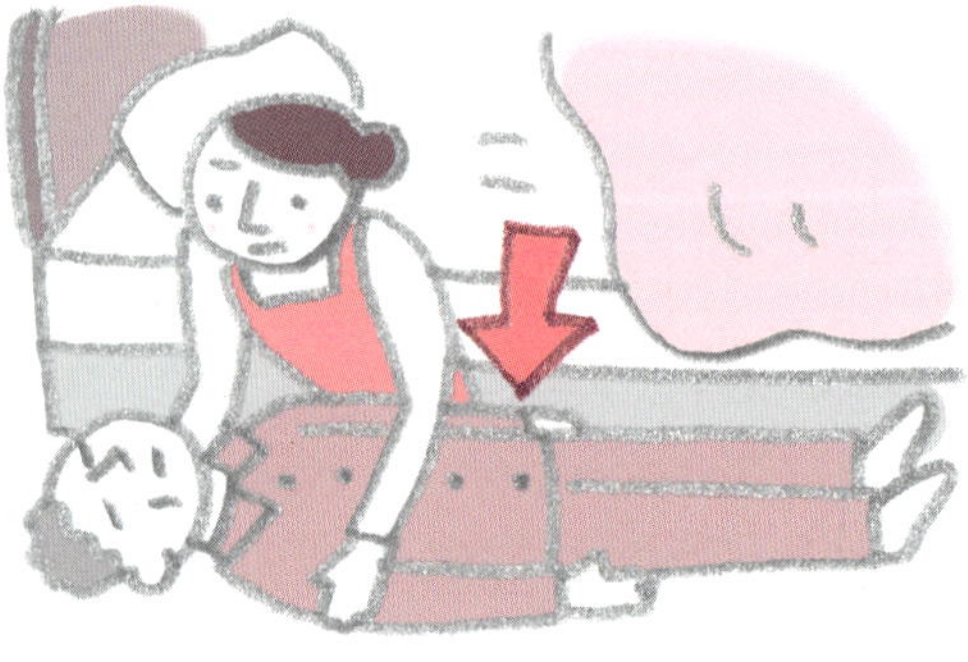

②圧迫する位置に、手のひらの付け根の部分を置き、その上にもう一方の手のひらをのせて手を組む。

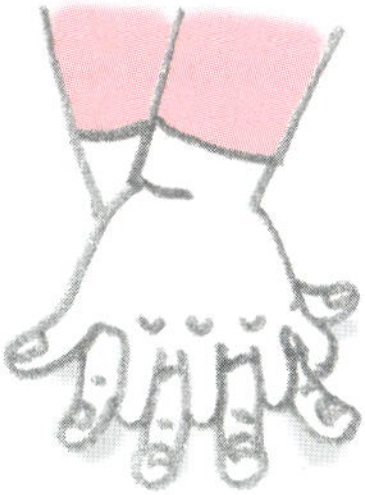

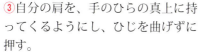

胸のほかの部分にふれないように、指先を浮かせる。

圧迫の位置

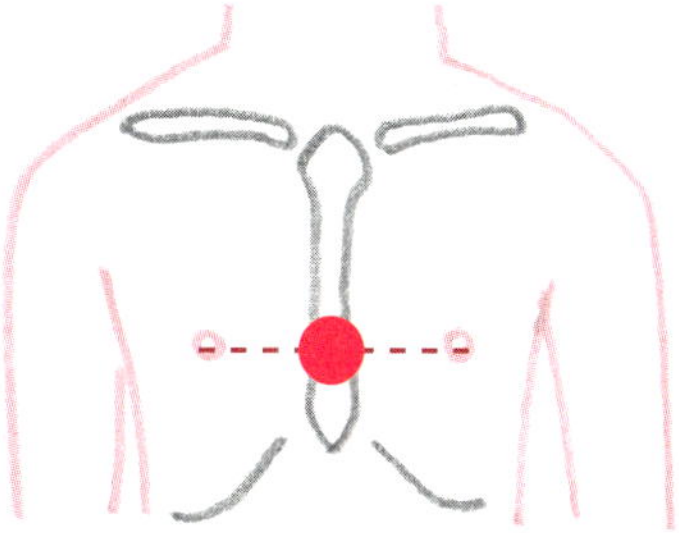

左右の乳首を結ぶ線の中央。胸骨《きょうこつ》という骨の部分

③自分の肩を、手のひらの真上に持ってくるようにし、ひじを曲げずに押す。

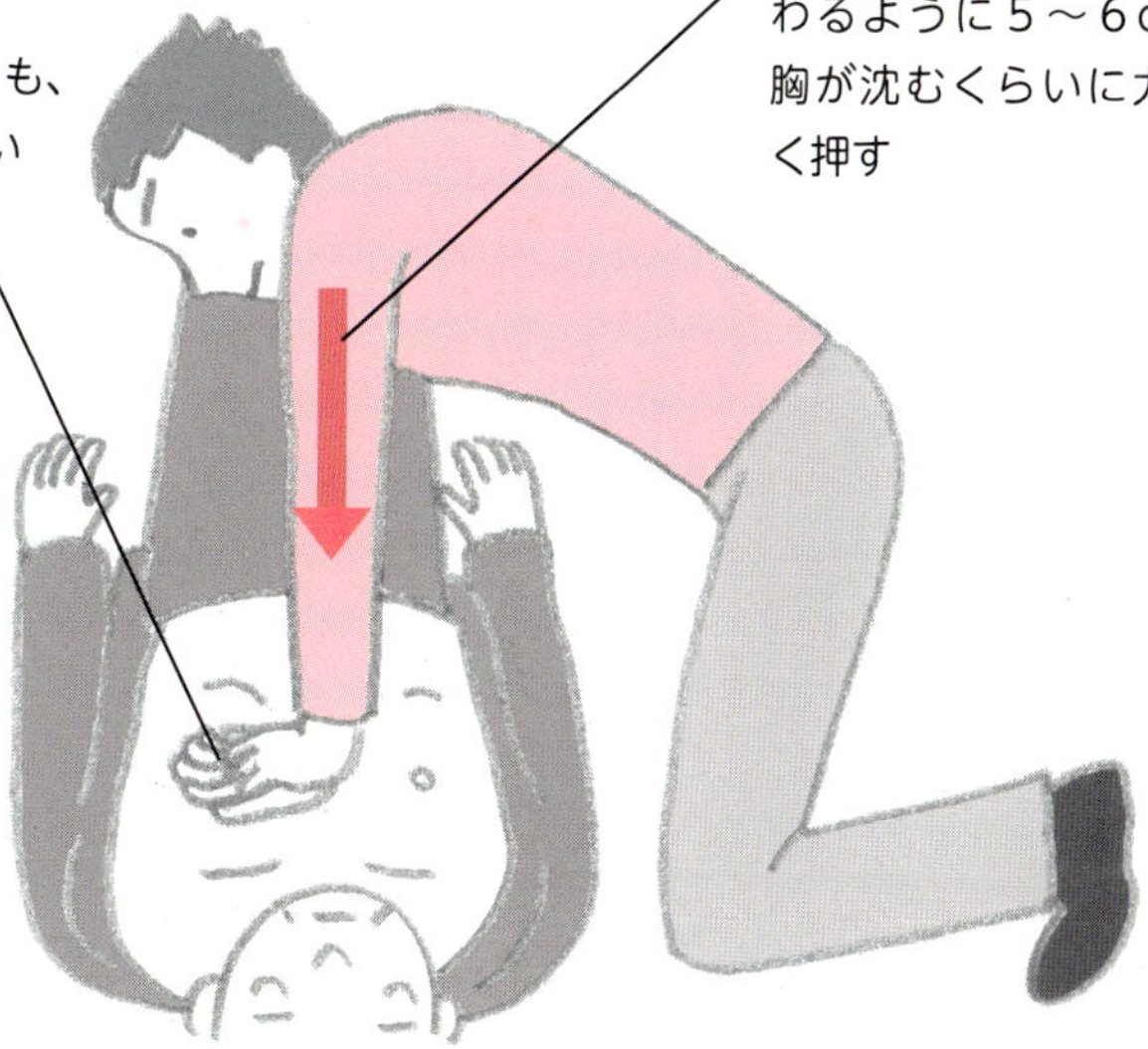
真上から垂直に力が加わるように5～6cm、胸が沈むくらいに力強く押す
力をゆるめるときも、手は胸から離さない

- 1分間に100回以上のテンポをくずさない。
- 遅いよりは、早いほうがよい。
- 疲れたら交代するが、それも5秒以内ですませ、休まないようにすることが大切。万一、肋骨《ろっこつ》が折れても、そのまま心臓マッサージをつづける。

本人の意識が戻っていやがるか救急車が到着するまで、心臓マッサージをつづけます。AEDにショックが不要と判断されてもつづけます。

AED（自動体外式除細動器）の扱い方

心室細動という不整脈を治すには、除細動器で電気ショックをあたえて細動を止める以外に救命の手段はありません。しかも、早いうちでなければなりません。除細動が1分遅れるごとに、10％ずつ救命率が低下します。もし目の前で人が倒れたら、1分1秒でも早く、AEDによる救命が必要です。すぐに救いの手を差しのべられるように、AEDの手順を知っておきましょう。

1 AEDの電源を入れる

(AEDの機種によっては、ふたをあけたときに自動的に電源が入るものもある)

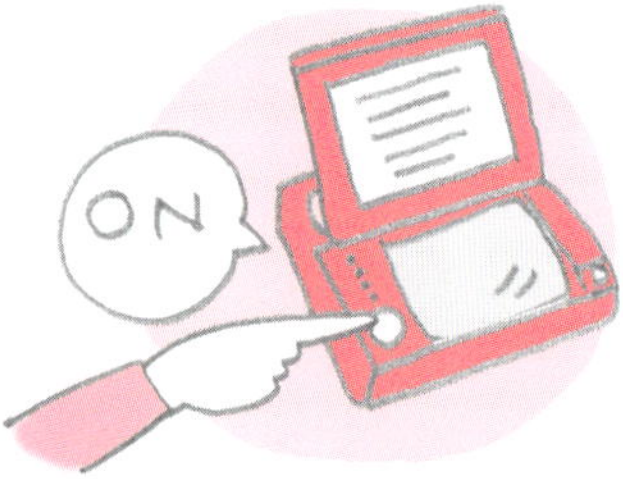

AEDとは

AEDは自動体外式除細動器といい、心臓に電気ショックをあたえることで、止まってしまった心臓の拍動を再開させる装置です。AEDは、器械が苦手な人でも使えるようにつくられているので、操作はとても簡単です。しかも音声ガイドが流れるので、そのガイドにしたがって行えば、だれでもできます。

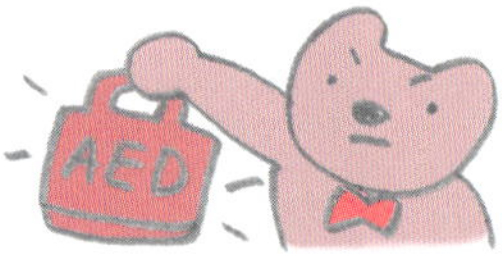

2 音声で流れる指示にしたがって、湿布薬のような形をした電極パッドを胸の2カ所に貼る

電極パッドについているシールをはがし、粘着面を貼ります。パッドを貼る場所は、右胸の鎖骨の下と左胸の下です。貼る場所は絵でも示されているので、落ち着いて行いましょう。電極パッドを胸に貼ると、自動的に電気ショックが必要かどうか、器械が判断します。

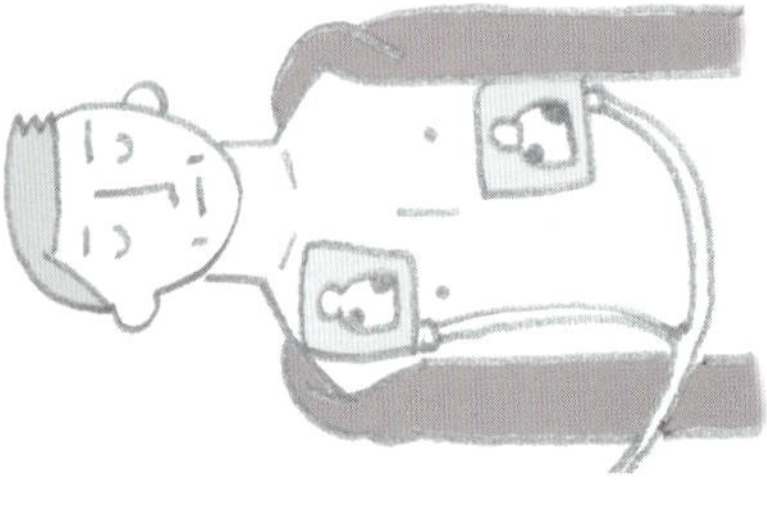

3 ショックボタンを押す

「電気ショックが必要なので、点滅しているボタンを押してください」という音声が流れたら、倒れている人の体にだれもふれていないことを確認し、ショックボタンを押します。周囲に人がいる場合は、患者さんにさわらないよう声をかけましょう。

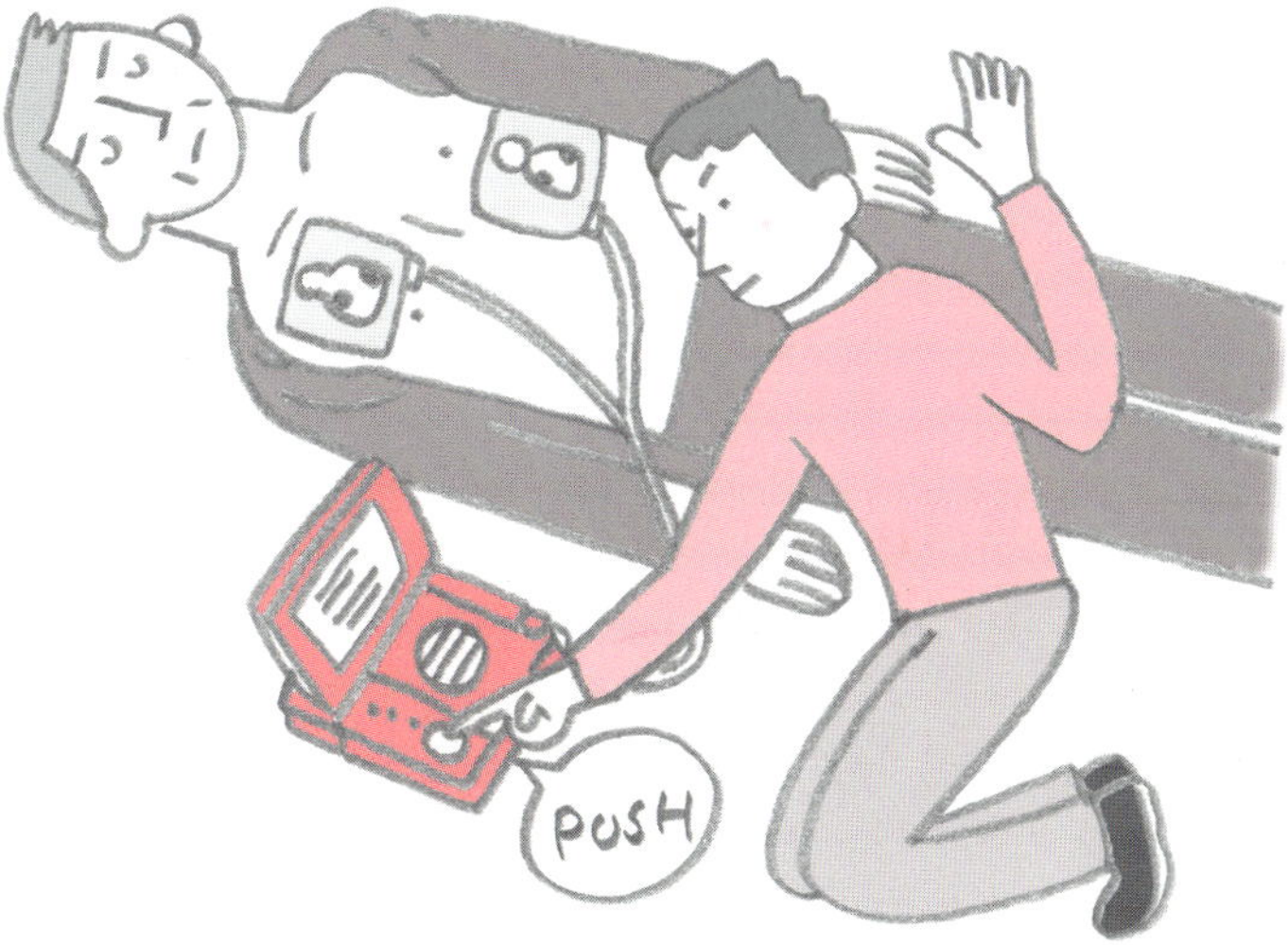

4 心臓マッサージを再開する

電気ショックをあたえたあとは、救急隊が到着するまで、心臓マッサージを再開します。除細動の効果があったかどうかは、確認する必要はありません。2分後に再び音声が流れるので、その指示にしたがいましょう。

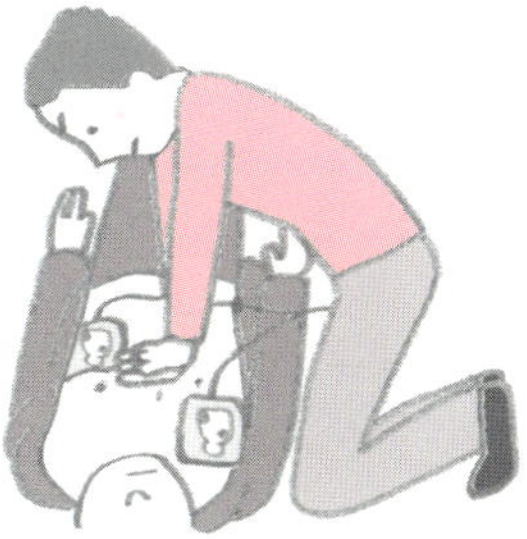

電気ショックの必要がない場合

AEDの音声が「電気ショックの必要はありません」といった場合は、ショックボタンは押しません。万が一、まちがえてボタンを押してしまっても、作動しないようになっているので、だいじょうぶです。

電気ショックの必要がない場合でも、意識がないときには、救急隊員が来るまで心臓マッサージをつづけましょう。また、胸に貼った電極パッドは、救急隊員が来るまではずさないでおきます。もう一度電気ショックが必要になることがあるからです。

心臓病をさらによく知るためのQ&A

Q みぞおちの下からのどまで苦しい。心臓病の徴候?

みぞおちの下あたりから、ときにはのどのところまで、押さえつけられるような苦しさを感じます。これは心臓病の徴候でしょうか

A 心臓病の場合、痛みの強さや痛み方もさることながら、症状の持続時間の長さが問題です。たとえば、痛みが30分以上もつづくときは、心筋梗塞が疑われますが、その場合は受診時に心電図をとれば診断できます。心電図に異常が見られなければ、胃や食道の症状である可能性が高くなります。食後まもなく、横になっているときに、上記のような症状が起こり、それが30分以上もつづく場合、しかもそれが何度もくり返す場合には、逆流性食道炎の可能性があります。同様な症状が起きたときは、どのくらいの時間症状がつづいたのか記録しておきましょう。

加えて、それが朝か昼か夕方か、動いているときか、寝ているときかなど、発症時の状況も、できるだけ詳しくメモしておいてください。きっかけとなった状況と症状の持続時間がわかれば、より正確に判断できます。

また、痛み以外に、呼吸困難や吐き気などの症状もあったかどうかなども大切なポイントとなります。

Q 50代後半から胸痛がある。心臓病との関係は?

50代半ばを過ぎてから、胸にキリキリ、ときとしてチクチクとした痛みを感じるようになりました。つらいとか、苦しいというほどではないのですが、心臓病と関係があるのでしょうか。

A 胸痛といえば心臓の病気、特に狭心症を思い浮かべる人も多いと思いますが、胸痛にはさまざまな原因があります。大まかに見分けるには、痛みの部位と持続時間がポイントとなります。

まず、痛みの部位ですが、「ここが痛い」と、はっきり痛い場所がわかるというような場合は、心臓ではなく、肋間《ろっかん》神経痛や帯状疱疹《たいじょうほうしん》(ヘルペス)、気管支炎、胸膜炎、せきによる胸部の肉離れ、などが原因となっていることが考えられます。比較的胸壁に近く浅い部位で、痛む部位を押さえると痛い、という痛みです。

心臓病の場合の痛みは、部位の特定はむずかしく、「胸の奥のほうが痛い」「圧迫されるようで苦しい」などという表現になるのがふつうです。

持続時間については、大まかにいえば、秒単位の短い痛みがくり返し起こるのは不整脈による痛み、分単位であれば狭心症である可能性が考えられます。何時間も、あるいは一日中痛みがつづくという場合は、心臓病以外の病気の可能性があります。

また、鋭く刺すような痛みや、チクチクする痛み、せきをしたり息を吸うと痛む、ということであれば、やはり心臓以外の病気が原因かもしれませんので、一度詳しく病院で調べてもらうとよいでしょう。

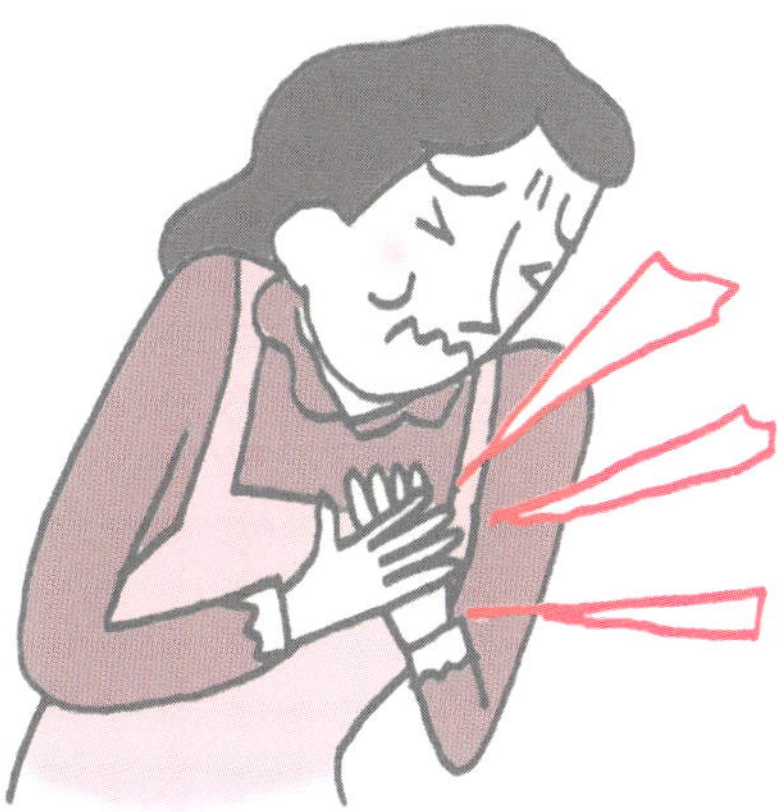

Q 早朝に胸が痛くなるのは狭心症？

夜間、特に早朝に、急に胸が痛くなって起きることがあります。これは狭心症でしょうか。

A 安静にしている就寝時（明け方、起きがけ）、お酒を飲んで冷めるころなどに、定期的に発作が起きるのは、「冠攣縮《かんれんしゅく》性狭心症（安静狭心症）」の可能性があります。これは、冠動脈が突然けいれんし、血管の内側が一時的に狭くなって、心筋に流れる血液が不足することで発作が起こるものです。発作は、たいてい5～10分程度でおさまります。

冠攣縮性狭心症は、日本人に多いといわれます。また、喫煙が大きな危険因子とされています。

冠攣縮性狭心症は、冠動脈に瞬間的にけいれんが起こるものなので、おさまってから病院で心電図をとっても、ほとんど見つかりません。心あたりのある人は、一度専門医のいる病院を受診することをおすすめします。

Q スプレー式のニトログリセリンの使い方は？

ニトログリセリンには舌下錠のほかスプレー式のものもあるそうですが、スプレー式の場合はどのように使ったらよいのでしょうか。

A まず、使用するのは他人ではなく、本人に限ります。使うときは、座ったままで使用します。横になっている場合は、頭を少し起こしてから使用します。次に、使う前に、数回空《から》噴射します。それから、十分な量が出るように容器を立てた状態で持ち、噴射孔《こう》を口に近づけたら、口をあけ、舌を上顎につくくらいに上げ、息を止めた状態で舌下に1回噴射します。噴射後、息を吸い込まないようにして口を閉じます。3〜5分ほどたっても発作がおさまらない場合は、もう1回噴射して様子を見ます(3回以上は使用しない)。それでも症状がおさまらないときは、心筋梗塞になっていることも考えられますので、かかっている病院に連絡して適切な処置を受けるようにしてください。

Q 運動負荷検査では「異常なし」。運動をしてもだいじょうぶ？

人間ドックで、心電図に異常があるといわれ、運動負荷心電図検査を行ったところ、異常なしでした。スポーツが大好きなのですが、スキーやテニスをしてもだいじょうぶでしょうか。

A 肝心なのは、運動負荷心電図に異常が出なかったときの運動負荷が、テニスやスキーと同等の運動量だったかどうかということです。テニスやスキーは相当に激しい、強度の強い運動です（運動強度をあらわすメッツでは、ともに7の強度）。

運動負荷検査でそのへんを調べるには、心拍数を予想最大心拍数（220－年齢）の85％以上の負荷をかけてから心電図をとる必要があります。

なお、65歳以上の人は、息をはずませたり、息が切れたりする運動は、原則として控えなければなりません。若いころと同じペースでがんばろうとするのは危険です。

運動については、主治医とよく相談した上で、適切な運動負荷検査を行い、運動時の危険を生じない心拍数や血圧の上限を決めてから行うことが大切です。たとえ運動負荷検査で異常がなくても、安静時の心電図に異常がある場合は、それだけで心臓に危険がないと判定はできません。

Q 「心肥大」と「心拡大」はどうちがう？

「心臓が大きい」と医師にいわれましたが、これは「心肥大」ということでしょうか？

A 厳密にいうと、心肥大は心臓、特に心室の壁の厚みが何らかの原因で厚くなった状態をいいます。一方、心臓の内腔が広がり、心臓全体が大きくなっている場合には心拡大といいます。拡大はあくまでも全体の大きさですから、心臓が大きくて、かつ壁が厚い場合は、心拡大お

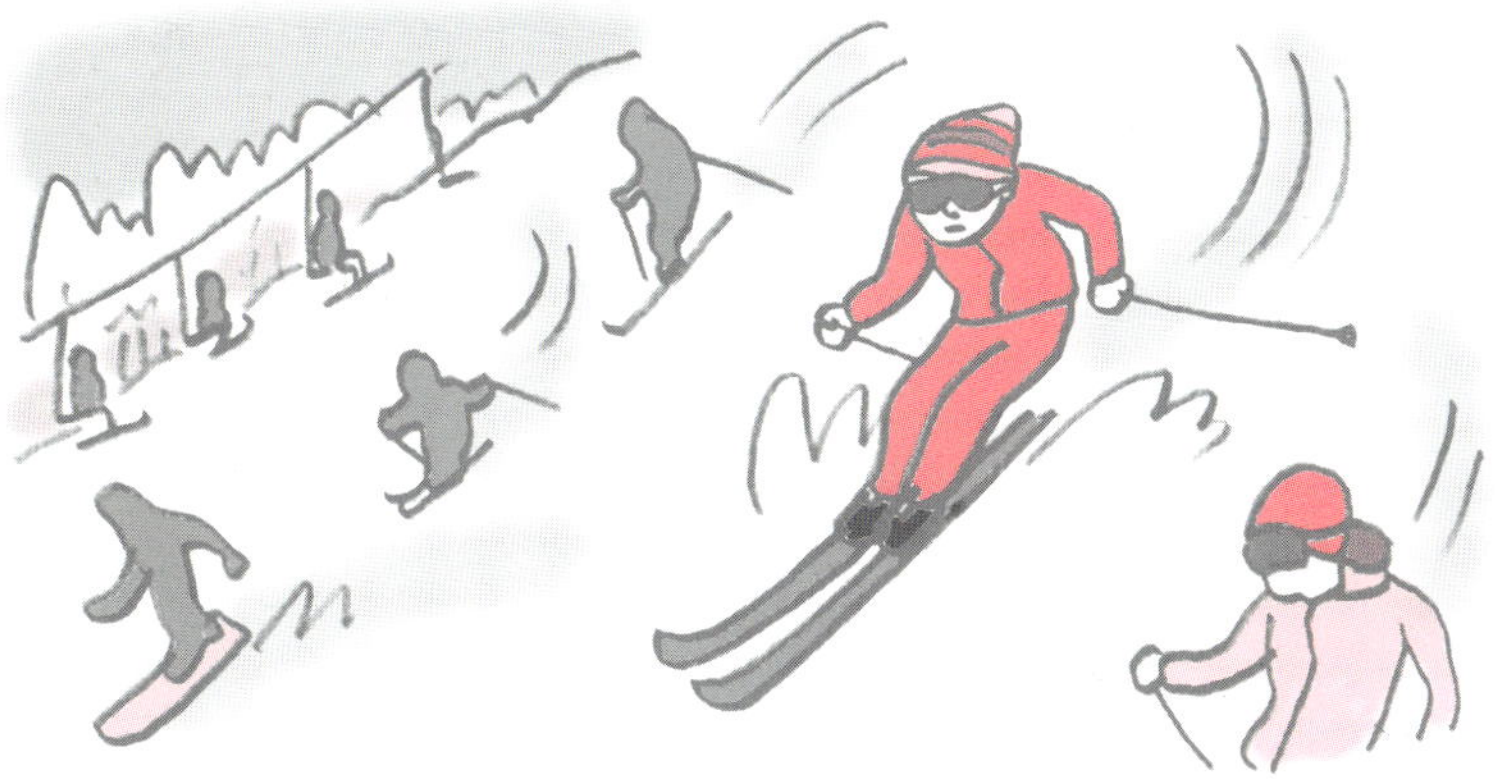

よび心肥大の状態であるといえます。

一般に、弁の閉鎖が不完全であったり、心臓を左右に分けている中隔に穴があいていると、血液が逆流したりして心室に流れ込む血液が多くなるために、心臓は拡大します。また、心臓の筋肉が弱っていると、わずかな収縮でも十分な血液を送り出せるように、心臓は拡大して対処します（スターリング効果）。

一方、高血圧であったり、大動脈弁の狭窄があると、左心室には血液を送り出すために、ふつう以上の負担がかかり、その状態が長くつづくと、心筋は肥大して収縮力を強めて対処しようとします。これが心肥大です。心肥大を起こすと、心筋はより多くの酸素を必要としますが、そこに栄養と酸素を供給する毛細血管が増えることはありませんので、相対的に酸素不足（虚血）の状態になります。

Q 厚くなった心臓の壁は治療で元に戻る？

高血圧を長年放置しておくと、心臓の壁（筋肉）が厚くなるということですが、薬物療法などで高血圧をきちんと治療すれば、厚くなった壁はある程度元に戻すことができるのでしょうか。

A 高血圧の状態がつづくと、心肥大や酸素不足などにともなって、不整脈も起こりやすくなります。

血圧をしっかり調節しておくと、厚くなった心臓の壁が、年単位で少しずつ元に戻るという報告があります。特に、レニン・アンジオテンシン系を抑える薬（ＡＣＥ阻害薬、ＡＲＢ）は、ほかの降圧薬よりも心肥大退縮効果が強いといわれています。ただしその効果は限定的で、正常に戻るわけではありません。

Q 「心拍数」と「脈拍数」は同じ意味？

心臓病の本を読んでいると、心拍数と脈拍数という言葉が出てきますが、２つは同じ意味でしょうか。

A 心臓は、収縮と拡張をくり返し、ポンプのように一定のリズムで動くことで血液を全身に送り出しています。「心拍数」は、心臓が1分間に拍動する回数のことをいいます。

一方、心臓が血液を送り出すときに生じる拍動が全身の動脈に伝わり、脈拍が生じますが、この回数が「脈拍数」です。

心拍と脈拍は同じリズムを刻んでいるため、通常は、心臓の拍動1回分はそのまま全身の動脈に脈拍として伝わり、「心拍数＝脈拍数」となります。

しかし、期外収縮などの不整脈が生じると、その瞬間は空回りの状態となり、心臓の拍動が末梢の血管に1対1で伝わるとは限らないため、末梢で感知する脈拍は「飛んだり」「休んだり」するように感じられることがあります。したがって、不整脈の場合は、必ずしも心拍数と脈拍数はイコールとはなりません。また、自動血圧計で表示されるものも、脈拍であって心拍数とは限りません。

Q 危険な不整脈とは？

不整脈には「心配のない不整脈」と「危険な不整脈」があると聞きましたが、どう見わけるのでしょうか。

A もっとも危険な不整脈は、「急に意識がなくなる」、つまり失神するようなタイプです。これは、一時的に心臓が止まっているか、または極端な頻脈が起こっている可能性があります。

また、脈拍数が少なくなる徐脈性不整脈でも、「脈拍数が40／分以下で、体を動かすときに強い息切れを感じる」というタイプも危険です。この場合は、脈が遅くなりすぎて、心不全を起こしている可能性があります。

次に、突然はじまる動悸も要注意です。この場合は、頻脈が起きている可能性が高く、「脈拍数が120／分以上で、脈が突然はじまり、突然止まる」、または「脈が非常に不規則に打つ」ものは、病的な頻脈（頻拍）と考えられます。

特に、この頻拍が心室で起きている場合（心室頻拍）は、危険な兆候です。血液は心室から全身に送り出されますので、ここで不整脈が起こると、血液が全身に回らなくなるおそれがあります。中でも、心筋梗塞などの心臓の病気を持つ人に心室頻拍が起きた場合は、より危険な心室細動という不整脈に移行する可能性があるため、注意が必要です。

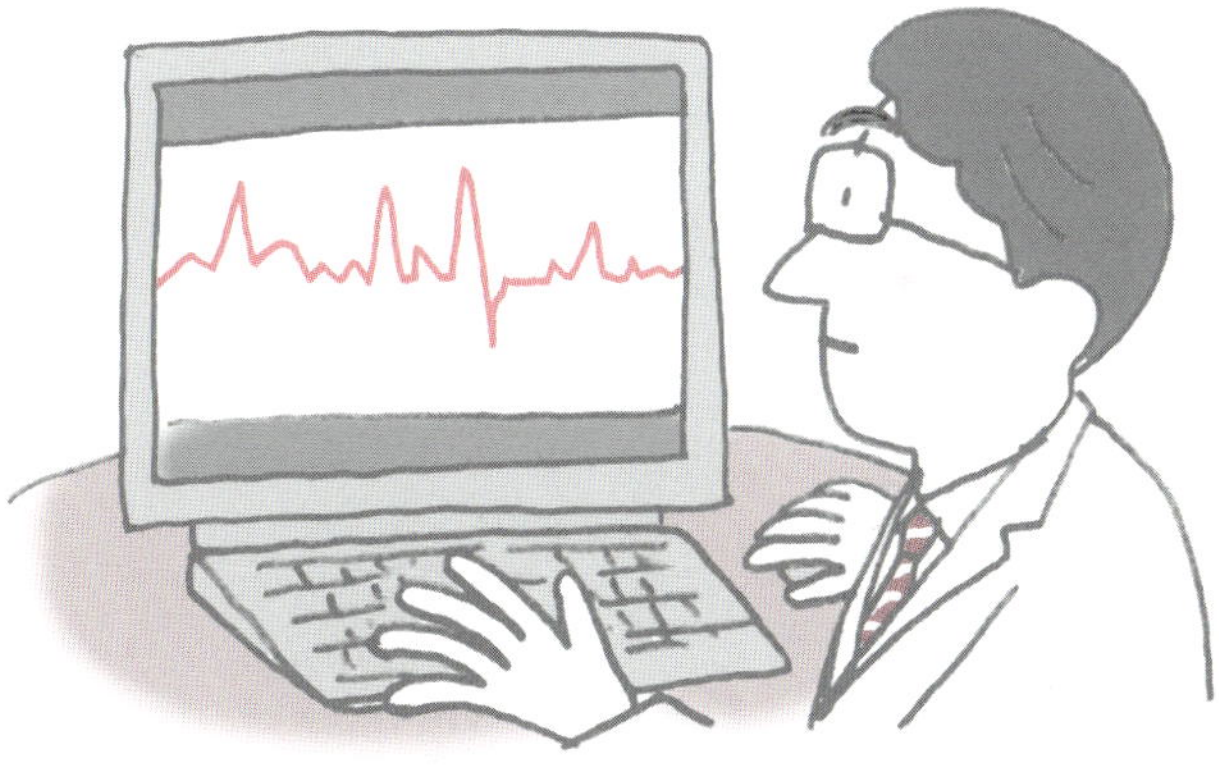

危険な不整脈は、心電図の波形によって、ある程度判断ができます。期外収縮が起こった回数よりも、期外収縮が「連発する」「形のちがう波形が出る」「危険な不整脈のきっかけとなりやすいタイミングで出る」などが、見わけのポイントです。

Q 期外収縮で治療の必要はないといわれたが？

検査で期外収縮があるといわれました。医師からは「特に治療の必要はありません」といわれましたが、不安です。ほんとうに治療をしないでだいじょうぶなのでしょうか。

A 期外収縮は、不整脈の原因としてもっとも頻度が高いものです。ふつうは、特に治療をしなくてもよい場合がほとんどなのですが、「期外収縮の出現頻度が多い場合」「期外収縮が連発して出現する場合」「期外収縮の出現頻度は少ないが、自覚症状が強い場合」などは、治療の対象となります。

また、はじめのうちはたまにしか出現しなかった期外収縮が、だんだん回数が増えていく場合もあります。

薬物療法では、主にβ遮断薬やナトリウムチャネル遮断薬などの抗不整脈薬が用いられます。ただし、抗不整脈薬は副作用でかえって不整脈をまねくこともあるので（催不整脈作用）、慎重に用いる必要があります。特に、基礎に心臓病がある人の場合は、抗不整脈薬を使わないほうが安全なこともあります。

薬物療法で改善しない場合や、危険な不整脈を起こしているような場合は、カテーテルアブレーション（106ページ参照）を検討します。

Q 不整脈の薬の副作用で起こる不整脈とは？

抗不整脈薬を使うと不整脈が起こることがあると聞きました。矛盾し

ているように感じるのですが、どういうことでしょうか。

A 不整脈を抑制する目的で使われる抗不整脈薬によって、かえってその不整脈の悪化をまねいたり、新たな不整脈を引き起こしてしまう現象は、抗不整脈薬の「催不整脈作用」として広く認識されています。催不整脈作用は、比較的高齢で心機能の低下した人や心肥大のある人に起こりやすいとされています。

催不整脈作用は、程度の差はありますが、ほとんどすべての抗不整脈薬で起こりえます。抗不整脈薬以外でも、すべての薬物は、血液の中に入って心臓にまで達するので、強弱のちがいはありますが、必ず心臓に対して何らかの作用をもたらすといえます。

また、頻脈を抑える薬で徐脈になったり、その逆に、徐脈の薬で頻脈になったりすることもあります。

中でも要注意なのが、「QT延長症候群」（91ページ参照）です。この影響で心室細動を起こすと、突然死する可能性があります。QT延長症候群は、発作がないときにはまったく自覚症状がなく、発見がむずかしいのですが、いつもとちがう「めまい」や「息苦しさ」があらわれたら、すぐに受診することが大切です。

Q 心房細動で症状がない場合の注意点は？

2年前に、不整脈で心房細動と診断されました。特に症状もなく、日常生活では、それほど不便はありませんが、ただ疲れやすいのは実感しています。今後、どのような点に注意したらよいのでしょうか。

A 心房細動は、年をとればとるほど起こりやすくなります。特に80歳以上では、病気のあるなしにかかわらず、10人に1人は心房細動があるといわれます。原因は、心房の筋肉の一種の「老化現象」ではないかとも考えられています。

一方で、心房細動は若い人にも起こることがあります。それらの多くは体質的な理由で起こるとされます。また、高血圧、肺疾患、甲状腺機能亢進症、弁膜症、心臓の手術後では、より起こりやすくなります。

ただ、心房細動自体は、命にかかわるような危険な不整脈ではありません。心房細動があっても、約3割の人は自覚症状もなく、ふつうの生活を送ることができます。

とはいえ、まず注意しなければならないのは、脳梗塞の予防です。まったく症状がなくても、ほとんどの場合、抗凝固薬の服用がすすめられます。

心房細動に対する治療としては、原因となる病気がある場合は、まずそれらの治療を行うことが先決です。原因となる病気がなく、かつ症状もない場合は、特に治療は必要ありませんが、動悸などの症状がある場合は、治療が必要です。

特に、心房細動では、運動をしたり興奮したりすると、一時的に房室結節の調節がきかなくなって、急に脈拍数が増えて息切れやめまいなどの症状が出ることがあります。また、発作性の心房細動では、発作直後に血圧が下がって失神することがあります。そのような場合は、脈拍数をコントロールする薬や、発作自体を起こしにくくする薬が用いられます。心房細動が長くつづき、そのために心機能が低下したり、症状が強く出たりする場合は、電気ショック療法やカテーテルアブレーションなどを検討します。

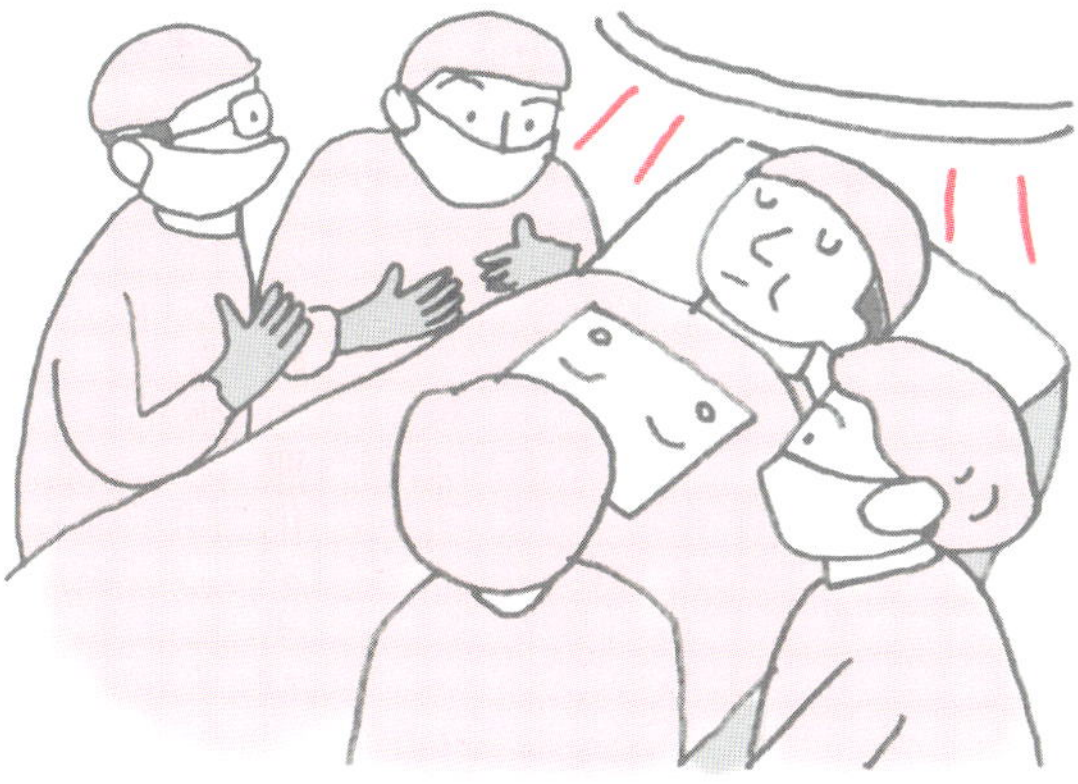

心房細動のある人の日常生活の心がけとしては、精神的ストレス、睡眠不足、疲労、過度のアルコール摂取などを避けることが大切です。

Q カテーテルアブレーションの副作用は？

不整脈の症状が重いので、医師から「カテーテルアブレーション」をすすめられました。根治が期待できる治療法だということですが、副作用などはないのでしょうか。

A カテーテルアブレーションは、不整脈の発作から解放される、非常によい治療法ですが、注意しなければならないこともあります。

カテーテルアブレーションは、簡単にいえば、心臓内に「やけど」をつくる治療法ですので、治療直後に、やけどによるむくみが生じ、その刺激でかえって不整脈が誘発されることがあります。

また、やけどが治ってきたときに、いっしょに電気刺激を通す性質も回復してくることがあり、不整脈が再発するおそれがあります。

カテーテルアブレーションの合併症としては、カテーテルが血管や心筋を傷つけて、大出血を起こしたり、心臓をつつむ2枚の膜の間（心嚢《しんのう》）に液体がたまる「心《しん》タンポナーデ」（121ページ参照）を引き起こしたりすることがあります。心タンポナーデになると、心嚢の内圧が上昇し、心臓の正常な拍動をさまたげます。そのため、ショックを起こして、非常に危険な状態となることもあります。

この治療を受ける場合は、治療経験の豊富な医療機関で受けることをおすすめします。

Q 心臓病は遺伝する？

親戚に心筋梗塞で亡くなっている人が何人かいます。心臓病は遺伝するものなのでしょうか。

A 心筋梗塞を引き起こす動脈硬化の危険因子として、高血圧、脂質異常症、糖尿病、喫煙、肥満などがあげられます。これらは生活習慣だけでなく、家族歴も関与する病気とされ、血縁者の中にこうした病気を持っている人がいれば、発症しやすい可能性は否定できません。

特に、家族の場合、同じ食生活など、生活習慣が似通うことも多いため、もしそれが心臓病の引き金となるような生活習慣であれば、心臓病に限らず、同じような病気（いわゆる生活習慣病）を引き起こす可能性はあります。

ただし、心臓病は、一部の先天性心疾患を除き、いわゆる遺伝病ではありませんので、食事や運動などの生活習慣を見直すことで、リスクを抑えることは十分に可能です。

Q 心肺蘇生法で人工呼吸は必要ない？

学校で人工呼吸法を習った覚えがありますが、このごろは教えていないようです。もう人工呼吸は必要ないのでしょうか。

A 確かに、以前の心肺蘇生法では、人工呼吸と胸骨圧迫による心臓マッサージを組み合わせて行っていました。

ただ、人工呼吸は、ある程度の訓練が必要であり、効果的な人工呼吸を行う技術を持っていない一般の人には実施がむずかしいという面があります。また、見ず知らずの人に口をつけるということに対する抵抗感もあるでしょう。

そのため、まわりに居合わせた人に、AEDが到着するまで、「せめて心臓マッサージだけでも行ってほしい」ということで、最近は、人工呼吸を省略した「胸骨圧迫による心臓マッサージのみの心肺蘇生法」が普及しています。実際に、それだけでも十分な効果があることがわかっています。

しかし、決して人工呼吸に意味がないというわけではありません。倒れた人が心停止の状態であれば、血中にまだ酸素があるため、心臓マッサージだけでも効果がありますが、窒息や、誤飲、溺水などの場合は、呼吸停止が原因で最終的に心停止に至る「呼吸原性心停止」なので、心臓マッサージに加え、人工呼吸で血中に酸素を送り込まないと、脳のダメージを防ぐことはできません。

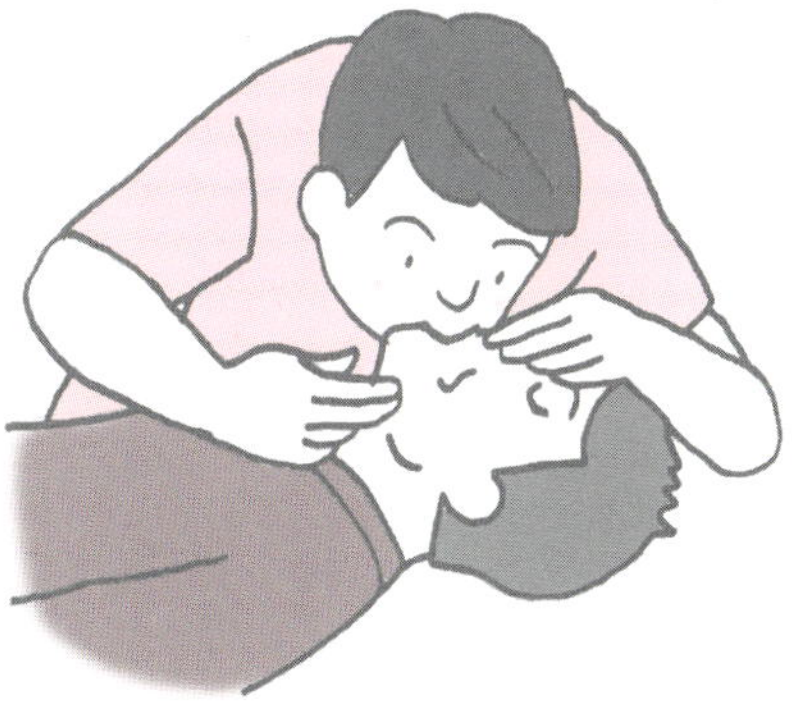

Q AEDを使って患者さんが死亡した場合は？

AEDを使用して、万一患者さんが亡くなられた場合、責任を問われることはありませんか。

A ２００４年7月1日の厚生労働省通知によって、救命の現場に居合わせた人たちが、救命のためにやむをえずＡＥＤを使用した場合には、医師法上、民事上、刑事上、責任は問われないとされています。

Q AEDに年齢制限はある？

AEDは、老若男女、どんな人にでも使ってかまわないのでしょうか。

A 乳児を含む未就学児（6歳以下）の場合には、未就学児専用の除細動パッドを使用してください。未就学児専用のパッドがない場合には、成人用のパッドを使ってかまいませんが、2つのパッドが重ならないように、胸と背中に貼るなどして注意してください。

Q ペースメーカをつけている人にもAEDは使える？

倒れた人が、もしペースメーカをつけていた場合、AEDを使うことはできますか。

A 使えますが、電気ショックの効果が不十分になることがあるため、ペースメーカの出っ張った部分から離れた位置に除細動パッドを貼るようにしてください。また、使ったあとは、電気ショックでペースメーカが誤作動を起こすことがあるため、器械のチェックをしてもらう必要があります。いずれにしても、ＡＥＤを使わなければ死んでしまう状態ですので、迷わずに使うことが大切です。

た行

な行

は行

ま行・や行・ら行

患者のための最新医学　心臓病　索引

あ行

か行

さ行

監修者

三田村秀雄　みたむら　ひでお

国家公務員共済組合連合会 立川病院 院長。慶應義塾大学医学部卒、米国ジェファーソン医科大学研究員、慶應義塾大学心臓病先進治療学教授、東京都済生会中央病院心臓病臨床研究センター長などを経て2013年4月より現職。医学博士、慶應義塾大学客員教授、日本AED財団理事長、日本不整脈心電学会名誉会員、日本循環器学会特別会員、日本心臓病学会功労会員など。

〈主な編著書〉

『不整脈エッセンシャル』（中外医学社）、『心臓突然死は救える』（三省堂）、『心房細動クルズス』『心不全クルズス』（ともにメディカルサイエンス社）、『心電図読み方の極意』（編集／南山堂）、『図解 心筋梗塞・狭心症を予防する！　最新治療と正しい知識』（監修／日東書院本社）、『狭心症・心筋梗塞発作を防いで命を守る』（監修／講談社）ほか

患者のための最新医学

心臓病　狭心症・心筋梗塞・不整脈ほか

監修者　三田村秀雄
発行者　高橋秀雄
発行所　**株式会社 高橋書店**
〒170-6014　東京都豊島区東池袋3-1-1 サンシャイン60 14階
電話　03-5957-7103

ISBN978-4-471-40832-9　©KAIRINSHA　Printed in Japan

本書の内容についてのご質問は「書名、質問事項（ページ、内容）、お客様のご連絡先」を明記のうえ、郵送、FAX、ホームページお問い合わせフォームから小社へお送りください。

回答にはお時間をいただく場合がございます。また、電話によるお問い合わせ、本書の内容を超えたご質問にはお答えできませんので、ご了承ください。本書に関する正誤等の情報は、小社ホームページもご参照ください。

【内容についての問い合わせ先】
書　面　〒170-6014　東京都豊島区東池袋3-1-1 サンシャイン60 14階　高橋書店編集部
ＦＡＸ　03-5957-7079
メール　小社ホームページお問い合わせフォームから　（https://www.takahashishoten.co.jp/）

【不良品についての問い合わせ先】

ページの順序間違い・抜けなど物理的欠陥がございましたら、電話03-5957-7076へお問い合わせください。

ただし、古書店等で購入・入手された商品の交換には一切応じられません。